本书出版得到国家自然科学基金面上项目
"血管紧张素转换酶对皮肤瘢痕形成的调控作用和机制研究"
（项目批准号：81372072）资助

医学实验基本技术

Basic Techniques of Medical Experiments

名誉主编　王伟林
主　　编　谈伟强
副 主 编　丁仕力　张利云　朱巧昀

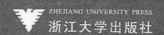
ZHEJIANG UNIVERSITY PRESS
浙江大学出版社

图书在版编目(CIP)数据

医学实验基本技术 / 谈伟强主编. 杭州:浙江
大学出版社,2018.7(2024.6 重印)
ISBN 978-7-308-18058-0

Ⅰ.①医… Ⅱ.①谈… Ⅲ.①实验医学 Ⅳ.
①R-33

中国版本图书馆 CIP 数据核字(2018)第 053911 号

医学实验基本技术

谈伟强 主 编

丁仕力 张利云 朱巧昀 副主编

责任编辑	冯其华(zupfqh@zju. edu. cn)	
责任校对	徐 瑾	
封面设计	续设计	
出版发行	浙江大学出版社	
	(杭州市天目山路 148 号 邮政编码 310007)	
	(网址:http://www. zjupress. com)	
排 版	浙江大千时代文化传媒有限公司	
印 刷	浙江新华数码印务有限公司	
开 本	787mm×1092mm 1/16	
印 张	18	
字 数	380 千	
版 印 次	2018 年 7 月第 1 版 2024 年 6 月第 9 次印刷	
书 号	ISBN 978-7-308-18058-0	
定 价	68.00 元

《医学实验基本技术》编委会

张烨斐（浙江大学医学院附属第四医院、浙江大学医学院附属第一医院）

赵青威（浙江大学医学院附属第一医院）

赵湍湍（浙江大学医学院基础医学院）

赵婉意（浙江大学医学院附属第四医院、浙江大学医学院附属第一医院）

朱巧昀（浙江大学医学院附属第一医院）

序 一

我与本书主编谈伟强颇为有缘。我任中国协和医科大学（现北京协和医学院）校长期间，谈伟强是我校八年制医学专业的学生；而在 2003 年我来浙江大学医学院任院长时，谈伟强正好毕业而来浙江大学医学院附属第一医院工作；2008 年，谈伟强曾向我展示过他的一部分科研业绩，我认为相当不错。

《医学实验基本技术》主要是谈伟强在美国留学时的实验笔记，也是他从事实验研究十余年的工作总结。我看了该书，觉得这是一本关于医学实验技术的实用手册。该书图文并茂，内容涵盖了实验设计、研究方法、动物实验、细胞和分子生物学实验、科研软件、医学统计和论文撰写等。尽管该书所述实验技术不够全面和深入，但医学实验和医学研究所要用到的大部分内容可以在书中看到；而且，该书凭借以点带面、讲解之细致、方法之可靠以及很强的可操作性，足以从同类书籍中脱颖而出。

书中有不少亮点，如"文献查询方法""使用 Photoshop 快速统一色调"等，简单明了，却能够有效地解决实际问题；"ImageJ 定量分析 IHC 染色"应用了宏文件，分析过程快捷，结果精确；流式细胞技术常使用小管操作，样品多时操作相当费时，本书引入了 96 孔板，可使几个样品和几十个样品的操作时间大致相同；对于ELISA，本书详细介绍了"夹心法（抗体配对法）"，购买一对抗体做实验，可进行几十次检测，而没有使用试剂盒检测的次数限制。

本书适用的读者人群可为广大医生和医学生，他们的主要精力还是放在临床上，而本书所述的这些技术非常实用且具有很好的可操作性，能够使人快速掌握，从而有利于医生和医学生在繁重的临床工作和临床学习之余高效地开展实验研究。本书作为一本实用的简明工具书，其正式出版一定会对医学的科学研究起到良好的作用。

浙江大学医学院名誉院长　巴德年

中国工程院院士

2018 年 3 月

序 二

医学研究是推动医学发展的必由之路。我国外科界的前辈裘法祖院士曾说：如果一个外科医生只会开刀，那么他只能成为开刀匠，只有会开刀又会研究才能成为外科学家。我们在临床工作中能发现的问题很多，但如果不去研究和设法解决，那么医学如何进步？如何更好地为患者服务？

放眼全球，世界上著名的医院必然有杰出的研究成果。享誉全世界的麻省总医院、梅奥诊所、约翰·霍普金斯医院之所以走在世界医学的最前端，不单单是依靠精湛的医疗技术和精良的设备仪器，更重要的是上百年来医学研究形成的先进理念。

科研氛围和科研成果正逐渐成为衡量大型医院乃至医生个体之间竞争力的最重要的一条标准。然而，对于医生和医学生而言，当真正开展一个科研项目时，往往困难重重，其中原因之一是缺乏医学实验的基础知识和基本技能。

《医学实验基本技术》是我院整形外科谈伟强主任医师写给医生和医学生的一本实验技术入门书籍。该书涵盖了医学科学研究从课题设计到实验技术、结果分析及论文写作的各个部分，编写细致，内容实用。我希望此书的出版能帮助医学工作者较为容易地上手进行实验研究。该书绝大部分内容为谈伟强主任医师在美国洛杉矶 Cedars-Sinai 医学中心生物医学部访学期间的实验笔记，小部分内容来源于我院卫生部多器官联合移植研究重点实验室和中心实验室的基本工作，这些技术都源自实验室工作人员的言传身教，而非空洞的理论或不具可操作性的叙述。

书名中的"基本"二字，并不是"低端""浅薄"之意，其确切含义是：对医生和医学生而言，掌握这些技术虽然费时不多，但基本够用；学会这些技术，大部分医学实验能顺利完成；部分日常很少用到的实验技术未收入本书中，实验者在需要应用前只要再针对性地学习即可。本书所述基本技术相当于外科医生的基本功，练好外科基本功即可以开展各种手术，而学好这些基本技术同样能开展各种实验。

我谨对该书的出版表示热烈的祝贺，相信该书能成为广大临床医生和医学生快速掌握实验技术的良师益友。

浙江大学医学院附属第一医院院长

浙江大学医学院副院长

2018 年 3 月

序 三

现代科学技术的飞速发展，加快了现代医学进步与变革的步伐，每一次医学的巨大进步都离不开医学研究的创新与突破。医学研究包括基础研究和临床研究，它对提高临床诊断和治疗水平起到了很好的促进作用。而医学研究又必须以实验技术为手段，每一项创新性研究都可能涉及多种实验技术与方法。

工欲善其事，必先利其器。为了顺利开展实验研究，我们必须灵活地运用各种实验技术。尽管原有的实验研究方法、技术不断在改进，新方法、新技术、新仪器、新设备也在不断涌现，但目前国内外大多数实验室仍在使用最基本的实验技术，因为这些技术具有很好的可操作性和稳定性，使用范围也最广泛。

对于临床医生和医学生来说，很难在短时间内掌握很多实验技术，而本书的目的就是让医学研究者掌握常用的、基本的实验技术。一项完整的医学研究可能涉及很多实验技术，其中大部分实验技术已包含在本书中；对于个别超出本书范围的技术，在掌握了本书的基础知识后，再通过自学、互相讨论、向专家请教等途径，也应该容易学会。本书编撰者既熟悉医学实验的基本技术，也了解临床医生和医学生进行医学研究所需具备的能力，因此本书基本能满足一般科研人员的医学研究需要。

全书分为 13 章，内容包括医学研究概述、细胞培养、动物实验基本技术、流式细胞仪检测技术、Western blot、PCR、酶联免疫吸附试验、免疫组织化学技术、慢病毒载体、常用统计方法和统计软件、常用图表的制作、分析组织学切片、论文写作。本书中所有实验技术作者都亲自实践过，并对实验中常出现的问题给予分析和说明。需要特别说明的是，本书中大多数实验技术的描述是中英文对照，这是因为本书主编深刻体会到留学人员初到国外的难处，而"操作流程（英文）"和"词汇表"有利于初到国外实验室的留学人员快速学习英文术语，且有利于互相交流和学习其他技术。

本书对广大医学研究人员，特别是临床医生、医学生而言，都应该是一本难得的实验工具书。我也乐于为本书做序，衷心希望本书能成为医学研究的一个有力工具。

浙江大学医学院附属口腔医院院长

2018 年 3 月

前　言

　　2015 年，笔者在美国洛杉矶 Cedars-Sinai 医学中心的生物医学部留学 1 年，其间完成了 2014 年获批的国家自然科学基金面上项目"血管紧张素转换酶对皮肤瘢痕形成的调控作用和机制研究"（项目批准号：81372072）的绝大部分研究内容。笔者所在的实验室可以便利地开展各项实验研究，并有大量高影响因子的文章发表，仅实验室负责人 Kenneth Bernstein 教授发表于《自然》（Nature）及其子刊的文章就有 7 篇。同时，笔者观察到，实验室所采用的绝大多数实验技术是一些常用的、基本的技术，其中采用最多的为流式细胞仪技术，其他还有 Western blot、PCR、ELISA 等，实验动物全部为小鼠和大鼠。

　　本书主要介绍了细胞和分子生物学、动物实验的基本技术，以及常用软件与论文写作的基本方法。基本技术的含义包括以下两个方面：一是掌握这些技术，我们就可以完成大多数医学实验，而本书所列技术的操作步骤均简明且具有较强的可操作性；二是这些技术犹如外科的基本功，练好外科基本功就可以开展各种手术。并且，以这些基本技术为基础，我们学习其他技术就能达到事半功倍的效果，甚至可以无师自通。

　　本书大部分内容为笔者在美留学期间所撰写的实验笔记，来源于该实验室多位研究人员的言传身教，而非一些空洞的理论或不具可操作性的叙述；小部分内容如"动物实验基本技术""用 ImageJ 分析结果""定性 RT-PCR""常用统计软件 SPSS 的应用""使用 GraphPad Prism 制图""制作技术路线图和通路图的其他方法""用 Image-Pro Plus 分析组织学切片""论文写作"等为丁仕力在浙江大学医学院附属第一医院卫生部多器官联合移植研究重点实验室工作期间所撰写的实验笔记。此外，张利云为本书做了大量的统稿工作；朱巧昀撰写了"慢病毒载体"一章；方青青撰写了"利用 PowerPoint 组合和编辑图片"一节；其余参编人员或提供了实验技术的操作流程，或参与了本书相关资料的整理、审阅、修改和校对工作，在此一并表示衷心的感谢。

阅读须知

1. 本书中每项重要技术的具体介绍分为以下几个部分：①主要仪器及试剂；②操作流程（英文）；③词汇表；④操作流程（中文）；⑤注意事项。若无原始英文操作流程或无必要，则以上各部分有所缩略。

2. 本书中所有的"操作流程（英文）"几乎均来自美国洛杉矶 Cedars-Sinai 医学中心生物医学部，其最初源头大多难以确切追溯，如读者有疑义，则请联系本书作者。

3. 与英文操作流程相对应的中文操作流程均为作者自行翻译，并根据实际情况稍作调整。

4. "主要仪器及试剂"中仅列出主要使用的实验仪器和试剂，通用的实验仪器和试剂一般不再列出；"操作流程（英文）"中会列出一些重要仪器的生产厂家和型号，以及一些重要试剂的生产厂家和产品号。本书列出实验仪器和试剂的目的仅为方便实验人员针对性地选择具体实验时所需要的仪器和试剂。

5. "词汇表"中的英文单词或词组大致按照其在"操作流程（英文）"中出现的顺序排列，词意尽量求全；标记"＊"者为该英文单词或词组在"操作流程（英文）"中的特定含义，在有必要时加注于中文释义的右上角。

6. "注意事项"包含实验操作的注意点、个人经验体会和扩展阅读。

7. 本书关于软件使用的叙述中，"点击""单击"均指单击鼠标左键。

8. 本书正文中提及的文件资料均存放于网盘（网盘地址：http://gofile.me/6zP7X/XqbnUDrEK，密码：wqt）相应章节的文件夹中，读者可自行下载使用。网盘中另附本书所有图片的彩色原图以及修订和更新，必要时读者可查阅。如网盘地址有变更，请至浙江大学谈伟强教授个人主页（https://person.zju.edu.cn/tan）的"著作"栏查看。

9. 本书中标注的设备型号、试剂产品号及生产厂家仅供参考，读者可在同类设备、试剂中加以选择，同时这些产品也为我们选择其他产品提供参考，从而提高产品选择的准确性。关于如何购买试剂，读者可通过谷歌（Google）搜索引擎或在生产厂家官方网站中输入产品名、产品号和生产厂家名称（或其中 1～2 项）进行查询。本书所列产品目前均能准确查到（即使生产厂家名称变更，通常也不受影响），并可直接购买或委托代理商购买；此外，读者也可以仔细阅读产品说明，然后购买具有相同性能的产品。

10. 2012 年，Affymetrix 公司以 3.15 亿美元收购 eBioscience 公司。2016 年，ThermoFisher 公司以 13 亿美元收购 Affymetrix 公司，故 Affymetrix 公司旗下的 eBioscience 也为 ThermoFisher 提供一系列细胞分析的工具及抗体、多重 RNA 检测、单细胞检测的产品组合。当搜索 Affymetrix 和 eBioscience 这两家公司的产品时，网页均会自动跳转到 ThermoFisher 公司网站。本书中标记为 eBioscience 公司产品的试剂仍可以"eBioscience"进行搜索，也可直接在 ThermoFisher 公司网站查找和购买。

11. 如读者发现本书中的错误或疏漏之处，或对本书内容存有疑问，欢迎发邮件至 tanweixxxx@163.com（谈伟强）或 dslhugh@126.com（丁仕力），我们将在再版时进行修订，或予以解释说明。

目　录

第一章　医学研究概述 ………………………………………………… 1

第一节　如何选题 …………………………………………………… 1

1. 选题的原则 ………………………………………………… 1

2. 选题的来源 ………………………………………………… 2

3. 选题的基本过程 …………………………………………… 2

4. 注意事项 …………………………………………………… 3

第二节　医学研究的设计 …………………………………………… 4

1. 医学研究的分类 …………………………………………… 4

2. 医学研究的基本要素 ……………………………………… 4

3. 医学研究设计的原则 ……………………………………… 5

4. 样本量的估算 ……………………………………………… 6

第三节　医学研究的实施 …………………………………………… 9

1. 实施的基本要求 …………………………………………… 9

2. 把握研究的大方向 ………………………………………… 10

3. 专心研究 …………………………………………………… 10

4. 正确认识负面结果 ………………………………………… 10

5. 正确处理失败的实验 ……………………………………… 10

6. 按需查询文献 ……………………………………………… 10

7. 实验误差及其控制 ………………………………………… 11

第二章　细胞培养 ……………………………………………………… 12

第一节　细胞复苏 …………………………………………………… 12

1. 主要仪器及试剂 …………………………………………… 12

2. 操作流程（英文） ………………………………………… 12

3. 词汇表 ……………………………………………………… 13

4. 操作流程（中文） ………………………………………… 14

5. 注意事项 …………………………………………………… 14

第二节　传代培养 …………………………………………………… 15

1. 主要仪器及试剂 …………………………………………………… 15

2. 操作流程(英文) ………………………………………………… 15

3. 词汇表 ……………………………………………………………… 17

4. 操作流程(中文) ………………………………………………… 17

5. 注意事项 …………………………………………………………… 19

第三节 细胞冻存 ……………………………………………………… 19

1. 主要仪器及试剂 …………………………………………………… 20

2. 操作流程(英文) ………………………………………………… 20

3. 词汇表 ……………………………………………………………… 21

4. 操作流程(中文) ………………………………………………… 21

5. 注意事项 …………………………………………………………… 22

第四节 细胞计数(细胞计数板) …………………………………… 23

1. 主要仪器及试剂 …………………………………………………… 23

2. 操作流程(英文) ………………………………………………… 24

3. 词汇表 ……………………………………………………………… 24

4. 操作流程(中文) ………………………………………………… 25

5. 注意事项 …………………………………………………………… 26

第五节 细胞计数(CCK-8 法) ……………………………………… 27

1. 主要仪器及试剂 …………………………………………………… 27

2. 操作流程(英文) ………………………………………………… 27

3. 词汇表 ……………………………………………………………… 28

4. 操作流程(中文) ………………………………………………… 29

5. 注意事项 …………………………………………………………… 30

第六节 CCK-8 法的标准曲线 ………………………………………… 30

1. 主要仪器及试剂 …………………………………………………… 31

2. 操作流程(英文) ………………………………………………… 31

3. 词汇表 ……………………………………………………………… 32

4. 操作流程(中文) ………………………………………………… 32

5. 注意事项 …………………………………………………………… 33

第七节 CCK-8 法测定生长曲线 ……………………………………… 33

1. 主要仪器及试剂 …………………………………………………… 34

2. 操作流程(英文) ………………………………………………… 34

3. 词汇表 ……………………………………………………………… 35

4. 操作流程(中文) ………………………………………………… 35

5. 注意事项 …………………………………………………………… 35

第八节 细胞增殖和细胞毒性检测(CCK-8 法) …………………… 36

1. 主要仪器及试剂 …………………………………………………… 36

2. 操作流程(英文) ………………………………………………… 36

3. 词汇表 ………………………………………………………… 37

4. 操作流程(中文) ………………………………………………… 37

5. 注意事项 ……………………………………………………… 37

第三章　动物实验基本技术 …………………………………… 39

1. 动物实验的准备 ……………………………………………… 39

2. 小鼠和大鼠 …………………………………………………… 39

3. 创面和瘢痕的鼠类模型 ……………………………………… 39

4. 标记方法 ……………………………………………………… 42

5. 备皮方法 ……………………………………………………… 43

6. 鼠的抓取和麻醉 ……………………………………………… 43

7. 鼠类的给药方法 ……………………………………………… 44

8. 处死方法 ……………………………………………………… 44

9. 标本的处理 …………………………………………………… 45

第四章　流式细胞仪检测技术 ………………………………… 47

1. 主要仪器及试剂 ……………………………………………… 47

2. 操作流程(英文) ………………………………………………… 48

3. 词汇表 ………………………………………………………… 50

4. 操作流程(中文) ………………………………………………… 51

5. 注意事项 ……………………………………………………… 53

6. 流式细胞仪的一般上机操作程序 …………………………… 55

7. 补偿调节和操作流程的建立 ………………………………… 56

8. 结果分析 ……………………………………………………… 58

第五章　Western blot …………………………………………… 78

第一节　蛋白质提取 ……………………………………………… 78

1. 主要仪器及试剂 ……………………………………………… 78

2. 操作流程(英文) ………………………………………………… 78

3. 词汇表 ………………………………………………………… 80

4. 操作流程(中文) ………………………………………………… 81

5. 注意事项 ……………………………………………………… 82

第二节　蛋白质定量 ……………………………………………… 82

1. 主要仪器及试剂 ……………………………………………… 82

2. 操作流程(英文) ………………………………………………… 83

3. 词汇表 ………………………………………………………… 84

4. 操作流程（中文） 84
5. 注意事项 85
第三节 电泳、转膜和抗体杂交 85
1. 主要仪器及试剂 86
2. 操作流程（英文） 86
3. 词汇表 87
4. 操作流程（中文） 88
5. 注意事项 90
第四节 扫 描 91
1. 主要仪器及试剂 91
2. 操作流程 91
3. 注意事项 93
第五节 显 影 93
1. 主要仪器及试剂 93
2. 操作流程 93
3. 注意事项 94
第六节 用 Image Studio 分析结果 94
第七节 用 ImageJ 分析结果 104

第六章 PCR 107

第一节 PCR 的概念及辨析 107
第二节 荧光实时定量 RT-PCR 108
1. 主要仪器及试剂 108
2. 操作流程（英文） 109
3. 词汇表 111
4. 操作流程（中文） 112
5. 注意事项 114
6. 结果分析 115
7. 引物购买 117
第三节 定性 RT-PCR 120
1. 主要仪器及试剂 120
2. 操作流程 121

第七章 酶联免疫吸附试验 123

第一节 夹心法（抗体配对法） 123
1. 主要仪器及试剂 123
2. 操作流程（英文） 124

　　　3. 词汇表 …………………………………………………………………… 126

　　　4. 操作流程(中文) ……………………………………………………… 127

　　　5. 注意事项 ………………………………………………………………… 129

　第二节　结果分析 …………………………………………………………… 129

　第三节　用于 ELISA 检测的蛋白提取 …………………………………… 130

　第四节　酸碱的配制方法 …………………………………………………… 131

第八章　　免疫组织化学技术 ……………………………………………… 134

　　　1. 主要仪器及试剂 ………………………………………………………… 134

　　　2. 操作流程(英文) ……………………………………………………… 135

　　　3. 词汇表 …………………………………………………………………… 136

　　　4. 操作流程(中文) ……………………………………………………… 137

　　　5. 注意事项 ………………………………………………………………… 139

　　　6. IHC 结果分析概述 …………………………………………………… 140

　　　7. ImageJ 定量分析 IHC 染色 ………………………………………… 141

第九章　　慢病毒载体 ……………………………………………………… 146

　第一节　过表达慢病毒载体的构建 ……………………………………… 146

　　　1. 主要仪器及试剂 ………………………………………………………… 146

　　　2. 操作流程(英文) ……………………………………………………… 147

　　　3. 词汇表 …………………………………………………………………… 149

　　　4. 操作流程(中文) ……………………………………………………… 151

　　　5. 注意事项 ………………………………………………………………… 153

　第二节　shRNA 慢病毒载体的构建 ……………………………………… 153

　　　1. 主要仪器及试剂 ………………………………………………………… 153

　　　2. 操作流程(英文) ……………………………………………………… 154

　　　3. 词汇表 …………………………………………………………………… 157

　　　4. 操作流程(中文) ……………………………………………………… 157

　　　5. 注意事项 ………………………………………………………………… 161

　第三节　慢病毒颗粒的包装 ……………………………………………… 162

　　　1. 主要仪器及试剂 ………………………………………………………… 162

　　　2. 操作流程(英文) ……………………………………………………… 162

　　　3. 词汇表 …………………………………………………………………… 163

　　　4. 操作流程(中文) ……………………………………………………… 163

　　　5. 注意事项 ………………………………………………………………… 163

　第四节　慢病毒感染目的细胞 …………………………………………… 164

　　　1. 主要仪器及试剂 ………………………………………………………… 164

2. 操作流程（英文） ·· 164

3. 词汇表 ··· 164

4. 操作流程（中文） ·· 164

5. 注意事项 ·· 165

第十章　常用统计方法和统计软件 ································ 166

第一节　统计方法的选择 ·· 166

1. 统计方法的选择原则 ·· 166

2. 常用统计方法的介绍 ·· 167

第二节　Excel 基本统计功能的应用 ······························· 169

1. 最常用的函数 ·· 170

2. 其他常用函数 ·· 170

3. 开启统计分析功能 ··· 171

第三节　常用统计软件 SPSS 的应用 ······························ 171

1. 软件界面 ··· 171

2. t 检验 ··· 173

3. 单因素方差分析 ·· 175

4. 双因素方差分析 ·· 177

5. 卡方检验 ··· 181

6. 注意事项 ··· 188

第四节　GraphPad Prism 统计功能的应用 ························· 191

1. 多重 t 检验 ··· 191

2. 单因素方差分析 ·· 193

3. 双因素方差分析 ·· 198

第十一章　常用图表的制作 ······································· 203

第一节　Excel 的图表功能 ··· 203

1. 创建图表 ··· 203

2. 在图表区编辑图表 ··· 205

3. 从菜单区域编辑图表 ··· 208

4. 显示所有数据的自定义散点图 ··································· 211

第二节　利用 PowerPoint 组合和编辑图片 ························· 224

第三节　使用 GraphPad Prism 制图 ······························ 230

第四节　用 Diagram Designer 制作技术路线图和通路图 ··········· 235

第五节　制作技术路线图和通路图的其他方法 ···················· 239

第十二章　分析组织学切片··· 241

第一节　用 Image-Pro Plus 分析组织学切片 ······················· 241

第二节　用 Aperio ImageScope 分析组织学切片 ·················· 246

1. Aperio ImageScope 的下载和安装 ······························ 246

2. 打开切片文件 ··· 247

3. 常用照片处理工具 ··· 248

4. 宽度的测量 ·· 248

5. 面积的测量 ·· 249

第十三章　论文写作··· 254

第一节　文献查询方法·· 254

1. 中文文献的获取 ··· 254

2. 英文文献的获取 ··· 255

3. PubMed 的使用技巧 ·· 256

第二节　医学 SCI 论文的写作 ··· 259

第三节　EndNnote 的应用 ··· 262

1. 文献管理软件的重要性 ··· 262

2. EndNote X7 的使用 ··· 263

3. 注意事项 ··· 267

第四节　使用 Photoshop 快速统一色调····································· 267

缩写词列表·· 270

▶▶▶ **第一章**

医学研究概述

医学研究可分为四个阶段,分别是选题、设计、实施和数据处理。在选题阶段,通过临床实践和(或)文献查询来提出问题,形成学术假说,确定研究课题,且在这个过程中需要不断查阅文献来修正选题。在设计阶段,制定一个实施方案,以验证学术假说。在实施阶段,按照设计方案开展课题,获得实验或调查数据。在数据处理阶段,需要对实施阶段获得的数据进行统计分析,得出研究结论,并形成报告、专利或论文。本章将对选题、设计和实施进行概述,数据处理部分请参见本书相关章节。

第一节 如何选题

选题就是一种创意,就是一个"点子"(idea)。选题是一种知识和信息的综合体,能否准确选题,是对科研工作者科学敏锐性的考验,也可以说选题是科研工作的灵魂,甚至是生命。爱因斯坦曾说:"提出一个问题往往比解决一个问题更重要。"选择科研课题是科学研究活动的起点,而如何选题则关系到科研的成败。

1. 选题的原则

对于从事医学研究的科研人员来说,如何选题并无固定的模式,但通常需要遵循以下几个原则。

(1)目的性原则。目的性原则指选题必须具有明确的目的。面向实际,着眼于社会的需要,这是选题的首要原则和基本原则,体现了科学研究的目的性。这里所谓的"需要"包括以下两个方面:一是医学实践的需要,二是医学科学本身发展的需要。

(2)创新性原则。创新是选题的生命力。创新性原则指选题应具有新颖性、先进性。通过该选题应有所发明,有所发现,同时研究者的学术水平应有所提高,并能推动某一学科向前发展。

（3）可行性原则。可行性原则指在选题时要考虑现实可能性。课题的选择必须从研究者的主客观条件出发，选择实际能开展研究的课题。如果一个课题不具备可行性，那么无论社会如何需要，选题如何先进、如何科学，实现的可能性也比较渺茫，该课题可能也是徒劳无功的。

（4）合理性原则。合理性原则也称科学原则，指课题不但要有明确的目的，具有实用性、创新性、切实可行，而且研究者还要判断课题本身是否合理，如永动机的研究是毫无意义的。

2. 选题的来源

科研工作者可以通过以下途径来发掘或选择课题。

（1）从临床工作中发现的新问题之中选题。任何先进的医疗技术都只是相对于过去而言的。随着时间的推移和技术的进步，人们的需求不断提高，新的问题总是在不断产生，从中不难发现新问题，从而找到新的、好的选题。

（2）在研究者本专业领域内选题。选择这类选题，应特别注意选题的创新性。

（3）在热点、焦点问题上选题。这类选题本身易受到人们的关注，因而成功的可能性也较大。

（4）在研究者本专业特色、优势上选题。这种特色和优势是通过长期围绕一个专业领域或主题开展的一系列研究而形成的，研究者可从前沿借用新的理论、手段和方法来解决当前面临的问题。由于有明显的特色和专长，因此该类选题有较强的竞争优势。

（5）在学科边缘或交叉学科上选题。学科是人为划分的，很多科学问题涉及学科边缘或交叉学科。这类选题"撞车"的可能性较小，创新的可能性较大，也较易获得突破并取得成果。选择这类选题，应特别注意选题的科学性和可行性。

（6）在研究者自己的兴趣方面选题。选择这类选题，研究者需要有一个知识结构合理的课题组或合作伙伴，或者研究者通过大量的学习和文献阅读来掌握与课题相关的知识。

（7）在冷门和盲点上选题。冷门和盲点就是远离当时的热点、焦点，或一时被忽略的问题，或是尚未被人意识到的问题。这类选题不仅很少与他人"撞车"，而且易获得成功，同时可拓宽研究者的研究视野和领域。开展这类选题，研究者需要注意其目的性和必要性，并不是随便挑选一个他人尚未研究的事物就可以了。

3. 选题的基本过程

科学、新颖的课题的选定实际上经过了一个从产生研究动机到勾画出研究大致轮廓的过程，是对提出的初步研究假设进行不断检验的过程。最初往往是在临床实践、阅读文献时，研究者受到某一点启发，产生联想，从而形成一个初步的研究假设；进而带着这个粗泛的想法广泛查阅有关资料，了解前人在这方面的研究成果、研究方法以及该问题目前被关注的程度；随着思考的深入，原来朦胧模糊的想法逐渐变得集中、清晰和明确,研究者不仅对该问题的大致情况有了一个总体把握,而且形成了如何进一步研究该问题的初步思路,此时就可以确定课题及其名称。医学科研选题的基本过程可以分为以下四个阶段(见图1-1-1)。

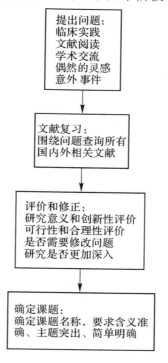

图 1-1-1　选题的基本过程

4. 注意事项

创新性是一篇SCI文章的安身立命之本。文章内容缺乏创新性通常是文章被退回的一个原因,或限制文章所发期刊影响因子的一个硬伤。发表一篇SCI论文的首要条件是我们所开展的研究和得出的结论必须是"首次",即我们只能做他人没做过的研究,而重复他人做过的研究,即使文章写得再好,也不可能发表高影响因子的文章,甚至不能发表。具有突破性质的研究,即使研究层面很浅,也可能发表较高影响因子的文章;而那些套路化、换汤不换药、创新性有限的研究,就算实验机制做得很深,想发表高影响因子的文章也是十分困难的。因此,即使选题本身的创新性有限,我们也要想方设法将自己的研究角度描述得精妙、独特,或至少看起来很新颖。以下几点经验仅供参考。

(1)解释一个现象或解决一个问题。科学研究通常不会按照我们的猜测去发展。任何一项研究都可能出现与常理不符的现象。如果实验方法、操作都没有问题,那么这个难以解释的现象背后很可能隐藏着还未被挖掘的新东西,而把这个新东西搞清楚,毫无疑问这项研究就足够创新了。

(2)寻找他人的不足之处。首先我们需要大量阅读某一领域他人已发表的文章,通常可以阅读一些综述来了解该领域的已有成果、研究热点和亟待解决的问题,然后重点分析该领域近期发表的文章,看看它们提出了哪些问题、解决了哪些问题,是否还有内容可以继续深挖,有无漏做实验或未曾涉及的创新点。

(3)更深入的研究。例如,一篇文章阐述了 A 对瘢痕形成的作用,另一篇文章也阐述了 B 对瘢痕形成的作用,而 A 和 B 正好属于同一条通路 P;通过文献查找得到 C 可以调控 A 或 B 的表达,那么可以参考这两篇文章,研究 C 是否可以通过调控 P 通路而影响瘢痕形成的发生发展。因此,在开展这类研究时,我们一定要重视文献调研,评估假说的可能性,这种深入研究之所以无人开展,可能不是因为别人没想到,而是因为假说根本不成立。

(4)解决一项争议。如果我们解决的是一个令很多人困惑的问题,那么该课题也具有创新性。在大量阅读文献的过程中,如果能发现一个争论性很强的问题,那么该问题往往可以给我们带来灵感。此时只需对他人的研究结果及其方法和局限性进行深入的分析和比较,优化他们的研究或寻找新的研究角度,即可开展自己的研究。

第二节　医学研究的设计

一个科学的设计需要正确地选用研究方法和统计分析方法,精确地估计样本量,严格地控制实验误差,以最小的投入获得最可靠的信息,从而保证研究成果的先进性和科学性。医学研究设计包括医学专业设计(用什么实验或调查来验证假说或解答有关的专业问题,以保证成果的有用性、创造性和先进性)和统计分析设计(如何合理地安排实验内容;如何对实验结果进行有效的分析,以保证成果的经济性、可重复性和科学性)。

1. 医学研究的分类

医学研究主要分为实验研究和调查研究两大类。

实验研究是指研究者根据研究目的,主动地对研究对象施加干预因素,并控制非干预因素的影响,以总结干预因素的作用的研究。实验研究分为动物实验(以动物为研究对象)、临床试验(以患者为研究对象)和社区干预试验(以社区人群为研究对象)三种。

调查研究指对特定的群体进行调查,研究者只是对研究对象进行客观的观察和记录,而不施加任何干预因素。调查研究分为横断面研究(指对某人群当前特定状况的调查,又称现况调查)、队列研究(又称追踪研究,指对不同暴露水平的对象进行追踪观察,从而分析暴露因素与疾病发生之间的因果关系,是一种由因导果的调查研究)和回顾性研究(又称病例对照研究,指对某疾病的一组患者和另一组非患者进行观察,比较两组某些因素的暴露情况,从而分析该疾病与这些因素的关系,是一种由果推因的研究)三种。

2. 医学研究的基本要素

医学研究有三个基本要素,即处理因素、受试对象和实验效应。例如,在某种新药改善皮肤瘢痕形成的实验研究中,该新药即是处理因素,瘢痕的动物模型即是受试对象,而瘢痕宽度、面积等即是实验效应。

实验的影响因素是指参与实验过程、影响实验效应的因素,包括处理因素和非处理因素。处理因素是指根据研究目的,欲施加的能引起受试对象直接或间接效应的因素;非处理因素是指与处理因素相对应并同时存在的、能使受试对象产生效应的因素。每一个影响因素在数量或强度上可有所不同,这种数量或强度上的不同称为"水平"。我们在研究设计时需要明确处理因素,即在一次实验中将要研究哪几个因素;此外,还需要控制非处理因素,即在明确处理因素的同时,进一步分析有哪些影响因素,以便加以控制,避免其对结果造成影响。

在选择受试对象时,要注意受试对象的"同质",即受试对象的基本情况应是相同或相近的。为保证受试对象的同质性和代表性,研究者在选择受试对象时应明确其入选标准和剔除标准。

实验效应是处理因素作用于受试对象的反应和结果,它通过观察指标来体现。在确定观察指标时,研究者需要遵循客观、灵敏(当实验效应发生变化时,指标值能充分反映这种变化)和精确(观察值与真值需要尽可能地接近;在重复观察时,观察值与其均数应尽可能地接近)的原则。

3. 医学研究设计的原则

在开展具体医学研究前必须进行研究设计,如如何对受试对象进行分组,如何合理地估计各处理组中的样本例数,如何对非处理因素进行控制等,且在设计时必须遵循对照、随机与重复三大原则。

对照原则是实验设计的首要原则。在设立施加处理因素的实验组的同时设立不施加处理因素的对照组,实验组与对照组除了处理因素不同外,其他条件均应是相同或接近的。这样设计的目的是控制非处理因素对实验结果的影响,将处理因素的效应充分显露出来。设立对照应遵循均衡性原则,即在设立对照时,除施予的处理因素不同外,对照组和实验组的其他非处理因素均应保持一致。常用的对照有以下几种。①空白对照:对照组不施加任何处理因素。这种方法简单易行,但临床疗效观察一般不宜采用这种对照,这是因为实验组与对照组在心理上可能存在差异,从而影响实验效应的测定。②安慰剂对照:对照组采用一种无药理作用的安慰剂,其在药物剂型和处置上不能为受试对象所识别。但是,临床科研中务必遵循患者利益第一的原则,一般认为只有无特效治疗的慢性病才可使用安慰剂。③实验条件(阴性)对照:对照组不施加处理因素,但施加某种与处理因素有关的实验条件因素。实验条件因素包括操作技术、被试因素的溶媒或容量等。凡实验中存在对实验效应产生影响的实验条件时,宜采用此法。④标准对照:用现有的标准方法或常规方法作对照。例如,在观察评价某种药物或疗法对某疾病的疗效时,为不延误患者的治疗,对于急性病、危重病和有特殊治疗方法的疾病,均应用已知的有效药物、有效疗法或公认的标准疗法作对照。⑤自身对照:对照与实验在同一受试对象身上进行,如身体对称部位,或实验前后两个阶段分别接受不同的处理因素,一个为对照组,一个为实验组,比较两者之间的差异。

在医学研究中,不仅要求有对照,而且要求各组间除了处理因素外,其他可能产生混杂效应的非处理因素尽可能保持一致,以保持各组的均衡性。随机化指采用随机的方式,使每个受试对象都有同等的机会被抽取或分配到实验组和对照组,其作用是使实验组和对照组的非处理因素对实验效应的影响最小化。随机原则是对资料进行统计推断的前提,各种统计分析方法都是建立在随机化的基础之上的。随机化抽样的目的就是要使总体中的每一个研究对象都有同等机会被分配到实验组或对照组。当用流行病学方法研究人群中的流行病和非流行病课题时,一般可采用单纯随机抽样、系统抽样、整群抽样与分层抽样。在实验研究中,采用完全随机分配或分层随机分配,小动物实验大多数先配对或配伍,然后"对"内或"伍"内进行随机分配;但大动物多半先分层随机分配,后再在层内随机分配。随机化抽样的基本方法有随机数字表、计算器随机数字法和抽签法等,研究者可视具体情况而定。

重复原则指在相同的实验条件下进行多次研究或多次观察,以提高实验的可靠性和科学性。其具体内容包括:①整个实验的重复,以确保实验的重现性。②对多个受试对象进行重复,以免把个别现象误认为普遍现象,把偶然或巧合的现象当成必然规律。③对同一受试对象进行重复,以提高结果的精密度。

4. 样本量的估算

样本量指受试对象的多少,又称样本大小。确定样本量的方法是在保证研究结论具有一定可靠性的前提下,估算最少需要多少受试对象。样本量的大小应根据研究设计的类型、研究目的、统计学要求、研究资料、处理因素、研究对象、研究阶段和研究类型等因素确定。欲比较的实验组与平均值相差越大,所需的样本量就越小;实验组与对照组组内的观察值变异越大,所需的样本量就越大;第一类错误(拒真)概率 α 越小,所需样本量就越大;第二类错误(存假)概率 β 越小,所需样本量就越大。

计算样本量有专门的软件,如 PASS(注意不是我们熟悉的统计分析软件 SPSS),但这个软件的安装很麻烦,故我们推荐使用"http://powerandsamplesize.com"这个网站。下面就该网站的使用流程作一简单介绍。

(1)打开网站,点击"Go Straight to the Calculators",直接进入计算页面(见图 1-2-1)。

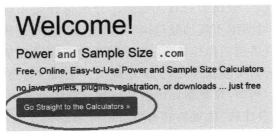

图 1-2-1 进入计算页面

（2）如图 1-2-2 所示为均值比较。"Test 1 Mean"是单个样本，比较的是某一样本是否与已知数值存在差异，如已知正常人的心率是 80 次/min，现在要比较参与某项运动人群的心率是否与这个值存在差异。"Compare 2 Means"是比较 2 个样本，如比较实验组和对照组有无差异。"Compare k Means"是比较 3 个或 3 个以上样本，如比较 3 个治疗瘢痕的药物的作用有无差异。在确定样本数后，就需要确定是选用双侧检验（two-sided test）还是单侧检验（one-sided test）（通常不选其他选项）。一般说来，如果事先不知道所比较的两个处理效果谁好谁坏，分析的目的在于推断两个处理效果有无差别，那么选用双侧检验；如果根据理论知识或实践经验判断 A 处理的效果不会比 B 处理的效果差（或好），分析的目的在于推断 A 处理比 B 处理好（或差），那么选用单侧检验。双侧检验在显著性检验中的备择假设包括"大于"和"小于"两种可能。这个假设的目的在于判断实验组与对照组有无差异，而不考虑谁大谁小。但在有些情况下，双侧检验不一定符合实际情况。例如，采用某项新的抗瘢痕措施来改善瘢痕，已知该措施不会使瘢痕变差；若将这项新措施与常规措施进行比较，无效假设是"假设新措施没有改善瘢痕"，备择假设是"新措施

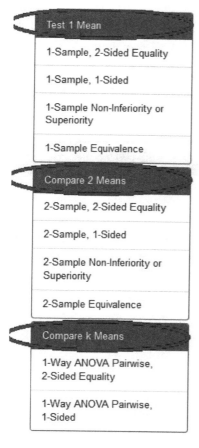

图 1-2-2　均值比较

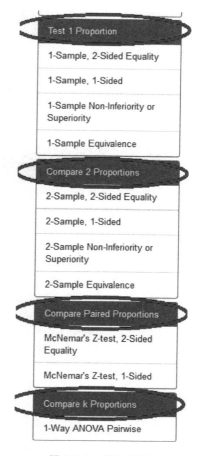

图 1-2-3　率的比较

改善了瘢痕"。实验目的在于推断新措施是否改善了瘢痕,这是单侧检验。若在对同一资料进行双侧检验的同时也进行单侧检验,那么在 α 水平上单侧检验差异显著,只相当于双侧检验在 2α 水平上差异显著。例如,单侧检验在 5% 水平上差异显著,则相当于同一资料的双侧检验在 10% 水平上差异显著。双侧检验显著,单侧检验一定显著;反之,单侧检验显著,双侧检验未必显著。

(3)如图 1-2-3 所示为率的比较。"Test 1 Proportion"是单个样本率的比较,"Compare 2 Proportions"是比较 2 个样本之间率的差异,"Compare Paired Proportions"是比较 2 个配对样本,"Compare k Proportions"是比较 3 个或 3 个以上样本。双侧检验还是单侧检验的选择同上(同样,一般也不选其他选项;"Compare k Proportions"下只有一个选项,没有双侧、单侧之分)。

(4)下面举例说明计算方法。先以 2 个样本的双侧检验为例(见图 1-2-4,判断新的抗瘢痕药是否比常用抗瘢痕药更加有效,对照组为空白对照),将各数值填入相应的椭圆形框内,点击"Calculate",即可在"Sample Size"处得到样本量的值。$1-\beta$ 是检验效能,在第一类错误 α 一定的情况下,$1-\beta$ 值越大,所需样本量越大,一般不小于 0.70。α 是第一类错误概率,α 越小,所需样本量越大,一般取 0.05。实验组和对照组的预期平均值可通过文献查询和(或)预实验得出;σ 是总体变异度(标准差),σ 越大,所需样本量越大,通常可以根据预实验、文献和专业知识来判断。若无法作出判断,则可以用两组中较大的那个标准差来表示;"$\kappa=n_A/n_B$"是实验组和对照组两组样本量的比值,相同时比值为 1。图 1-2-5 为 2 个样本平均值比较的单侧检验,图 1-2-6 为 3 个样本平均值比较的双侧检验(单因素方差分析),特别之处见图中说明。

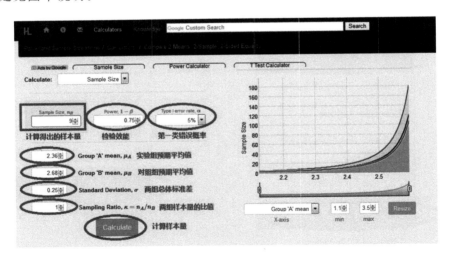

图 1-2-4　2 个样本平均值比较(双侧检验)

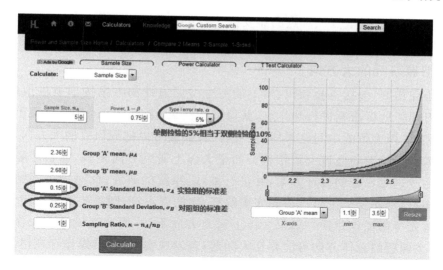

图 1-2-5　2 个样本平均值比较（单侧检验）

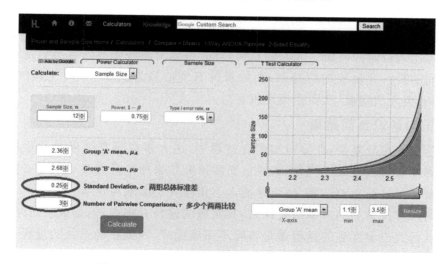

图 1-2-6　3 个样本平均值的方差分析（双侧检验）

第三节　医学研究的实施

　　课题设计方案一旦确定，就要遵照执行，付诸实验。在实验进行过程中，研究者要恪守实事求是的原则，必须如实地测取实验数据，翔实地记录研究结果。

1. 实施的基本要求

　　严谨和真实性是实施的基本要求。在实施过程中，研究者要密切观察各种细节，详细做好观察记录；选定范围，将大部分注意力集中在选定的观察范围内，同时还要注意其他现象，尤其是一些特殊现象。在实施进度方面，既要有全面的、系统的长计划，也要有对重点和难点的短安排。当条件允许时，研究者应尽量采用录音机、摄影机、录像机、计算机等先进仪器、设备来辅助工作。

2. 把握研究的大方向

在研究初期，包括实验和调查，不能完全按照设计的方案按部就班地进行，而必须大刀阔斧地将研究进行到终点，获得最后结果，中间步骤的实验结果不必追求完美，只需取得大致的中间结果即可。这样我们就可以把握研究的大方向，看看研究的总体结果是否与假设大致相符。如果大体上研究方向正确，那么才能回过头再仔细地改进每一步的设计方案，并进行细致、系统的研究；此时如中间结果与最后结果相符，则实验结论可以得到完美解释；如两者不符，则需要重复中间步骤，此时应该首先考虑操作错误。如果大体上研究方向不符，而实验设计和操作都没有错误，那么课题的总体方向可能存在大问题；若发现实验设计、操作存在错误，则应在改进后再进行研究。

3. 专心研究

时间的付出和专心的研究是课题成功实施的关键。实际上，任何成果的取得都必须付出大量时间。研究成果的获得，有时可能由某种偶然因素所引发。但是，大量时间的投入才是成功的基础；而如果没有专心致志的工作，即使偶然因素出现，研究者也无法把握，从而错失良机。

4. 正确认识负面结果

医学研究十分复杂，在实验和调查过程中，绝大多数研究结果会与预期不符，甚至得到的是负面结果。但是，这些负面的研究结果往往是通往成功的必经之路，只有不断分析这些负面结果，研究才能走上正路并不断取得进步。

任何一个探索型的医学研究课题，其实施的途径有很多，但是成功之路可能只有一条。研究方案实施的过程就是排除不正确途径、找到正确途径的过程，将这些错误途径逐个尝试并予以排除后，我们才能找到一条通往成功的路。在确保设计方案和操作正确的情况下，负面结果可以让研究者放弃目前的途径，这是一种排除法，最终会促使研究者走上成功之路。

5. 正确处理失败的实验

当实验和调查失败时，研究者需要分析研究结果是否负面，方案是否设计错误，以及操作是否不当。特别是对于关键的、不找到失败原因就无法继续的实验，研究者必须刨根究底寻找原因，以便再次实验时能够获得成功。但是，并非所有的失败都能找到原因。医学实验的过程过于繁琐和复杂，有时失败仅仅是由其中一个步骤操作错误引起的，此时最佳的解决方法是将实验仔细地重新做一遍。

6. 按需查询文献

一旦开始实施课题，建议只阅读与课题相关的文献；甚至在遇到问题后再查找文献，并围绕问题去阅读文献。这是因为无论是阅读文献还是埋头实验，我们的目的都是尽早完成课题,而阅读文献和实验都是为课题服务的,但人的精力是有限的,不可能面面俱到。

7. 实验误差及其控制

误差是实测值与真值之差,包括随机误差和系统误差两大类。随机误差是由于一系列实验或观察条件的波动而产生的一种误差,这种波动是随机的,且在实验中无法避免,但可通过统计学方法来减小此类误差。系统误差是由于对受试对象、实验因素或条件等控制不严而产生的一种误差,它使实验结果系统地偏离真值,故又称偏倚。

系统误差产生的原因有仪器差异(仪器未进行校正)、方法差异(测量方法的不同导致测得的数据存在较大差异)、试剂差异(试剂的生产厂家、纯度、批号等不同)、条件差异(实验条件的不同导致的差异,如室温、湿度、通风、照明等)、顺序差异(实验时不改变顺序,总是按照一个固定的顺序进行)和人为差异(实验人员在操作水平及掌握标准上的不同)等。

系统误差可分为选择偏倚、测量偏倚和混杂偏倚三种类型。选择偏倚产生于研究的设计阶段,主要是受试对象选择或分组不当所产生的系统误差,随机化能有效控制这类偏倚的产生。测量偏倚产生于研究的实施阶段,主要是对研究对象所采用的测量和观察方法不一致而造成的系统误差,严格的盲法能有效控制这类偏倚的产生。混杂偏倚是指影响实验结果的非处理因素在各组中不均衡所引起的系统误差,控制方法是在设计阶段选择合适的实验方法,在统计分析阶段采用合适的统计方法。

第二章

细胞培养

第一节　细胞复苏

细胞复苏(thawing)指将冻存在液氮或者－70℃冰箱中的细胞解冻,再培养传代。细胞复苏应采用快速融化的方法,这样可以保证细胞外结晶在很短的时间内融化,避免缓慢融化使水分渗入细胞内形成胞内再结晶而对细胞造成损伤,影响细胞存活率。

1. 主要仪器及试剂

(1)含有10%血清的培养基。

(2)培养容器(培养瓶、培养板、培养皿等)。

(3)含有需要复苏细胞的冻存管。

(4)水浴锅。

(5)移液器、枪头。

(6)离心管(需要立刻移去冷冻保护剂时)。

2. 操作流程(英文)

It is important to avoid excessive alkalinity of the medium during the recovery of the cells. It is suggested that, prior to the addition of the vial contents, the culture vessel containing the growth medium should be placed into the incubator for at least 15 minutes to allow the medium to reach its normal pH.

Some cell lines may undergo osmotic shock if a large volume of fresh medium is added too quickly to the cell suspension upon thawing. Several smaller volume stepwise additions (1 to 2 ml each time) of fresh medium to the cell suspension in 37 ℃ over a period of 10 to 20 minutes may improve their recovery and survival.

(1)Put the culture vessel containing the growth medium into the incubator for at least 15 minutes.

（2）Thaw the vial by gentle agitation in a 37 ℃ water bath for 2-5 minutes. Keep the O-ring and cap out of the water.

（3）Remove the vial from the water bath as soon as the contents are thawed, and spray or dip it in with 70％ ethanol.

（4）Transfer the vial contents to a 25 cm² tissue culture flask or 100 mm tissue culture dish（or other vessels）and dilute it with complete culture medium（approximately 4 to 5 ml for the above flask，10 ml for the above dish）. For most cell lines，it is not necessary to immediately remove the cryoprotective agent.

（5）The initial plating density of cells should be high（2×10^4-3×10^4/cm²）.

（6）The culture medium is changed to remove the cryoprotective agent 8 to 24 hours after thawing.

3. 词汇表

（有多个词意，特别是在辨别可能有困难时，"＊"号即为该词汇在上文中的含义，下同。）

thaw：英［θɔː］ 美［θɔ］ vi. 解冻＊，融雪；变缓和；变得不冷淡；vt. 使融化；n. 融雪；温暖气候；放松

alkalinity：英［ˌælkəˈlɪnəti］ 美［ˌælkəˈlɪnɪti］ n. 碱度，碱性＊

medium：英［ˈmiːdɪəm］ 美［ˈmɪdɪəm］ adj. 中等的，中级的；普通的；平均的；半生熟的；n. 媒介物，媒质；中间，中庸；［生］培养基＊，培养液，颜料溶解液；［数］中数，平均；［逻］中名辞；手段，方法；中间物；复数：media

recovery：英［rɪˈkʌvəri］ 美［rɪˈkʌvəri］ n. 恢复，复原＊；重获；痊愈；矫正；复数：recoveries

recovery of the cells：细胞复苏

vial：英［ˈvaɪəl］ 美［ˈvaɪəl］ n. 小瓶＊；小玻璃瓶；药水瓶；郁积的情绪（如愤怒等）

incubator：英［ˈɪŋkjubeɪtə(r)］ 美［ˈɪnkjəˌbetə·，ˈɪŋ-］ n. 孵化器，保育箱，培养箱＊；（用于放置早产婴儿的）恒温箱；复数：incubators

osmotic：英［ɒzˈmɒtɪk］ 美［ɒzˈmɒtɪk］ adj. 渗透的，渗透性的

osmotic shock：渗压休克

stepwise：英［ˈstepwaɪz］ 美［ˈstepˌwaɪz］ adj. 楼梯式的，逐步的＊

suspension：英［səˈspenʃn］ 美［səˈspenʃən］ n. 悬浮；暂停；悬架；悬浮液＊；复数：suspensions

cell suspension：英［sel səˈspenʃən］ 美［sɛl səˈspenʃən］ 细胞悬液

agitation：英［ˌædʒɪˈteɪʃn］ 美［ˌædʒɪˈteʃən］ n. 搅动＊，搅拌；激动；煽动，鼓动；兴奋；复数：agitations

flask：英［flɑːsk］　美［flæsk］　n.瓶*,长颈瓶；［化］烧瓶；火药筒；［机］沙箱；复数：flasks

culture flask：培养瓶

culture dish：培养皿

cryoprotective：英［kraɪəʊprə'tektɪv］　美［ˌkraɪoʊprə'tektɪv］　adj.防冷冻的

cryoprotective agent：冷冻保护剂

plating：英［'pleɪtɪŋ］　美［'pleɪtɪŋ］　n.平板接种*,电镀,被覆金属；v.镀(plate的现在分词)；为……加设护板；给……制铅版(或电铸版)；用金属板固定(装饰)

plating density：平板接种密度

4. 操作流程（中文）

在细胞复苏过程中,很重要的一点是避免培养基的过度碱性。建议在放入冻存管内容物前,将含有培养基的培养容器放入培养箱中至少 15min,以使培养基达到正常的 pH 值。

在解冻过程中,如果在细胞悬液中快速加入大量的新鲜培养基,那么部分细胞系可能遭受渗透冲击。在 37℃ 环境下,在细胞悬液中分多次加入少量(每次 1～2ml)新鲜培养基,且每次操作间隔时间在 10～20min,有利于细胞复苏以及提高其存活率。

(1)将含有培养基的培养容器放入培养箱中至少 15min。

(2)在 37℃ 水浴中轻柔振荡 2～5min,以解冻冻存管。注意:小瓶的"O"形圈和盖子不能没入水中。

(3)当内容物溶解时,将冻存管立刻从水浴中移出,并用 70% 乙醇喷射或浸润消毒。

(4)将冻存管内容物移入 25cm² 的细胞培养瓶或直径为 100mm 的组织培养皿(或其他培养容器)中,并用完全培养基(加有血清和抗生素)稀释到一定体积(上述培养瓶稀释至 4～5ml,上述培养皿稀释至约 10ml)。对于大多数细胞系,没有必要立刻移去冷冻保护剂。

(5)初始的细胞接种密度应当高达 $2×10^4～3×10^4/cm^2$。

(6)细胞培养基在解冻 8～24h 后更换,以移去冷冻保护剂。

5. 注意事项

(1)将含有培养基的培养容器提前放入培养箱中,以冻存管内培养基容积为 2ml 来计算,25cm² 培养瓶中放入培养基 3ml、100mm 的组织培养皿中放入培养基 8ml,因此计入 2ml 冻存物后分别为 5ml 和 10ml。这些容器在培养箱中至少放置 15min。

(2)在细胞复苏前应事先准备好水浴锅、移液枪(pipette)等,然后再解冻细胞。

(3)在将冻存盒和架子从液氮罐中取出时,动作应缓慢,以防止液氮溅出冻伤,同时可使液氮流回液氮罐。每个液氮罐冻存盒中都放置有很多细胞冻存管,故要尽量缩短冻存盒在室温中放置的时间,这就需要在冻存细胞时做好标记(冻存盒和冻存管都要标记)和记录(实验本或电子文档记录何种细胞放于何处),以便迅速找到需要的细胞。注意:必须用小镊子夹持冻存管,切勿用手拿取,并且戴防爆眼镜。

(4)复苏过程中操作要迅速。在取出冻存管后,先把培养容器(含培养基)从培养箱中取出并放入生物安全柜中,然后将冻存管迅速放入水浴锅中,用镊子夹住不停地在水浴锅中晃动,使其快速升温;在冻存管内容物完全溶解后,迅速用乙醇喷射冻存管,随后立即吸取冻存管内容物并移入培养容器中。

(5)在细胞复苏后接种时,必须采用较高的接种密度,使细胞的浓度高一些,且以 $2\times10^4\sim3\times10^4/cm^2$ 为佳,这样有利于细胞的生长。

(6)复苏是否成功要视细胞的形态和贴壁率而定(对贴壁的细胞而言)。如果第 2 天有 95% 以上的细胞贴壁,且形态良好,那么说明复苏成功。

第二节　传代培养

细胞的传代培养(subculture)指细胞生长至高密度时,须分至新的培养容器中(一般稀释比例为 1∶3～1∶6,因细胞种类而异)再进行培养。当原代培养成功以后,随着培养时间的延长和细胞的不断分裂,一方面细胞因相互接触而发生接触性抑制,生长就会减慢甚至停止;另一方面,因营养物不足和代谢物积累而不利于细胞生长或发生中毒。

1. 主要仪器及试剂

(1)培养容器(培养瓶、培养板、培养皿等)。

(2)0.25%胰酶(含有 0.53mmol/L 的 EDTA)。

(3)倒置显微镜。

(4)含有 10%血清的培养基。

(5)水浴锅。

(6)移液器、枪头。

2. 操作流程(英文)

There are various sizes of dishes, cluster plates and flasks used for cell culture. Some useful data are given below for various sizes of cultrure vessels (Table 2-2-1).

Table 2-2-1 Useful data for cell culture

Culture vessel	Surface area (cm²)	Growth medium (ml)	Trypsin[1] (ml)	Seeding density[2] (10⁴ cells/well)		Cells at confluency[3] (10⁴ cells/well)	
				Adherent	Suspension	Mean[4]	HeLa cells
Dishes							
35 mm	8	2	0.2	20-50	50-100	200	120
60 mm	21	5	0.5	50-140	125-250	520	320
10 cm	55	10	1.5	150-350	250-500	1 370	880
Plates (1 well)							
96-well	0.3	0.1	0.02	1-2	2.5-5.0	8	3
24-well	1.9	0.5	0.10	5.0-12.5	25-50	50	20
12-well	3.8	1.0	0.15	10-25	37.5-75.0	100	40
6-well	9.4	2.0	0.30	20-60	50-100	250	120
Flasks							
25 cm²	25	5	0.5	70-170	150-300	500	280
75 cm²	75	15	1.5	200-500	500-1 000	2 000	840
150 cm²	150	30	3.0	400-1 000	1 000-2 000	4 000	1 700

①Trypsin: 0.25% (W/V) trypsin + 0.53 mmol/L EDTA.

②Suggested seeding density for adherent cells = 30 000-70 000 cells per cm²; Suggested seeding density for suspension cells = 250 000-500 000 cells per cm².

③Cells at confluency: for adherent cells only, and the number of adherent cells on a confluent dish, plate or flask will vary with cell type.

④Mean: approximate quantity.

(Take the adherent cells for instance)

(1) Subcultured before the cells have reached confluency (confluence, about 80%-90%).

(2) The complete culture medium and trypsin-EDTA (0.25% (W/V) trypsin + 0.53 mmol/L EDTA) should be warmed in a 37 ℃ water bath for about 15 minutes.

(3) Remove the culture medium.

(4) Calcium and magnesium free PBS washing twice before treating cells with trypsin-EDTA for detachment (0.5 ml trypsin-EDTA for 25 cm² flask, 1.5 ml for 75 cm² flask and 3 ml for 150 cm²).

(5) The complete culture medium (3 times the volume of trypsin-EDTA) is added to the culture vessel after the cells are detached.

（6）Pipet as gentle as possible to wash off the cells from the bottom of the culture vessel.

（7）Transfer the contents to the culture vessels and dilute it with complete culture medium. 5 ml medium for 25 cm² flask，15 ml medium for 75 cm² flask and 30 ml for 150 cm².

（8）For most actively growing cell lines，subculturing two or three times per week is typical.

3. 词汇表

adherent：英[əd'hɪərənt]　美[əd'hɪrənt]　　n. 支持者，拥护者；adj. 粘着的*；〔植〕贴生的；（由于协议、合约等而）发生关系的；〔语〕修饰语的；复数：adherents

adherent cells：贴壁细胞

subculture：英['sʌbkʌltʃə(r)]　美['sʌbˌkʌltʃə·]　n. 次培养基；次培养菌，传代培养物，次代培养物，次培养物；亚文化（模式），次文化；复数：subcultures；vt. 次培养，继代培养*

confluency：融合

confluence：英['kɒnfluəns]　美['kɑnfluəns]　n. 〔术〕（河流的）汇合处；汇流处；汇合点*；〔正〕（事物的）汇合；汇流；复数：confluences

trypsin：英['trɪpsɪn]　美['trɪpsɪn]　　n. 胰蛋白酶

EDTA：abbr. ethylene diamine tetraacetic acid　　n. 乙二胺四乙酸

calcium：n. 英['kælsɪəm]　美['kælsɪəm]　n. 〔化〕钙*；钙试剂盒；珍珠钙

magnesium：英[mæg'nɪːzɪəm]　美[mæg'nɪzɪəm,-ʒəm]　n. 〔化〕镁（金属元素）

PBS：abbr. phosphate buffer saline　　n. 磷酸盐缓冲溶液

detachment：英[dɪ'tætʃmənt]　美[dɪ'tætʃmənt]　n. 分离*，分开；派遣；分遣队；复数：detachments

pipet：英[pɪ'pet]　美[paɪ'pet]　　n. 吸量管；球管；〔分化〕移液管；vt. 用移液管移*；过去式：pipetted；复数：pipets；过去分词：pipetted；现在分词：pipetting；第三人称单数：pipets

4. 操作流程（中文）

目前，市场上有不同规格的培养皿、培养板和培养瓶可用于细胞培养。研究者在采用不同规格的培养容器进行细胞培养时可参考表 2-2-1 中一些重要的数据。

17

表 2-2-1　细胞培养的常用数据

培养容器	表面积（cm²）	培养基（ml）	胰酶① （ml）	接种密度② （10⁴细胞/孔）		融合时细胞数③ （10⁴细胞/孔）	
				贴壁	悬浮	平均数④	HeLa 细胞
培养皿							
35mm	8	2	0.2	20～50	50～100	200	120
60mm	21	5	0.5	50～140	125～250	520	320
10cm	55	10	1.5	150～350	250～500	1370	880
培养板(1孔)							
96 孔	0.3	0.1	0.02	1～2	2.5～5.0	8	3
24 孔	1.9	0.5	0.10	5.0～12.5	25～50	50	20
12 孔	3.8	1.0	0.15	10～25	37.5～75.0	100	40
6 孔	9.4	2.0	0.30	20～60	50～100	250	120
培养瓶							
25cm²	25	5	0.5	70～170	150～300	500	280
75cm²	75	15	1.5	200～500	500～1000	2000	840
150cm²	150	30	3.0	400～1000	1000～2000	4000	1700

①胰酶：内含 0.25％（质量体积比）的胰蛋白酶和 0.53mmol/L 的 EDTA。

②贴壁细胞建议接种密度为 30000～70000 个/cm^2；悬浮细胞建议接种密度为 250000～500000 个/cm^2。

③融合时细胞数：仅指贴壁细胞，并且培养皿、培养板上或培养瓶中融合时的细胞数会随细胞类型而有很大变化。

④平均数：大致数量。

（以贴壁细胞为例）

（1）在细胞融合（细胞增殖至培养容器底部的 80％～90％）前进行传代培养。

（2）将细胞完全培养基和胰蛋白酶-EDTA（质量体积比为 0.25％的胰蛋白酶＋0.53mmol/L 的 EDTA）放入 37℃水浴中加热约 15min。

（3）去除培养基。

（4）在用胰蛋白酶-EDTA 分离细胞前，先用无钙、镁的 PBS 冲洗 2 次（在 25cm² 培养瓶中放入 0.5ml 胰蛋白酶-EDTA，在 75cm² 培养瓶中放入 1.5ml 胰蛋白酶-EDTA，在 150cm² 培养瓶中放入 3ml 胰蛋白酶-EDTA）。

（5）在细胞分离后，加入 3 倍体积的完全培养基。

（6）用移液器尽可能轻柔吹打，以便从培养容器的底部冲下细胞。

（7）将内容物转移到培养容器中并以完全培养基进行稀释。25cm² 培养瓶应放入 5ml 培养基，75cm² 培养瓶应放入 15ml 培养基，150cm² 培养瓶应放入 30ml 培养基。

(8)对于大多数活跃生长的细胞,常用的传代频率是每周 2～3 次。

5. 注意事项

(1)10％ FBS 培养基的配制:取 500ml 培养基,用移液管移去 55ml,加入 50ml FBS 和 5ml 青霉素/链霉素(P/S)。但是,在冻存和解冻细胞时,建议采用无抗生素的培养基。

(2)通常不需要去除消化液的离心步骤,因为消化液已经被 FBS 中和。

(3)如需去除消化液,则 300g(约 1000r/min)离心 5min。转速过高或离心时间过长都可能造成细胞死亡。

(4)对于悬浮细胞,不需要消化的步骤,即"操作流程"中的第(2)—(5)步可省略,替代为:300g(约 1000r/min)离心 5min,然后加入适量完全培养基。

(5)有时采用半量换液的方法,这样既可节约培养基,也有利于细胞生长,这是因为在细胞生长过程中会产生多种生长因子,保留这些生长因子有利于细胞生长。

(6)当需要排除血清(如 FBS)干扰时(如需要采用 TGF-β 刺激,以排除血清中某些成分等),可采用的方法如下:①简单的方法是将 FBS 的浓度从 10％下降到 1％,可在检测前 24h 使用;如在培养过程中一直采用 1％的 FBS,则细胞生长缓慢。②使用含有各类营养成分的无血清培养基(defined culture medium),市场上有很多此类商品化的培养基(如 Invitrogen,Stemcell Technologies 等公司的产品)。

第三节　细胞冻存

细胞冻存(cell cryopreservation),又称冻存细胞系(freeze the cell line)、细胞低温保存(cell cryogenic preservation),指将细胞放置于低温环境中,降低细胞代谢,以便长期保存细胞。对于细胞培养的传代及日常维持,研究者在培养容器、培养基及各项准备工作方面都需要耗费大量的人力、物力,而细胞一旦离开活体开始原代培养,它的各种生物学特性都将逐渐发生变化,并随着传代次数的增加和体外环境条件的变化而不断发生变化。因此,及时进行细胞冻存是十分必要的。将细胞置于−196℃液氮中低温保存,可以使细胞暂时脱离生长状态,从而将其生物学特性保护起来,这样在需要的时候再进行复苏以用于实验。保存一定量的细胞可防止因正在培养的细胞被污染或其他意外事件而使细胞丢种,从而起到细胞保种的作用。另外,细胞冻存也用于购买、寄赠、交换和运送某些细胞。冷冻细胞在−70℃冰箱中可以保存 1 年,在液氮中(温度达−196℃)理论上储存时间是无限的。目前,细胞冻存多采用甘油或二甲基亚砜作为保护剂,这两种物质能提高细胞膜对水的通透性,再结合缓慢冷冻可使细胞内的水分渗出至细胞外,减少细胞内冰晶的形成,从而可以减少由于冰晶形成造成的细胞损伤。细胞冻存及复苏的基本原则是慢冻快融,这样可以最大限度地保存细胞活力。

1．主要仪器及试剂

（1）含有 10％血清的培养基。

（2）0.25％胰酶（含有 0.53mmol/L 的 EDTA）。

（3）水浴锅。

（4）倒置显微镜。

（5）冻存管、离心管。

（6）移液器、枪头。

（7）细胞冷冻培养液（含有 20％ FBS 和 5％ DMSO）。

（8）记号笔。

（9）−20℃普通冰箱，−80℃超低温冰箱，液氮和液氮罐。

2．操作流程（英文）

（Take the adherent cells for instance）

Prior to freezing，the culture should be maintained in an actively growing state（log phase or exponential growth）to ensure optimum health and good recovery. It is also recommended that the culture should be tested for the presence of microbial contaminants，especially mycoplasma.

Be as gentle as possible，the vigorous pipetting may be required to wash off any remaining cells from the bottom of the culture vessel or to break up cell clumps into a single cell suspension.

Increasing the serum concentration in the cryoprotective medium is often used to increase the survival rate of cells that are difficult to preserve. Serum concentrations as high as 90％ to 95％（no medium，just serum plus the cryoprotective agent）are sometimes used，especially for sensitive hybridoma cell lines. For cells normally grown in serum-free medium，adding 50％ conditioned medium（serum-free medium in which the cells were grown for 24 hours）to both the cell freezing and the recovery media may improve their post-freezing recovery and survival. The addition of 10％ to 20％ cell culture-grade albumin to serum-free freezing medium may also increase post-freezing survival.

（1）The culture medium should be changed 24 hours prior to harvesting，and the cells should have reached about 80％.

（2）The complete culture medium and trypsin-EDTA should be warmed in a 37 ℃ water bath for about 15 minutes.

（3）Remove the culture medium.

（4）Calcium and magnesium free PBS washing twice before treating cells with trypsin-EDTA for detachment（0.5 ml trypsin-EDTA for 25 cm^2 flask，1.5 ml for 75 cm^2 flask and 3 ml for 150 cm^2）.

（5）The complete culture medium (3 times the volume of trypsin-EDTA) is added to the culture vessel after the cells are detached.

（6）Pipet as gentle as possible to wash off the cells from the bottom of the culture vessel.

（7）Collect the suspended cells, suspension at approximately $100g$ for 5 minutes to obtain a soft cell pellet.

（8）Remove and discard the supernatant from the centrifuged cells and resuspend the cell pellet in enough of the cell freezing medium to give a final cell concentration of 2 to 5 million viable cells/ml with 20% FBS and 5% DMSO.

（9）Label the vial with the designation and passage number of the cells, the date of freezing, and the initials of the person.

（10）-20 ℃ 1 hour, -80 ℃ overnight, then move to liquid nitrogen.

3. 词汇表

log phase：英［lɔg feɪz］　美［lɔg fez］　对数期

exponential growth：英［ˌekspə'nenʃl grəuθ］　美［ˌɛkspə'nɛnʃəl grouθ］　指数生长；按指数律增长

mycoplasma：英［ˌmaɪkəʊ'plɑːzmə］　美［ˌmaɪkou'plazmə］　n. 支原体*，支原菌；复数：mycoplasmas；Mycoplasma：支原体属，支原菌属，霉形体

cryoprotective：英［kraɪəʊprə'tektɪv］　美［ˌkraɪoʊprə'tektɪv］　adj. 防冷冻的

hybridoma：英［haɪbrɪ'dəʊmə］　美［ˌhaɪbrɪ'doʊmə］　n.（细胞融合后形成的）杂种细胞*，杂种瘤

DMSO：abbr. dimethyl sulfoxide　英［ˌdaɪ'meθɪl sʌl'fɒksaɪd］　美［daɪ'mɛθəl sʌl'fak‚saɪd］　n. 二甲基亚砜

liquid nitrogen：英［'lɪkwɪd 'naɪtrədʒən］　美［'lɪkwɪd 'naɪtrədʒən］　n. 液氮，液化氮，液态氮

4. 操作流程（中文）

（以贴壁细胞为例）

在冻存之前，细胞应保持在活跃生长状态（细胞成对数或指数生长），以确保细胞处于最佳状态以及细胞良好复苏。建议对培养细胞进行微生物污染（特别是支原体）的相关检测。

操作过程中动作尽量轻柔，但也需要通过剧烈吹打，以冲走培养瓶底部的残留细胞，或者将细胞团块打碎成为单细胞悬液。

对于难以保存的细胞，通常通过提高血清浓度来提高细胞的存活率。有时使用血清浓度 90%～95% 的冻存液（不加培养基，仅在血清中加入冷冻保护剂），尤其是用于冻存敏感的杂交瘤细胞系。对于能够在无血清培养基中正常生长的细胞，在细胞冻存和复苏的培养基中均加入 50% 的条件培养基（即无血清培养基，在

该培养基中,细胞能在 24h 内生长)可能提高冻存细胞的复苏水平和存活率。此外,在无血清的冻存培养基中加入 10％～20％的细胞培养级白蛋白也可能提高冻后细胞的存活率。

(1)在收取细胞 24h 前应更换培养基,并且细胞应覆盖 80％的培养容器底部面积后才可收取。

(2)将细胞完全培养基和胰蛋白酶-EDTA 放入 37℃水浴中加热约 15min。

(3)去除培养基。

(4)在用胰蛋白酶-EDTA 分离细胞前,先用无钙、镁的 PBS 冲洗 2 次(在 25cm² 培养瓶中放入 0.5ml 胰蛋白酶-EDTA,在 75cm² 培养瓶中放入 1.5ml 胰蛋白酶-EDTA,在 150cm² 培养瓶中放入 3ml 胰蛋白酶-EDTA)。

(5)在细胞分离后,加入 3 倍体积的完全培养基。

(6)用移液器尽可能轻柔吹打,以便从培养容器的底部冲下细胞。

(7)收集悬浮细胞:将细胞悬液在约 100g 时离心 5min,得到细胞沉淀。

(8)离心后,移去上清液并丢弃,将细胞沉淀重悬在足够的细胞冷冻培养基(含 20％ FBS＋5％ DMSO)中,使最终的细胞浓度为 $2 \times 10^6 \sim 5 \times 10^6$ /ml。〔注:FBS(fetal bovine serum)和 FCS(fetal calf serum)两者意思相同,都指胎牛血清,但 FCS 是错误的,故不要使用。CS(calf serum)则指小牛血清。〕

(9)在冻存管上做好标记,包括细胞名称、传代数、冻存时间和冻存者的名字首字母等。

(10)－20℃放置 1h,－80℃ 过夜,然后移到液氮中。

5. 注意事项

(1)细胞生长状态的好坏会影响复苏后细胞的存活率,故在细胞冻存前,一定要密切观察细胞的状态,且在冻存前一天换液,以确保细胞有足够的营养。

(2)对于悬浮生长的细胞,直接收集细胞悬液后离心即可,不需要使用胰蛋白酶消化。

(3)将细胞完全培养基和胰蛋白酶-EDTA 放入 37℃水浴中加热约 15min。

(4)一般情况下,长满一个 25cm² 培养瓶可以冻存一管细胞,长满一个 75cm² 培养瓶可以冻存 3 管细胞,以此类推。

(5)DMSO 的浓度应固定在 5％,浓度大于 10％就会对细胞产生很大的细胞毒性。

(6)如果细胞只是短期内冻存,那么不需要转移到液氮中,放入－80～－70℃的冰箱中保存即可,通常可以保存 3 个月;若保存超过 3 个月,则仍应将细胞转移到液氮中。

(7)虽然理论上细胞在液氮中的储存时间是无限的,但是当需要长期保存细胞时,每 2～3 年复苏一次并再次冻存可以保证细胞的存活率。

(8)当需要短途(1～2 天,最好在 24h 内)运送细胞时,可以使用 25cm² 培养瓶,在其内装满培养基并密封,常温即可运送。但在到达目的地后需要立即进行处理,将其在培养箱中常规培养,具体方法通常是传代培养。

第四节　细胞计数（细胞计数板）

在细胞计数时，可使用血球计数板（细胞计数板，hemocytometer）手动计数或库尔特计数器（Coulter counter）自动计数。前者所用的仪器非常简单、价格低，且准确度高，推荐使用；后者需要专门的仪器，通常价格较为昂贵，且无法辨别死细胞和活细胞，准确度也较差，故不推荐使用。

计数板通常是由优质的厚玻璃制成的。每块计数板由"H"形凹槽分为 2 个相同的计数池（counting chamber）。计数池画有长、宽各为 3.0mm 的方格，分为 9 个大方格，上方盖上盖玻片。每个大格的面积为 1.0mm×1.0mm ＝ 1.0mm²，体积为 $1.0mm^2 \times 0.1mm = 1.0 \times 10^{-4}$ ml。位于正中的大方格用双线分成 25 个中方格，四角的 4 个大方格用单线分为 16 个中方格（见图 2-4-1）。血球计数板最初是为计数血细胞而设计的，位于正中及四角的 5 个中方格是红细胞计数区域，四角的 4 个大方格是白细胞计数区域。

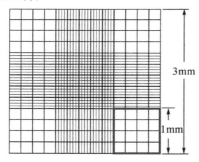

3mm

1mm

图 2-4-1　计数板放大后的计数池

（通常选择位于四角的 4 个大方格来进行细胞计数）

使用时，先计数多个大正方形内的细胞数目，计算其平均值，然后乘以稀释倍数，再乘以 10^4，即为每毫升细胞悬液中的细胞数目。细胞计数一般取位于四角的 4 个大方格；如果只是需要知道细胞的数量级，那么也可只计数中央大方格的细胞数。

存活检测这一步骤称为"染料排除"（dye exclusion），其原理是染料渗入死细胞中而使细胞显色，而活细胞因细胞膜完整，染料无法渗入，故细胞不会显色。一般使用蓝色的台盼蓝（trypan blue）染料；如果细胞不易吸收该染料，那么在个别情况下也可使用红色的藻红 B（Sigma-Aldrich：200964）。

1. 主要仪器及试剂

（1）含有 10％血清的培养基。

（2）0.25％胰酶（含有 0.53mmol/L 的 EDTA）。

（3）水浴锅。

（4）倒置显微镜。

（5）涡旋仪。

（6）细胞计数板。

（7）台盼蓝（或藻红 B）。

（8）移液器、枪头。

2. 操作流程（英文）

Trypan blue is used widely，but erythrosin B is a more reliable，less toxic dye both for people and cells. Please have a look below（Table 2-4-1）.

Table 2-4-1　Trypan blue versus Erythrosin B

Indicators	Trypan blue	Erythrosin B
staining	dead cells ＋ serum proteins	dead cells only
concentration	$>400\ \mu g/ml$	$>5\ \mu g/ml$
time（since cell death）	>50 min	1 min
color	blue	pink
for people	toxic（carcinogenic）	nontoxic（food additive）
for cell	toxic	nontoxic for periods of over 2 h

（1）Make sure that the special coverslip provided with the counting chamber is properly positioned on the surface of the counting chamber.

（2）Collect the suspended cells routinely.

（3）Usually the cells examined needs to be diluted，otherwise the high density of cells would make counting impossible.

（4）A drop of a cell culture is placed in the sink.

（5）Looking at the sample under the microscope. The number of cells in the chamber can be determined by direct counting using the microscope and counter，and visually distinguishable cells can be differentially counted.

（6）For most applications，the four large corner squares are only used. The cells that are on or touching the top and left lines are counted，but the ones on or touching the right or bottom lines are ignored.

Concentration of cells in original mixture＝（Total number of cells counted/4）× Dilution ratio×10^4

（7）Wash the hemocytometer and the coverslip with plenty of tap water and ethanol（70％ or 95％）.

3. 词汇表

hemocytometer：英［ˌhiːməʊsaɪˈtɒmɪtə］　美［ˌhiməʊsaɪˈtɒmɪtə］　n. 血球计数板

Coulter counter：英［ˈkəʊltə ˈkaʊntə］　美［ˈkɒltə˞ ˈkaʊntə˞］　n. 库尔特计数器

counting chamber：英［ˈkaʊntɪŋ ˈtʃeimbə］ 美［ˈkaʊntɪŋ ˈtʃembə］ n. 计数池，计数室，细胞计数室

dye exclusion：英［daɪ ɪkˈskluːʒən］ 美［daɪ ɪkˈskluʒən］ ［医］染料排除

trypan blue：锥虫蓝，台盼蓝；锥蓝

erythrosin：英［ɪˈrɪθrəsɪn］ 美［ɪˈrɪθrəsɪn］ n. 赤藓红，四碘荧光素，新品酸性红

erythrosin B：［医］藻红 B，蓝光藻红

coverslip：英［ˈkʌvəslɪp］ 美［ˈkʌvəslɪp］ n. 盖玻片

dilution ratio：英［daɪˈluːʃən ˈreɪʃɪəʊ］ 美［daɪˈluʃən ˈreɪʃɪoʊ］ 稀释率，稀释比（例），稀释比值

4. 操作流程（中文）

台盼蓝应用广泛，而藻红 B 更加可靠，且对人和细胞均无毒性。两者比较详见表 2-4-1。

表 2-4-1 台盼蓝和藻红 B 的比较

指　　标	台盼蓝	藻红 B
染色	死细胞和血浆蛋白	死细胞
起效浓度	$>400\mu g/ml$	$>5\mu g/ml$
时间（在细胞死亡后）	$>50min$	$1min$
颜色	蓝色	粉红色
对人	有毒（致癌）	无毒（可做食品添加剂）
对细胞	有毒	无毒时间超过 2h

（1）操作前确保计数板和盖玻片干净且干燥，并确保将盖玻片盖好。

（2）常规收集悬浮细胞。

（3）通常待检细胞需要稀释，否则会影响计数。用 $20\mu l$ 移液枪吸取细胞悬液 $10\mu l$ 并注入 1.5ml 离心管中，取前注意用枪头吹打，使其均匀。取适量（通常为 $10\mu l$ 的整数倍，如 $10\mu l,20\mu l,40\mu l$ 等）台盼蓝（或藻红 B）注入细胞悬液中，并在涡旋仪上快速振荡 2s。

（4）取 $10\mu l$ 混合液自血球计数板计数池的上方凹槽加入，然后盖上盖玻片。

（5）于倒置显微镜下观察，用计数器计数，活细胞不染色，死细胞则为蓝色。

（6）计数四角的 4 个大方格的细胞总数，除以 4，再乘以稀释倍数（至少乘以 2，因为至少与台盼蓝等体积混合），最后乘以 10^4，即为每毫升细胞悬液中的细胞数目。若细胞位于线上，则只计上线与左线的细胞（或计下线与右线的细胞）。计算公式如下：

$$（4 个大方格内的细胞总数/4）\times 稀释倍数\times 10^4＝细胞数/ml$$

（7）将计数板及盖玻片先用大量自来水冲洗，然后喷上乙醇（浓度为 70% 或 95% 均可），晾干，备用。

5．注意事项

(1)细胞计数举例。

使用 $75cm^2$ 培养瓶制备 6ml 细胞悬液，混合均匀后取 $10\mu l$ 于 1.5ml 离心管中，再取 $10\mu l$ 台盼蓝（当需要更大的稀释倍数时则取 $20\mu l,30\mu l,40\mu l$ 等），在涡旋仪上碰一下（约 2s）使其混合均匀。取 $10\mu l$ 混合液加入血球计数板中，计数四角4 个大方格内的细胞数目。计数如下：

活细胞数/方格：82，118，105，95

死细胞数/方格：2，8，5，4

细胞总数＝400

平均细胞数/方格＝100

稀释倍数＝2

细胞数/ml：$100\times2\times10^4＝2\times10^6$

培养瓶细胞总数：$2\times10^6\times6＝1.2\times10^7$

存活率：$400/419\times100\%＝95.5\%$

(2)消化细胞时，一定要消化完全；如有离心步骤（本书前述传代步骤中无离心步骤，一般可以不离心，不需要完全除去消化酶，中和即可），则重悬时要将细胞悬液制备成单细胞悬液。

(3)计数前各个步骤均需要注意将细胞完全混匀。

(4)在计数前，最好大概估计培养瓶中的细胞数，这样可以知道计数前应该稀释多少倍。如果估计细胞数为 200 万/ml（2×10^6/ml），那么稀释 2 倍；如果估计细胞数为 300 万/ml（3×10^6/ml），那么稀释 3 倍，以此类推。

(5)当计数板四角四大方格内每个大方格的细胞数在 80～120 个时，通常计数最为精准。该数值不可过大或过小，如过小，则应减小稀释倍数；如过大，则应增加稀释倍数。当每个大方格中的细胞数＜20 个或细胞数＞300 个时，必须重新稀释和计数。

(6)在计数时如遇到细胞团块，则应按照单细胞来计数。但是，如果团块过多，那么应分散细胞后再重新取样计数（说明重悬不充分）。

(7)藻红 B 溶液的配制方法如下：取 0.1g 藻红 B 及 0.05g 对羟基苯甲酸甲酯（防腐剂，methyl paraben，Methyl 4-hydroxybenzoate，Sigma：H3647）溶于 100ml 杜氏磷酸盐缓冲液（Dulbecco's phosphate buffered saline，DPBS）中。

(8)不少实验室有细胞计数仪，使用时按仪器说明书操作即可。其优点是使计数简化，缺点是不能分辨细胞是否存活，而且准确性不定，随仪器不同而有较大差异。

第五节　细胞计数(CCK-8法)

Cell Counting Kit-8（CCK-8）利用了 Dojindo 开发的水溶性四唑盐——WST®-8[2-(2-甲氧基-4-硝苯基)-3-(4-硝苯基)-5-(2,4-二磺基苯)-2H-四唑单钠盐]来计数细胞。WST®-8 被细胞线粒体内的脱氢酶还原后生成橙黄色的甲䐶产物,该产物能够溶解在组织培养基中。生成的甲䐶量与活细胞数量成正比。CCK-8 溶液可以直接加入到细胞样品中,不需要预配各种成分。该法是用于测定细胞增殖或细胞毒性实验中活细胞数目的一种高灵敏度、无放射性的比色检测法。

1．主要仪器及试剂

（1）含有 10% 血清的培养基。

（2）0.25% 胰酶(含有 0.53mmol/L 的 EDTA)。

（3）水浴锅。

（4）倒置显微镜。

（5）细胞计数板。

（6）台盼蓝(或藻红 B)。

（7）移液器、枪头。

（8）多通道移液器。

（9）CCK-8 试剂盒(Dojindo)。

（10）96 孔板。

（11）酶标仪(含 450nm 波长)。

2．操作流程（英文）

A) Standard curve for cell number and absorbance

（1）Pre-incubate the plate in a humidified incubator at 37 ℃,5% CO_2.

（2）Collect the cell suspension (for adherent cells, recover using trypsin to detach cells).

（3）Measure the cells and adjust the concentration of the cell suspension by hematocytometer or cell counter. Cell suspensions are typically adjusted to 5×10^4 cells per ml.

（4）Using an 8 or 12 channel multi-pipette, add 100 μl of media to each well of 96-well microplate.

（5）Make duplicate or triplicate serial dilutions of 2.5×10^4, 1.25×10^4 and 6.25×10^4 in a 96-well plate:add 100 μl of 5×10^4 cells per ml solution to the first well of the plate and pipette to mix. Next, transfer 100 μl of cells from the first well to the second well, mix and then sequentially transfer 100 μl to the next well after mixing the cells. Repeat until you have made serial dilutions of cells in all wells but the final well. Reserve the final well for the negative control. This well should contain medium only (no cells) for measurement of the background.

(6) Add 10 μl CCK-8 solution to each well of the plate. Be careful not to introduce bubbles to the wells, since they interfere with the OD reading.

(7) Incubate the plate for 1-4 hours in the incubator.

(8) Measure the absorbance at 450 nm by a microplate reader. To measure the absorbance later, add 10 μl of 1% (W/V) SDS or 0.1 mol/L HCl to each well, cover the plate and store it with protection from light at room temperature. No absorbance change should be observed for 24 hours.

(9) Plot the number of cells (X-axis) versus the absorbance (Y-axis) in order to establish the standard curve specific to your cell type.

B) Cell number determination

(1) Pre-incubate the plate in a humidified incubator at 37 ℃, 5% CO_2.

(2) Collect the cell suspension (for adherent cells, recover using trypsin to detach cells).

(3) Inoculate cell suspension (100 μl/well) and bland medium in a 96-well plate (duplicate or triplicate as that of the standard curve).

(4) Add 10 μl of the CCK-8 solution to each well of the plate. Be careful not to introduce bubbles to the wells, since they interfere with the OD reading.

(5) Incubate the plate for 1-4 hours (same as the standard curve) in the incubator.

(6) Measure the absorbance at 450 nm by a microplate reader. To measure the absorbance later, add 10 μl of 1% (W/V) SDS or 0.1 mol/L HCl to each well, cover the plate and store it with protection from light at room temperature. No absorbance change should be observed for 24 hours.

3. 词汇表

pre-incubate：英［priˈɪŋkjʊbeɪt］ 美［priˈɪŋkjʊbet］ n. 预孵育，预培养＊

humidified incubator：湿润培养箱＊，湿化器

adherent cells：贴壁细胞＊，黏连细胞

cell counter：［临床］细胞计数器

pipette：英［pɪˈpet］ 美［paɪˈpɛt］ n. 移液管＊；吸移管；vt. 用移液器吸取＊

duplicate：英［ˈdjuːplɪkeɪt］ 美［ˈduplɪket］ vt. 复制；使加倍；n. 副本；复制品；adj. 复制的；二重的＊；vi. 复制；重复

triplicate：英［ˈtrɪplɪkət］ 美［ˈtrɪplɪkət］ n. 一式三份；adj. 一式三份的＊；三联的

dilution：英［daɪˈluːʃn］　美［dɪˈljuʃən］　n. 稀释*，冲淡；稀释法；冲淡物

well：英［wel］　美［wɛl］　adv. 很好地；充分地；满意地；适当地；adj. 良好的；健康的；适宜的；n. 井；源泉，孔*；v. 涌出；n.（Well）人名；（英、德、荷）韦尔

incubator：英［ˈɪŋkjubeɪtə］　美［ˈɪŋkjubetɚ］　n.［禽］孵卵器；［儿科］保温箱；早产儿保育器；细菌培养器*

inoculate：英［ɪˈnɒkjuleɪt］　美［ɪˈnɑkjəˈleɪt］　vt.［医］接种*；嫁接；灌输

cell suspension：细胞悬液

OD：abbr. optical density（O. D.）　［光］光密度

incubate：英［ˈɪŋkjubeɪt］　美［ˈɪŋkjubet］　vt. 孵化；培养*；温育；逐渐发展；vi. 孵化；酝酿；n. 孵育物

absorbance：英［əbˈzɔːbəns］　美［əbˈsɔrbəns］　n.［物化］吸光度*；吸收率

microplate：英［maɪkrəpˈleɪt］　美［maɪkrəpˈleɪt］　n. 微板块；微孔板*；小板块；微量盘

plot：英［plɒt］　美［plɑt］　n. 情节；图；阴谋；vt. 密谋；绘图；划分；标绘*；vi. 密谋；策划；绘制；n.（Plot）人名；（捷）普洛特；（法）普洛

W/V：abbr. weight in volume：质量/体积百分比；weight per volume：单位体积的质量

SDS：abbr. sodium dodecyl sulfonate　十二烷基磺酸钠

HCl：氯化氢；盐酸*；硬件兼容性表；毛细胞白血病

4. 操作流程（中文）

A）细胞数量与吸光度的标准曲线

（1）将培养板放入37℃、含有5％ CO_2 的湿润培养箱中预培养。

（2）收集细胞悬液（对于贴壁细胞而言，需要用胰蛋白酶来消化和分离细胞）。

（3）用细胞计数板或细胞计数器计数，调整所制备的细胞悬液中的细胞数量，典型的细胞数量应调整为 $5×10^4$/ml，下面以此为例进行讲解。

（4）用8通道或12通道的多通道移液器在96孔板的每个孔中加入 $100\mu l$ 培养基。

（5）在96孔板中制作多个细胞稀释液，如 $2.5×10^4$/ml、$1.25×10^4$/ml 和 $6.25×10^3$/ml等，每个浓度2～3个复孔。方法如下：第一个孔中加入 $100\mu l$ 的 $5×10^4$/ml 的细胞液，多次吹打混合均匀；然后从第一个孔转移 $100\mu l$ 的细胞液到第二个孔中，混合均匀后再转移 $100\mu l$ 到下一个孔；重复多次直到所有孔（最后一孔除外）都含有细胞，且具有一系列浓度。最后一孔用于阴性对照，该孔应只含有培养基，不含有细胞，用于背景值测定。

（6）在培养板的每个孔中加入 $10\mu l$ 的CCK-8溶液。注意：不要将气泡引入孔中，因为气泡会干扰吸光度的读取。

（7）将96孔板放入培养箱中培养1～4h。

（8）用酶标仪测量450nm处的吸光度。如果要以后读取吸光度，那么在每个

孔中加入 $10\mu l$ 的 1% (W/V) SDS 或者 $0.1mol/L$ 的盐酸,合上盖子在室温下避光保存,24h 内吸光度不会改变。

（9）制作一条以细胞数为横坐标（X 轴），以吸光度为纵坐标（Y 轴）的标准曲线,该曲线仅针对所培养的细胞。

B）细胞数量测定

（1）将培养板放在 37℃、含有 5% CO_2 的湿润培养箱中预培养。

（2）收集待测细胞悬液（对于贴壁细胞而言,需要用胰蛋白酶来消化和分离细胞）。

（3）将细胞悬液和空白培养基以 $100\mu l$/孔的量接种于 96 孔板中；与制作标准曲线时一样,需要计数的细胞与空白均须制作 2 个或 3 个复孔,且与标准曲线一致。

（4）在培养板的每个孔中加入 $10\mu l$ 的 CCK-8 溶液。注意：不要将气泡引入孔中,因为气泡会干扰吸光度的读取。

（5）将 96 孔板放入培养箱中培养 1～4h(与制作标准曲线时相同)。

（6）用酶标仪测量 450nm 处的吸光度。如果要以后读取吸光度,那么在每个孔中加入 $10\mu l$ 的 1% (W/V) SDS 或者 $0.1mol/L$ 的盐酸,合上盖子在室温下避光保存,24h 内吸光度不会改变。

5. 注意事项

（1）吸光度和细胞数量成正比,故细胞数量-吸光度的标准曲线为一通过原点的直线。

（2）测量所得的吸光度需要与预先绘制的细胞数量-吸光度的标准曲线作对比,从吸光度得出细胞数量。目前,市场上很多酶标仪既可以同时给出标准曲线和方程式,也可以直接根据方程式来计算细胞数量。

（3）制作标准曲线和测定细胞数量时的各项条件必须一致。

（4）此处所述方法为制备细胞悬液后立即加入 CCK-8 溶液,此外也可以培养 2～4h待细胞贴壁后再加入 CCK-8 溶液。加入 CCK-8 溶液的时间需要统一,即制作标准曲线和测定细胞数量时加入 CCK-8 溶液的时间必须一致。

（5）CCK-8 法的其他技巧参见后面相关章节内容。

（6）本书所有关于 CCK-8 的章节都不同程度地参考了 CCK-8 的说明书（Dojindo,Japan）,此说明在后面不再赘述。

（7）以前常用的 MTT 法比 CCK-8 法操作较复杂,且稳定性、灵敏度欠佳,目前大多被 CCK-8 法所取代,故本书只介绍 CCK-8 法,下同!

第六节　CCK-8 法的标准曲线

当使用CCK-8 法检测细胞增殖和细胞毒性时,需要确保细胞数量和吸光度成正比关系。在使用 CCK-8 时,接种细胞的初始数量、培养时间、反应时间都需要优化;该标准曲线的绘制不仅是为更好地使用 CCK-8 准备最优条件,而且能大致了解细胞的生长情况。

1．主要仪器及试剂

（1）含有 10％血清的培养基。

（2）0.25％胰酶(含有 0.53mmol/L 的 EDTA)。

（3）水浴锅。

（4）倒置显微镜。

（5）细胞计数板。

（6）台盼蓝(或藻红 B)。

（7）移液器、枪头。

（8）多通道移液器。

（9）CCK-8 试剂盒(Dojindo)。

（10）96 孔板。

（11）酶标仪(含 450nm 波长)。

2．操作流程（英文）

（1）Collect the cell suspension (for adherent cells，recover using trypsin to detach cells).

（2）Measure the cells and adjust the concentration of the cell suspension by hematocytometer or cell counter. Cell suspensions are typically adjusted to 5×10^4 cells per ml.

（3）Using an 8 or 12 channel multi-pipette，add 100 μl of media to each well of 96-well microplate.

（4）Make duplicate or triplicate serial dilutions of 2.5×10^4，1.25×10^4 and 6.25×10^3 in a 96-well plate;add 100 μl of 5×10^4 cells per ml solution to the first well of the plate and pipette to mix. Next，transfer 100 μl of cells from the first well to the second well，mix and then sequentially transfer 100 μl to the next well after mixing the cells. Repeat until you have made serial dilutions of cells in all wells but the final well. Reserve the final well for the negative control. This well should contain medium only (no cells) for measurement of the background.

（5）Incubate the 96-well microplate for 24-48 hours in a CO_2 incubator. If performing the experiment for the first time，we recommend that both a 24 and 48 hours experiment be performed to determine the optimal growth time for the standard curve.

（6）Add 10 μl of Cell Counting Kit-8 reagent (one tenth of the cells ＋ media) to each well on the 96-well microplate. NOTE：Due to the low volume of reagent added，it is recommended to touch the tip of the pipette to the wall of the well when adding the reagent；when using a plate other than a 96-well plate，add reagent equal to 1/10 the media volume.

（7）Place in a CO_2 incubator for 1-4 hours to react. If performing the experiment for the first time，we recommend taking readings at 1.0，1.5，2.0，2.5，3.0，3.5 and 4.0 hours.

（8）Take a colorimetric reading on a microplate reader by a filter for 450 nm.

（9）Plot the number of cells versus the absorbance in order to establish your standard curve. This experiment will help to establish a standard curve and CCK-8 incubation time specific to your cell type.

3. 词汇表

suspension：英［sə'spenʃn］　美［sə'spenʃən］　n. 悬浮；暂停；悬架；悬浮液 *

adherent cell：贴壁细胞

trypsin：英［'trɪpsɪn］　美［'trɪpsɪn］　n.［生化］胰蛋白酶

concentration：英［kɒns(ə)n'treɪʃ(ə)n］　美［ˌkɑnsn'treɪʃn］　n. 浓度 *；集中；浓缩；专心；集合

duplicate：英［'djuːplɪkeɪt］　美［'duplɪket］　vt. 复制；使加倍；n. 副本；复制品；adj. 复制的；二重的 *；vi. 复制；重复

triplicate：英［'trɪplɪkət］　美［'trɪplɪkət］　n. 一式三份；adj. 一式三份的 *；三联的

pipette：英［pɪ'pet］　美［paɪ'pet］　n. 移液管 *；吸移管；vt. 用移液器吸取 *

reagent：英［rɪ'eɪdʒ(ə)nt］　美［rɪ'edʒənt］　n.［试剂］试剂 *；反应物

colorimetric：［kʌlərɪ'metrɪk］　adj. 比色的 *；色度的

colorimetric reading：比色读数

filter：英［'fɪltə］　美［'fɪltə］　vi. 滤过；渗入；慢慢传开；n. 滤波器 *；［化工］过滤器；筛选；滤光器 *；vt. 过滤；渗透；用过滤法除去；n.（Filter）人名；（德）菲尔特

plot：英［plɒt］　美［plɑt］　n. 情节；图；阴谋；vt. 密谋；绘图；划分；标绘 *；vi. 密谋；策划；绘制；n.（Plot）人名；（捷）普洛特；（法）普洛

4. 操作流程（中文）

（1）收集细胞悬液（对于贴壁细胞而言，需要用胰蛋白酶来消化和分离细胞）。

（2）用细胞计数板或细胞计数器计数，调整所制备的细胞悬液中的细胞数量，典型的细胞数量应调整为 $5×10^4$/ml，下面以此为例进行讲解。

（3）用 8 通道或 12 通道的多通道移液器在 96 孔板的每个孔中加入 100μl 培养基。

（4）在 96 孔板中制作多个细胞稀释液，如 $2.5×10^4$/ml，$1.25×10^4$/ml 和 $6.25×10^3$/ml 等，每个浓度 2～3 个复孔。方法如下：第一个孔中加入 100μl 的

5×10^4/ml的细胞液,多次吸液混合均匀;然后从第一个孔转移$100\mu l$的细胞液到第二个孔中,混合均匀后再转移$100\mu l$到下一个孔中;重复多次直到所有孔(最后一孔除外)都含有细胞,且具有一系列浓度。最后一孔用于空白对照,该孔应只含有培养基,不含有细胞,用于背景值测定。

(5)96孔板在CO_2培养箱中培养24～48h。如第一次实验,则建议同时采用24h和48h两个培养时间,以确定最佳培养时间,用于制作标准曲线。

(6)在培养板的每个孔中加入$10\mu l$(培养基的1/10量)CCK-8溶液。注意:因为试剂量很少,所以建议移液头尖端贴住孔壁加入;当使用96孔板以外的培养板时,加入培养基的1/10量的CCK-8溶液即可。

(7)将96孔板放入培养箱中培养1～4h,以便充分反应。如第一次实验,则建议取1.0h、1.5h、2.0h、2.5h、3.0h、3.5h、4.0h等多个时间读取吸光度。

(8)用酶标仪测量450nm处的吸光度。

(9)制作一条以细胞数量为横坐标(X轴),以吸光度值为纵坐标(Y轴)的标准曲线。该实验有利于建立针对培养细胞的标准曲线及确定使用CCK-8的最佳培养时间等。

5. 注意事项

(1)该标准曲线的作用是大致了解细胞的生长情况,同时确定初始接种的细胞浓度、培养时间和反应时间。

(2)一般要设置3～5个浓度梯度,每组至少2～3个复孔,也可以增加至4～8个复孔。

(3)初始接种细胞浓度和培养时间的选取与后续实验相关。例如,细胞毒性的测试要培养7天,则需要在7天末时细胞恰好达到融合状态。又如,只需培养2天,则需要在2天末时细胞恰好达到或接近融合状态。上述状态可以在镜下观察确认。

(4)如后续实验需要加入药物等刺激因素,则建议在加入CCK-8的同时加入。例如,后续实验需要比较有无TGF-β刺激的效果,则选取CCK-8的各项条件首先需要体现TGF-β的刺激作用,即选取的初始接种细胞浓度、培养时间和反应时间均要体现TGF-β的刺激作用,也即有无TGF-β要有较大差别。

第七节　CCK-8法测定细胞生长曲线

细胞生长曲线是测定培养细胞绝对数的常用方法,是细胞生物学特性的基本参数之一。贴壁细胞传代之后,经过短时间的悬浮后贴壁生长,随后经过长短不同的潜伏期进入分裂旺盛的指数生长期;细胞在饱和后停止生长,进入平台期,随后退化衰亡。典型的细胞生长曲线可分为生长缓慢的潜伏期、斜率较大的对数生长期、呈平台状的平台期和退化衰亡期四个部分。以存活细胞绝对数(纵坐标)对培养时间（横坐标）作图，即可得到生长曲线。此处介绍目前广泛应用、方便快捷的 CCK-8 法，其他常用的方法还有细胞计数法和 MTT 法。

1. 主要仪器及试剂

（1）含有 10％血清的培养基。

（2）0.25％胰酶（含有 0.53mmol/L 的 EDTA）。

（3）水浴锅。

（4）倒置显微镜。

（5）细胞计数板。

（6）台盼蓝（或藻红 B）。

（7）移液器、枪头。

（8）多通道移液器。

（9）CCK-8 试剂盒（Dojindo）。

（10）96 孔板。

（11）酶标仪（含 450nm 波长）。

2. 操作流程（英文）

（1）Collect the cell suspension (for adherent cells, recover using trypsin to detach cells).

（2）Measure the cells of the cell suspension by a hematocytometer or cell counter.

（3）Adjust the concentration of the cell suspensions, usually to 1×10^4 cells per ml.

（4）Using an 8 or 12 channel multi-pipette, add 100 μl of cell suspension (1×10^4/ml) or media (for blank control, no cells) to 6-10 wells of every 96-well microplate, and 9 plates in total.

（5）Incubate the 96-well microplate in a CO_2 incubator, and change the culture medium as usual (2-3 days usually).

（6）On the next day, add 10 μl of Cell Counting Kit-8 reagent (one tenth of the media) to each well on the first 96-well microplate.

（7）Place in a CO_2 incubator for 1-4 hours (according to previous standard cureve) to react.

（8）Take a colorimetric reading on a microplate reader using a filter for 450 nm.

（9）Take out one plate and measure the OD value every 24 hours for the next 8 days until all of the plates are used.

（10）Plot the time (X-axis) versus the absorbance (Y-axis) in order to establish the growth curve. This experiment will help to learn the growth speed specific to your cell type.

3. 词汇表

cell suspension：英［sel sə'spenʃən］　美［sɛl sə'spɛnʃən］　细胞悬液

microplate：英［maɪkrəp'leɪt］　美［maɪkrəp'leɪt］　n. 微板块；微孔板*；小板块；微量盘

medium：英［'miːdɪəm］　美［'midɪəm］　adj. 中等的，中级的；普通的；平均的；半生熟的；n. 媒介物，媒质；中间，中庸；［生］培养基*，培养液，颜料溶解液；［数］中数，平均；［逻］中名辞；手段，方法；中间物；复数：media

colorimetric：［kʌlərɪ'metrɪk］　adj. 比色的*；色度的

colorimetric reading：比色读数

plot：英［plɒt］　美［plɑt］　n. 情节；图；阴谋；vt. 密谋；绘图；划分；标绘*；vi. 密谋；策划；绘制；n.（Plot）人名；（捷）普洛特；（法）普洛

growth curve：生长曲线，增长曲线*

4. 操作流程（中文）

（1）收集细胞悬液（对于贴壁细胞而言，需要用胰蛋白酶来消化和分离细胞）。

（2）用细胞计数板或细胞计数器计数细胞悬液中的细胞数量。

（3）调整细胞浓度为 1×10^4/ml。

（4）用 8 通道或 12 通道的多通道移液器，在每块 96 孔板的 6～10 个孔中加入 $100\mu l$ 细胞悬液（1×10^4/ml），在并排的另外 6～10 个孔中加入 $100\mu l$ 空白培养基，共接种 9 块板。

（5）将 96 孔板在 CO_2 培养箱中培养，常规换液（通常每 2～3 天换液一次）。

（6）第 2 天，在第一块培养板的每个孔中加入 $10\mu l$（培养基的 1/10 量）的 CCK-8 溶液。

（7）将 96 孔板放入培养箱中培养 1～4h（具体时间按照前述的"标准曲线"确定）。

（8）用酶标仪测量 450nm 处的吸光度。

（9）以后 8 天中，每隔 24h 取出一块 96 孔板测量光密度（吸光度）值，直到用完所有培养板。

（10）制作一条以时间为横坐标（X 轴），以吸光度值为纵坐标（Y 轴）的细胞生长曲线。该实验有利于了解待检细胞的生长时间。

5. 注意事项

（1）接种细胞时应选择合适的细胞浓度，对于生长迅速的细胞，需要降低细胞浓度（如 1×10^3/ml，2×10^3/ml）；对于生长缓慢的细胞，可以提高细胞浓度。

（2）必须设置空白对照组。

（3）实验孔和空白孔的数量一般选择 6 孔足够。如果对实验结果要求较高，那么可选择 8 孔或 10 孔。

（4）实验一般持续 9 天足够，且这个时间可以根据初始的接种量来调整。如果接种的细胞数量多，那么实验时间可适当减少几天；如果接种的细胞数量少，那么实验时间可适当延长。

（5）实验的目的是了解细胞的增殖情况，明确倍增时间。

第八节　细胞增殖和细胞毒性检测（CCK-8 法）

检测细胞在培养基或组织中的生长速率对于细胞生长和分化的研究至关重要。在药物开发过程中，细胞增殖和细胞毒性检测也常被用于评估药物的毒性以及其对癌细胞生长的抑制情况。细胞增殖检测通常是基于 DNA 含量或细胞代谢，主要的研究方向为对活细胞的代谢活性的检测（CCK-8 法、MTT 法等）及对 DNA 合成的检测。

1. 主要仪器及试剂

（1）含有 10％血清的培养基。

（2）0.25％胰酶（含有 0.53mmol/L 的 EDTA）。

（3）水浴锅。

（4）倒置显微镜。

（5）细胞计数板。

（6）台盼蓝（或藻红 B）。

（7）移液器、枪头。

（8）多通道移液器。

（9）不同浓度的待测物。

（10）CCK-8 试剂盒（Dojindo）。

（11）96 孔板。

（12）酶标仪（含 450nm 波长）。

2. 操作流程（英文）

（1）Pre-incubate the plate for 24 hours in a humidified incubator（e. g. , at 37 ℃, 5％ CO_2）.

（2）Dispense 100 μl of cell suspension（e. g. , 5 000 cells/well）in a 96-well plate.

（3）Add 10 μl of various concentrations of substances to be tested to the plate.

（4）Incubate the plate for an appropriate length of time（e. g. , 6, 12, 24 or 48 hours）in the incubator.

（5）Add 10 μl CCK-8 solution to each well of the plate. Be careful not to introduce bubbles to the wells, since they interfere with the OD reading.

(6)Incubate the plate for 1-4 hours in the incubator.

(7)Measure the absorbance at 450 nm using a microplate reader. To measure the absorbance later, add 10 μl of 1% (W/V) SDS or 0.1 mol/L HCl to each well, cover the plate and store it with protection from light at room temperature. No absorbance change should be observed for 24 hours.

3. 词汇表

pre-incubate：英［pri'ɪŋkjʊbeɪt］ 美［pri'ɪŋkjʊbet］ n. 预孵育,预培养 *

humidified incubator：湿润培养箱,湿化器

dispense：英［dɪ'spens］ 美［dɪ'spɛns］ vt. 分配 *,分发；免除；执行；vi. 免除,豁免

substance：英［'sʌbstəns］ 美［'sʌbstəns］ n. 物质 *,材料；实质,内容；［神］灵；(织品的)质地

4. 操作流程（中文）

(1)将培养板放在湿润培养箱（如 37℃、含有 5% CO_2）中预培养 24h。

(2)在 96 孔板中加入细胞悬液（如 5000 个/孔），每孔 100μl。

(3)在 96 孔板中加入 10μl 不同浓度的待测物。

(4)将 96 孔板放入培养箱中培养适当时间（如 6h、12h、24h 或 48h 等）。

(5)在培养板的每个孔中加入 10μl 的 CCK-8 溶液。注意：不要将气泡引入孔中，因为气泡会干扰吸光度的读取。

(6)将 96 孔板放入培养箱中孵育 1～4h。

(7)用酶标仪测量 450nm 处的吸光度。如果要以后读取吸光度，那么在每个孔中加入 10μl 的 1%（W/V）SDS 或者 0.1mol/L 的盐酸，合上盖子在室温下避光保存，24h 内吸光度不会改变。

5. 注意事项

(1)在正式实验前，建议先做预实验来摸索初始接种细胞的数量和加入 CCK-8 溶液后的培养时间，具体参见本章第六节内容。关于每孔应接种的细胞量，贴壁细胞每孔至少接种 1000 个（100μl 培养基），检测白细胞时由于灵敏度较低，因此每孔至少需要 2500 个细胞（100μl 培养基）。如果使用 24 孔板或 6 孔板，那么需要先摸索或计算相应的接种量，并按照每孔培养基的总体积的 10% 加入 CCK-8 溶液。

(2)培养时间根据细胞种类的不同和每孔内细胞数量的多少而异。一般情况下，白细胞较难染色，因此需要较长的培养时间或较多的细胞数量（10^5 个细胞/孔）；与贴壁细胞相比，悬浮细胞较难染色。对于悬浮细胞，在培养 1～4h 后，可先从培养箱中取出，目测染色程度或用酶标仪测定吸光度，然后再决定是否需要延长培养时间，CCK-8 法的最佳反应时间以具体显色的最佳时间为准。若染色困难，则可将培养板放回培养箱中，继续培养数小时后再检测。对于贴壁细胞，培养

时间一般为 1～4h,但在培养 30min 左右即可取出并目测染色程度(根据细胞种类而定,需要摸索一下条件,具体参见本章第六节内容)。

(3)关于空白对照组的设定:在不含细胞的培养基中加入 CCK-8 溶液,测定 450nm 处的吸光度即为空白对照。此外,在加药实验(检测细胞毒性、细胞生长抑制率或促进作用等)中,还需要考虑药物的吸收,可在不含细胞而加有药物的培养基中加入 CCK-8 溶液,测定 450nm 处的吸光度作为空白对照。

(4)96 孔板放入培养箱后,由于培养箱湿度不够,且其具有一定的温度,因此使得边缘的孔水分蒸发较快,造成培养基中各种成分浓度变化增大,导致细胞状态不同。培养板周围一圈培养孔水分易挥发,为了减小误差,通常培养板的四边孔只加培养基或 PBS 液,或只接种细胞而不作为指标检测孔。同时,要保证培养箱中的湿度,减少开关培养箱的次数和缩短开箱时间。

(5)细胞悬液一定要混匀,以免细胞发生沉淀,导致每孔中的细胞数量不等,一般每接几个就要再混匀一下。

(6)建议尽量采用多通道的移液器,这样可以减少平行孔中的差异。

(7)在用移液器加 CCK-8 试剂时,速度要快,以减少试剂在移液器上的残留;同时,建议斜贴着培养板壁加入,不可插到培养基液面下再加,这样易产生气泡而干扰 OD 值的读取。

(8)为使 CCK-8 试剂和培养基充分混匀,建议在加入 CCK-8 试剂后轻轻振摇培养板。

(9)若细胞培养时间较长,培养基颜色发生变化或 pH 发生变化,则建议更换新鲜的培养基后再加 CCK-8 试剂。

(10)为了避免加样时由于 CCK-8 试剂在枪头上有残留而引起误差,可以在加样前用培养基稀释 CCK-8 试剂并混匀,然后再加样。

(11)如果 OD 值太低,那么可以适当增加细胞数量,或延长加入 CCK-8 试剂后的反应时间。

(12)原理:CCK-8 试剂和活细胞内的脱氢酶(该酶在活细胞内持续产生)持续反应使溶液颜色不断加深,OD 值不断增加。CCK-8 及其产生的染料是高度水溶性的,不会进入活细胞而使其染色。

(13)如果没有 450nm 的波长,那么可以使用 430～490nm 的波段,但是 450nm 的检测灵敏度最高。

(14)计算抑制率公式:(对照－给药)/(对照－本底)×100%。对照:加细胞、培养基、加溶解药物的介质和 CCK-8;给药:加细胞、培养基、不同浓度的药物和 CCK-8;本底:只加培养基和 CCK-8。

▶▶▶ 第三章
动物实验基本技术

1．动物实验的准备

动物实验常用的操作器械主要包括组织剪、线剪、眼科剪、手术刀、刀片、有齿镊、无齿镊、眼科镊、丝线、麻醉物品、针筒、固定架、直止血钳、弯止血钳、蚊式钳和骨钳等。

有齿镊用于夹持较厚或者较坚韧的组织,如皮肤。无齿镊用于夹持较脆弱、易损伤的组织,如神经、血管、内脏等,在夹持这类组织时,为避免对其造成损伤,可尽量夹持其包膜或周围组织。止血钳用于夹闭出血的血管或者进行钝性分离。

2．小鼠和大鼠

小鼠的一般特性:喜黑暗,进食、交配、分娩多发生在夜间。每天有两次活动高峰,分别在傍晚后 $1\sim2h$ 及黎明前。喜群居。群居饲养小鼠,饲料消耗更多,小鼠生长发育更快,但鼠笼过分拥挤将影响其生长。小鼠出生时体重约为 $1.5g$,体长约为 $2cm$;经过 $1\sim1.5$ 个月可长到 $18\sim22g$,即可用于大多数实验;成年小鼠体重为 $20\sim30g$。雌鼠性成熟时间为 $35\sim50$ 天,体成熟时间为 $65\sim75$ 天;雄鼠性成熟时间为 $45\sim60$ 天,体成熟时间为 $70\sim80$ 天。小鼠性情温驯,易于抓取;好动性比大鼠强很多。适宜温度为 $(22\pm2)℃$。

大鼠的一般特性:常于夜间活动,喜欢安静的环境,对空气、湿度、声音、温度反应较大,耐受性不佳。大鼠 2 个月可达性成熟,全年多发情,平均每胎产仔 8 只。成年大鼠体重为 $200\sim300g$。抓取时应尽量避免刺激大鼠,并做好个人防护。

3．创面和瘢痕的鼠类模型

笔者所在课题组专注于创面愈合与瘢痕形成的研究。小鼠一直被广泛用作研究创面愈合和瘢痕形成机制的动物模型,但以前认为小鼠创面愈合主要通过伤口收缩,故预后多不形成明显的瘢痕。但是,经过我们改良(制作皮肤缺损且使缺损处有一定张力),小鼠创面愈合可形成较明显的瘢痕。通常认为大鼠瘢痕比小鼠明显，有学者采用在创面中置入明胶海绵阻止早期创面收缩的方法[1]，并增加了明胶海绵的长度和宽度，可使大鼠创面形成更明显的瘢痕，也增加了用于各项检测的标本量。小鼠和大鼠都是松皮动物，皮肤缺损如没有互相牵拉，则在创面愈合过程中伤口收缩所起的作用很大。

另外需要注意的是，在创面愈合和瘢痕形成的鼠类模型制作过程中，我们必须精确去除肉膜。大鼠背部的解剖从浅表向深面依次是表皮、真皮、肉膜、肌膜和肌肉。肉膜是紧贴于真皮下的一层致密组织（见图 3-1-1），其下方就是肌膜，两者之间基本看不到脂肪组织，故注意不要将肌膜当做肉膜去除。辨别的要点如下：肉膜紧紧贴于真皮，难以分离；肌膜贴于肌肉，容易与肌肉分离，也与真皮明显分离；肉膜去除时通常不会出血，肌膜去除时容易出血。去除肉膜的要领如下：提起皮肤，则肉膜同时被提起（可在提起的同时夹住皮肤以形成皮肤皱褶，使皮肤成双层，此时夹在两层皮肤间的即为双层肉膜），此时用剪刀剪开全层皮肤，即同时剪开肉膜，此后的操作需用有齿镊同时夹住肉膜和皮肤，并在肉膜深面进行。

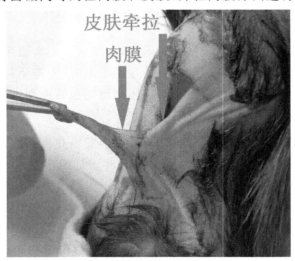

图 3-1-1　牵拉 C57 小鼠肉膜的同时明显牵拉皮肤

创面愈合的大鼠模型制作：在大鼠背部脊柱两侧各旁开 2.0cm（缺损内侧缘到正中线的距离，下同），剪去 2 块直径 2.0cm（1.5～3.0cm 均可，视具体情况而定，直径越大愈合时间越长，2.0cm 时可达 2 周，3.0cm 时可达 3 周）的圆形全层皮肤以形成开放创面，深达筋膜（见图 3-1-2①）。创面上面可以覆盖敷料（见图 3-1-2②），最外面可以用敷贴、普通绷带包扎和固定（见图 3-1-2③）。

瘢痕形成的大鼠模型制作：在大鼠背部距正中 5～15mm 处（图 3-1-3①中为 15mm，瘢痕牵拉少，瘢痕宽度小；改为 5mm 可加强两侧瘢痕牵拉，从而使瘢痕增

〔1〕 武晓莉，刘伟，高振，等. 采用明胶海绵置入法建立大鼠皮肤切口瘢痕模型的实验研究. 中华整形外科杂志. 2008，24(1)：42-45.

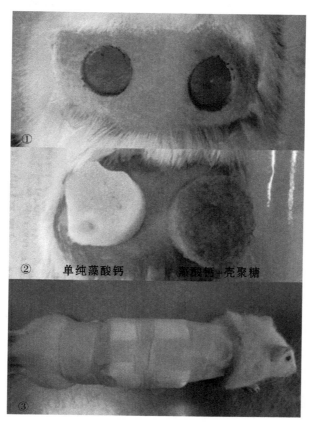

单纯藻酸钙　　藻酸钙+壳聚糖

图 3-1-2　大鼠的创面模型

生,得到较宽的瘢痕)设计平行于大鼠长轴的对称矩形切口,切口大小为 30mm×3mm,切除包括肉膜在内的大鼠皮肤全层,任其自然愈合或在缺损内置入 30mm×4mm×5mm 的明胶海绵(见图 3-1-3②)。

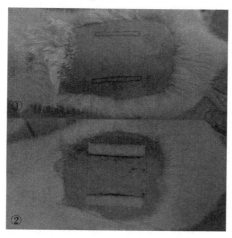

图 3-1-3　大鼠瘢痕模型的术前设计①和术后创面②

瘢痕形成的小鼠模型制作:在小鼠背部距正中 4mm 处皮肤制作宽为 2mm、长为 15mm 的条状皮肤缺损,切除包括肉膜在内的皮肤全层(见图 3-1-4)。在该模型中,两个矩形缺损互相牵拉而使瘢痕增生,形成了更明显的瘢痕。

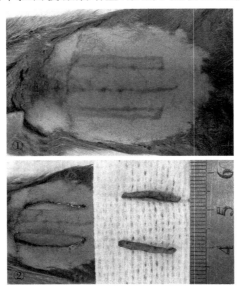

图 3-1-4　小鼠瘢痕模型的术前设计①和术后创面②

4. 标记方法

标记方法有染色法、耳孔法和断趾法等。

(1)染色法:最常用的溶液是黄色的 3%～5% 的苦味酸溶液。另外,还有 0.5% 中性品红溶液、2% 硝酸银溶液等。标记原则是先左后右,从前到后。一般左前腿为 1,左腹部为 2,左后腿为 3,头部为 4,背部为 5,尾基部为 6,右前腿为 7,右腹部为 8,右后腿为 9。若需标记 10 只以上的动物,则可规定黄色为个位数,红色为十位数,依次类推。

(2)耳孔法:通过打孔和剪出缺口来标记实验动物。通常默认左耳代表十位数,右耳代表个位数,可标记最多 99 只大、小鼠。计数方法见表 3-1-1。

表 3-1-1　耳孔法计数方法

标记部位	圆孔	1 处缺损("V"形)	2 处缺损("W"形)
耳上缘	1	4	7
耳外缘	2	5	8
耳下缘	3	6	9

(3)断趾法:用左右前肢代表不同数字,从左向右第一趾为 1,第二趾为 2,同时剪去一、二趾记为 3,第三趾为 4,第四趾为 7,依次类推。右前肢代表个位数,左前肢代表十位数,可标记最多 99 只大、小鼠。

5. 备皮方法

用弯头剪平贴皮肤(不可提起被毛,以免剪破皮肤)剪除被毛,剪除的被毛可放入盛水的烧杯中。当动物数量较多、工作量较大时,可使用宠物剃毛机或婴儿剃毛机,从毛发生长的方向逆向剃除被毛,可获得比剪毛法更干净、更平整的备皮效果。当实验需要完全无毛的皮肤时,可使用脱毛膏脱毛。一般选用人用的低致敏型脱毛膏,操作方法见相关说明。先使用剃毛机剃毛,再使用脱毛膏,通常可获得极佳的脱毛效果。在脱毛膏脱毛后,需用温水纱布擦去皮肤表面剩余的脱毛膏。

6. 鼠的抓取和麻醉

在小鼠处于安静状态下打开笼盖,右手提起鼠尾,慢慢将其放置于粗糙平面上,此时小鼠前肢会抓住平面企图挣脱而后肢尚悬空;然后用左手食指和拇指按住其背部,稍用力使小鼠贴服于平面,并移动左手至颈背部,保持小鼠贴服。大、小鼠颈部皮肤较为松弛,故应抓取尽量多的颈部皮肤并捏紧,使其无法转动头部。此时可将小鼠翻转,鼠背置于左手掌心,左手无名指及小指夹紧小鼠尾巴和后肢,即可暴露腹部。大、小鼠的抓取大同小异,但在抓取大鼠时,应戴上工作手套。

另外,还有一种固定器,将大、小鼠放入其中,大、小鼠的躯干无法活动,即可进行腹腔注射或尾静脉注射或采血。

鼠类全身麻醉一般采用乙醚或戊巴比妥钠等。乙醚的安全范围较大,肝肾毒性较小,诱导期和苏醒期较长。其常见的不良反应有呼吸道黏膜刺激、胃肠道反应等。乙醚麻醉方法如下:准备一个封闭的玻璃器皿,放入少量脱脂棉,将乙醚倒在脱脂棉上;然后将动物放入玻璃器皿中,待动物倒下后,立即取出。此时动物肌肉松弛,皮肤痛觉消失,即可进行实验。戊巴比妥钠麻醉维持时间是 $2 \sim 4h$,与生理盐水配制成 2% 溶液后可常温放置 $1 \sim 2$ 个月;鼠类静脉或腹腔注射剂量为 $35 \sim 50mg/kg$。水合氯醛为镇静催眠药,无镇痛效果,通常认为不符合动物实验伦理,故实验中使用水合氯醛可能影响论文的发表。通常用 10% 的水合氯醛进行麻醉,小鼠和大鼠都采用腹腔注射的方式,按体重计算用量,小鼠为 $0.1ml/10g$,大鼠为 $0.4ml/100g$,$1 \sim 3min$ 后起效,若麻醉效果不佳,则可追加少量麻醉药。

另外,有一类吸入式小动物麻醉机可以用于持续吸入麻醉,生产厂家有美国MATRX公司、上海玉研科学仪器有限公司等。这类机器需要使用异氟烷(isoflurane)和瓶装氧气。麻醉方法如下:将小动物先放入封闭容器中进行全身麻醉,然后取出,放在固定架上持续吸入麻醉。

在持续吸入水合氯醛麻醉后,应加用镇痛药以符合动物实验伦理。具体使用药物及用法是:将卡洛芬(carprofen)配制成 $1.0mg/ml$ 的溶液,4℃下避光(瓶身用锡箔纸完整包裹)保存;将小鼠或大鼠麻醉后再按照 $5mg/kg$ 剂量皮下注射 $1.0mg/ml$ 卡洛芬溶液。例如,体重为 20g 的小鼠,可在其背部或腹部皮下注射 $0.1ml$ 的 $1.0mg/ml$ 卡洛芬溶液。

7. 鼠类的给药方法

一般将药物放入饲料或者按比例溶于饮水中，即可方便地给药。饲料通常为成型固体，而饮水给药的配制更加方便。小鼠日均饲料消耗量为 $2.8 \sim 7.0$ g/d，饮水量为 $4 \sim 7$ ml/d（成年）；大鼠日均饲料消耗量为 $9.3 \sim 18.7$ g/d，饮水量为 $20 \sim 45$ ml/d（成年）。下面举例说明饮水给药的配制方法。

假设某药物（假设该药物为 X 药）的剂型为胶囊，且每粒胶囊含有 10mg 有效成分（胶囊内可能还含有少许其他成分）；给药浓度为 10 mg/（kg·d），小鼠每天的饮水量为 5.5ml（取 $4 \sim 7$ ml/d 的平均值）；8 只小鼠总重量为 221g，分 3 个笼子饲养，每个笼子的个数为 3 个、2 个和 3 个；饮水瓶的容量为 200ml，每 2 天换水一次，则饮水给药的计算公式为：

$(10$mg/kg$) \times 221 \times 10^{-3}$ kg $:$ (5.5×8)ml $= 2.21$mg $:$ 44ml $= [2.21 \times (10/2.21)]$mg $: [44 \times (10/2.21)]$ml $= 10$mg $: 199.09$ml $= 30$mg $: 597.27$ml

因此，配制方法如下：取胶囊 3 粒，不用称量（实际无法称量），剥开后将粉末溶解于 600ml 纯净水中，可通过多次翻转或磁力搅拌的方式混匀；然后分装到 4 个饮水瓶中，每瓶约 150ml，其中 3 瓶用于 3 笼小鼠，留一瓶放于 4℃ 环境下保存备用。注意：如药物为粉末，则需要称量，此时按比例计算水量即可；饮水瓶中的水量不能太少，否则小鼠饮水困难，通常至少维持饮水瓶 1/3 的容量，小鼠才能正常饮水，200ml 的饮水瓶至少需要放入 100ml 水；如果药物昂贵，那么可减少饮水的配置量，但此时需要将饮水瓶的容量降低（如取 75ml 的小瓶）；此外，需要多配制至少一瓶，置于冰箱内保存备用。

另外，为了保证给药的准确性，有时我们还需要对大、小鼠进行强制灌胃。在灌胃前，先将灌胃针安插在注射器上，测量并估算灌胃针的长度，一般成年小鼠为 3cm、成年大鼠为 5cm，即可进入胃内。在灌胃时，固定鼠的头部，使其身体垂直。将灌胃针前端放入动物口腔，压在舌根部，然后顺着咽后壁慢慢插入食管直至胃内，确认入胃后，缓慢给药，同时注意观察动物的反应。每次灌胃剂量：小鼠为 1ml，大鼠为 $4 \sim 7$ ml。

如果不能采用口服的途径给药，那么也可考虑在小鼠或大鼠皮下埋入迷你泵（ALZET osmotic minipumps，Cupertino），其可以持续给药。

8. 处死方法

处死动物最常用的方法是脊柱脱臼法，其他方法还有断头法、麻醉法和空气栓塞法等。

（1）脊柱脱臼法：左手食指和拇指按住动物颈部于硬质平面上，右手抓住鼠尾基部（否则容易拉断鼠尾），向后上方拉，使其脊髓与脑离断。要领是拉的时候必须快速、使劲，才可使小鼠或大鼠瞬间死亡。如果拉时固定小鼠或大鼠头部的手指松脱，那么有可能造成其转身咬伤实验者手指的事故发生。此外，也可在小鼠或大鼠吸入麻醉后再用脊柱脱臼法，以达到无痛死亡的目的。

（2）断头法：实验者戴上厚的棉纱手套，用右手握住小鼠或大鼠头部，左手握住其背部，露出颈部，助手用剪刀在鼠颈部将鼠头剪掉。动物会在极短的时间内死亡，避免其处于濒临死亡的痛苦中（如进行肾上腺素相关的检测，这种方法可能很适合，因为可以减少动物濒死时的刺激而导致肾上腺素等的释放），有利于组织或细胞结构的保存。此外，放掉动物血液可减少取材过程中出血过多现象的发生。

（3）麻醉法：采用吸入过量乙醚或注射过量麻醉剂（如 4％戊巴比妥、10％水合氯醛等）的方法无痛处死动物。

（4）空气栓塞法：通过向动物静脉内注射一定量的空气，使其心脏在短时间内发生急性空气栓塞，从而造成机体血液循环障碍，导致动物痉挛死亡。适用该法的动物有家兔、犬、猪等。注射空气的量视动物大小而不同，家兔为 20～60ml，犬和猪为 80～150ml。利用空气栓塞的方式处死动物虽然迅速、方便，但此法可使动物体内各脏器或多或少出现淤血，如心内膜下淤血。

9. 标本的处理

除细胞研究外，医学实验另一个重要的资料来源就是动物和人体组织。为了检测的顺利进行，动物和人体组织标本的收集和保存方法，都需要遵循一定的规范。简而言之，应将用于组织病理学检测（HE 染色、Masson 三色染色及免疫组化）的标本放置于 10％福尔马林（4％多聚甲醛）固定液中，将用于 PCR 及 Western blot 的标本放置于液氮中或超低温冰箱内（−80℃或−70℃）。

A）用于 PCR 和 Western blot 等操作的标本

采集标本时，在泡沫箱里放置干冰，干冰上放一玻璃烧杯或者塑料杯，内置 2-甲基丁烷（见图 3-1-5，异戊烷，2-Methylbutane，Sigma-Aldrich：M32631）。当标本离体后，马上用镊子夹持标本浸入 2-甲基丁烷中约 2s，取出后放入 EP 管或冻存管中，并尽快做好标记，然后放在干冰上。待标本采集的整个过程结束后，可将 EP 管或冻存管中的标本转移到超低温冰箱内或液氮中。

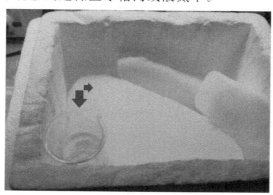

图 3-1-5　标本采集的最佳方法

（较大、向下的箭头处为盛有 2-甲基丁烷的烧杯，向右、较小的箭头处为干冰）

如果没有干冰，那么也可用广口保温瓶内盛液氮来替代。此时，标本取下后迅速放入 EP 管或冻存管中，用最快速度做好标记，并注意密封瓶口，然后直接丢入保温瓶内的液氮中。待标本采集的整个过程结束后，再将标本转移到液氮中。

用于 PCR 和 Western blot 的标本有时保存很长时间仍能得到很好的结果，有时保存时间很短得到的结果却不令人满意，原因在于标本离体后是否立即进行冷冻保存。

在 $-80℃$ 超低温冰箱内，标本一般可保存 1 年，而在液氮中，标本可以保存很多年。在超低温冰箱保存时，注意不要频繁开关冰箱，造成温度变化过大而影响标本质量。另外，用于 PCR 检测的标本保存时间越短，实验结果越可靠。

此外，液氮中或超低温冰箱内的标本也可用于组织病理学检测，方法是将标本取出后直接放入 10％福尔马林中即可。

B) 用于组织病理学检测的标本

用于组织病理学检测的标本通常保存在 4％甲醛溶液（10％福尔马林）中。市售甲醛溶液的浓度为 40％，其商品名为福尔马林，40％甲醛溶液即为 100％福尔马林，因此通常说的 10％福尔马林就是 4％甲醛溶液。

取材是制作切片程序中的首要步骤，如取材不当，则将直接影响病理诊断和科研工作的结果。组织标本的选用非常重要，不能随意地切取组织来制作组织切片，否则病理检验的结果是不会令人满意的。取材的要求如下。

首先，取材的刀具必须锋利。切取时不能挤压和揉擦标本，不能使用有钩镊子或血管钳等手术器械镊取标本，以免损伤组织而造成组织变化。

其次，取材部位应在正常组织与病灶交界之处。组织形状以方形或长方形为佳，且组织厚薄要均匀，这样有利于制片。因为组织块的厚度决定着固定的速度，所以应当选取合适的厚度以保证组织块得到充分的固定。如果组织厚薄不均，那么在脱水时将会引起标本变形或弯曲，从而影响制片。在病变典型部位建议多切数块组织。

再次，为了使组织切片的结构清楚，取材要及时，必须争取时间尽快将组织块固定。固定的组织越新鲜越好。如果不确定该标本后续是否只用于组织病理学检测，那么应采用液氮或超低温冰箱保存。

最后，取材时要认真对大体标本的形状、大小、硬度、颜色、病灶（或可疑病变）部位等进行描述，并对所取的组织进行编号。

▶▶▶ **第四章**
流式细胞仪检测技术

流式细胞仪（flow cytometer）检测技术，即流式细胞荧光分选技术（fluorescence activated cell sorter，FACS），其工作原理是将待测细胞经特异性荧光染料染色后放入样品管中，在气体的压力下进入充满鞘液的流动室；在鞘液的约束下，细胞排成单列由流动室的喷嘴喷出，形成细胞柱，后者与入射的激光束垂直相交，液柱中的细胞被激光激发产生荧光；此时仪器中一系列光学系统收集荧光、光散射、光吸收或细胞电阻抗等信号，计算机系统收集、储存及显示被测定的各种信号，同时进行统计和分析并获得检测结果。流式细胞术（flow cytometry，FCM）指以流式细胞仪为检测手段的一项能快速、精确地对单个细胞（或生物学颗粒）的理化特性进行多参数定量分析和细胞分选的技术。根据工作原理，流式细胞仪可以划分为液流系统、光学检测系统和电子控制系统三大系统。液流系统是指流动室及液流驱动系统；光学检测系统是指激光光源及光束形成系统，聚焦光源透镜、各种滤光片，以及光电倍增管（photomultiplier，PMT）收集不同波长荧光信号；电子控制系统是指荧光信号转换为电信号，并将信号放大，电信号转化为数字信号，以及流式软件收集、分析和数据和图片的输出。

1. 主要仪器及试剂

（1）流式细胞仪的产品种类很多，主要生产厂家有 Becton-Dickinson（BD）、Beckman-Coulter、Partec、Accuri Cytometers、Guava、Union Biometrica、Amnis 等，其中拥有较大市场份额的公司是美国的 BD 公司、Beckman-Coulter 公司（原Coulter 公司收购而来）和德国的 Partec 公司。我们推荐简单、易用的机器，如Beckman-Coulter 公司的"CyAN ADP 流式细胞仪"，配置有三激光 9 色，分析速度可达 70000event/s，在进行样本的多色和高通量（每个样本收取 100000 个细胞以上）分析时显示出卓越的性能，其功能可满足绝大多数实验。

（2）各种专用试剂和耗材详见下面"操作流程（英文）"和"操作流程（中文）"。

2. 操作流程（英文）

A) Reagents, materials, equipments and precautions

（1）In the mouse system, purified antibody specific for Fcγ Ⅱ/Ⅲ receptors (CD16/CD32 Monoclonal Antibody (93), eBioscience™, ThermoFisher: 14-0161; or Purified Rat Anti-Mouse CD16/CD32 (Mouse BD Fc Block™), Clone 2.4G2 (RUO), Alternative Name: FcγR Ⅲ/FcγR Ⅱ, Fcgr3/Fcgr2, BD: 553142), can be used to block nonspecific staining by fluorochrome-conjugated antibodies which is mediated by Fc receptors.

（2）FACS buffer: Ca^{2+} and Mg^{2+}-free PBS with 2.5 mmol/L EDTA and 0.5% BSA (Bovine Serum Albumin, BP1605-100, Fisher, USA), 0.1% NaN_3 (Sodium Azide, S2002, Sigma, USA). BSA acts as the protein carrier and NaN_3 acts as the antiseptic.

（3）Please use round-bottom 96-well plate ("low attached plate", Corning® Costar® Ultra-Low attachment multiwell plates, CLS7007, Sigma) for staining (very important)!

（4）4 ℃ Centrifuge with 2 plate holders, e. g., Eppendorf, centrifuge 5810 R.

（5）FACS tubes: 5 ml, BD Falcon™, PO. no. 0001018211.

（6）For two and three color analysis, compensation controls must be run to compensate for spectral overlap. These consist of one unstained sample, single positive stained sample for each channel separately and a sample containing both colors; e. g., if two-color analysis is performed with Fluorescein isothiocyanate (FITC) and phycoerythrin (PE), then samples stained with FITC alone, PE alone, both FITC and PE and one unstained sample should be prepared.

（7）Cells should be protected from light throughout staining and storage.

（8）Keep everything cold when staining unless otherwise specified.

（9）Wrap all FACS tubes with foil to avoid light exposure when you estimate it will take more than 1 hour to finish FACS running.

（10）For blood or spleen, since there are lots of red blood cells which will interfere with the readouts: ①Lyse RBC with 100 μl RBC lysis buffer (per well) for 3 min (blood samples need RBC lysis treatment for twice). ②Add 100 μl FACS buffer to quench. ③Spin down and wash once with FACS buffer. ④Stain.

B) Cell surface staining

（1）Prepare single-cell suspension without RBC.

（2）Spin down(4 ℃, 300g(rcf), 5 min) and discard the supernant, then add 100 μl FACS buffer, keep it on ice.

（3）Transfer cells into 96-well round-bottom plate.

(4)Cells are washed once to twice with 200 μl FACS buffer each well.

(5)Block with Fc blocker for 10 min at 4 ℃ (especially for macrophages, DC and neutrophils which express IgG Fc receptors on their cell surface).

(6)Spin down the cells and discard the supernatant(2 000 r/min, once the speed gets to 2 000 r/min, stop; empty the supernatant and bottom up the plate against the paper to make it dry).

(7)Add primary antibody solution, 20 min at dark and 4 ℃ (the antibody is in 50-100 μl FACS buffer at working concentration).

(8)Spin down and wash twice with FACS buffer.

(9)Add the secondary antibody solution, 20 min at dark and 4 ℃.

(10)Spin down and wash twice with FACS buffer.

(11)If run FACS at the same day, add 100 μl FACS buffer to each well and keep it on ice; if run it the next day, fix cells with 100 μl FACS fixation buffer (1%-2% paraformaldehyde in PBS) and place cells in 4 ℃.

(12)Right before running FACS, transfer cells to FACS tubes (the final volume is > or =300 μl).

C) Intracellular staining

(1)Prepare single-cell suspension without RBC.

(2)If you would like to stain secreted cytokines for FACS detection, culture the cells with full-medium for 4-6 hours in the presence of Brefeldin A (stop secretion of protein, eBioscience00-4506-51, working concentration: 1 : 600).

(3)Spin down(4 ℃, 300g(rcf), 5 min) and discard the supernatant, then add 100 μl FACS buffer, keep it on ice.

(4)Transfer cells into 96-well round-bottom plate.

(5)Spin down and wash once to twice with FACS buffer.

(6)Fc blocking and cell surface antigens stainning follow the previous cell surface staining FACS protocol.

(7)After the last wash, fix the cells with 100 μl Fixation Solution (eBioscience00-8222-49) per well and incubate in the dark at RT for 15 min.

(8)Meanwhile, prepare Permeabilization Buffer (10 × stock from eBioscience00-8333-56) by diluting the 10×stock with DI water.

(9)Spin down and discard the Fixation Solution; neutralize the Fixation Solution leftover by incubating cells in 200 μl Permeabilization Buffer in the dark at RT for 5 min.

(10)Repeat the last step.

(11)Intracellular staining by mixing and incubating cells with Ab in Permeabilization Buffer in the dark at RT for 30-40 min.

（12）Wash once with 100 μl Permeabilization Buffer.

（13）Wash once with 100 μl FACS buffer.

（14）If run FACS at the same day，add 100 μl FACS buffer to each well and keep it on ice；if run it the next day，fix cells with 100 μl FACS fixation buffer（1%-2% paraformaldehyde in PBS）and place cells in 4 ℃.

（15）Right before running FACS，transfer cells to FACS tubes（the final volume is ＞ or ＝300 μl）.

3. 词汇表

reagents：英［riˈeɪdʒ(ə)nts］　美［riˈedʒənts］　n. 反应物；试剂*（reagent 的名词复数）

fluorochrome：英［ˈfluːərəkrəʊm］　美［ˈflʊərəˌkroʊm］　n.（使生物标本染上荧光的）荧光染料，荧色物

conjugated：英［ˈkɒndʒʊgeɪtɪd］　美［ˈkɒndʒəˌgeɪtɪd］　adj. 共轭的，成对的；v. 列出（动词的）变化形式（conjugate 的过去式和过去分词）；结合*，联合，熔化

fluorochrome-conjugated antibodies：荧光标记的抗体

FACS：abbr. fluorescence activated cell sorter　流式细胞荧光分选技术

supernatant：英［ˌsuːpəˈneɪt(ə)nt；ˌsjuː-］　美［ˌsʊpəˈnetənt］　adj. 浮在表面的；上层；n. 浮层；上层清液*

fluorescence：英［fluːəˈresəns］　美［flʊˈresəns，flɔ-，flo-］　n. 荧光，荧光性

antiseptic：英［ˌæntɪˈseptɪk］　美［ˌæntɪˈseptɪk］　adj. 防腐的*；无菌的；异常洁净的；诚实无欺的；n. 防腐剂，杀菌剂，消毒剂

attachment：英［əˈtætʃmənt］　美［əˈtætʃmənt］　n.（用电子邮件发送的）附件，附属物；依恋，依附；粘附*；扣押财产；〈法〉逮捕，扣押（人，财产）

centrifuge：英［ˈsentrɪfjuːdʒ］　美［ˈsentrəˌfjudʒ］　n. 离心机；［机］［化工］离心分离机；vt. 以离心机使离心*，使……受离心作用

compensation：英［ˌkɒmpenˈseɪʃn］　美［ˌkɑmpenˈseɪʃn］　n. 补偿*，赔偿；修正；补救办法

FITC：abbr. fluorescein isothiocyanate　英［ˌfluːəˈresɪɪn ˌɪsəʊθɪəʊˈsɪəneɪt］　美［ˌfluəˈresɪɪn ˌɪsoʊθɪoʊˈsɪrneɪt］　n. 异硫氰酸荧光素

PE：phycoerythrin　英［faɪkəʊˈerɪθrɪn］　美［ˌfaɪkoʊˈerɪθrɪn］　n. 藻红蛋白

suspension：英［səˈspenʃn］　美［səˈspenʃən］　n. 悬浮；悬架；悬浮液*；暂停；复数：suspensions

rcf：abbr. relative centrifugal force　相对离心力

centrifugal force：英［senˈtrɪfjəgəl fɔːs］　美［sɛnˈtrɪfjəgəl fɔrs］　n. 离心力*；地心引力

discard：英［dɪsˈkɑːd］　美［dɪsˈkɑrd］　vt. 丢弃*，抛弃；解雇；出牌；n. 被抛

弃的人［物］；丢弃，抛弃；打出的牌；打出的牌；vi. 出无用的牌；垫牌

    working concentration：英［ˈwɜːkɪŋ ˌkɔnsənˈtreɪʃən］ 美［ˈwəkɪŋ ˌkɑnsənˈtreʃən］ n.［医］使用浓度，工作浓度

    cytokines：［ˈsaɪtəuˌkaɪns］ n. 细胞因子；细胞激素

    spin down：离心

    spin：英［spɪn］ 美［spɪn］ vi. 旋转；纺纱；吐丝；晕眩；vt. 使旋转＊；纺纱；编造；结网；n. 旋转；疾驰

    permeabilization：英［pɜːmjəbɪlaɪˈzeɪʃn］ 美［pəmjəbɪlaɪˈzeɪʃn］ n.［医］透化（作用）［使通透性增加］

    buffer：英［ˈbʌfə(r)］ 美［ˈbʌfə］ n. 缓冲器；起缓冲作用的人（或物）；［化］缓冲液＊、缓冲剂；［计］缓冲区；vt. 缓冲；［化］把缓冲液加入（溶液）

    DI water：de-ionized water/deionised water n. 去离子水

    RT：abbr. room temperature 室温

    paraformaldehyde：英［ˌpærəfɔːˈmældəhaɪd］ 美［ˌpærəfɔˈmældəhaɪd］ n. 多聚甲醛

4. 操作流程（中文）

A）试剂、材料和注意事项

（1）对于小鼠而言，纯化的 FcγⅡ/Ⅲ 受体的特异性抗体［CD16/CD32 Monoclonal Antibody（93），eBioscience™，ThermoFisher：14-0161；or Purified Rat Anti-Mouse CD16/CD32（Mouse BD Fc Block™），Clone 2.4G2（RUO），Alternative Name：FcγRⅢ/FcγRⅡ，Fcgr3/Fcgr2，BD：553142］能够用来封闭由 Fc 受体介导的荧光染色结合的抗体的非特异性染色。

（2）FACS 缓冲液的配制：无钙、镁离子的 PBS（即 DPBS，其不甚重要，也可用 PBS）＋ 2.5mmol/L EDTA ＋ 0.5％牛血清白蛋白＋0.1％叠氮化钠（均为配制后的最终浓度）。牛血清白蛋白作为蛋白载体，叠氮化钠作为防腐剂（不需要确切称量，放入一小勺即可）。

（3）请务必使用圆底 96 孔板（"低吸附板"，Corning® Costar® Ultra-Low attachment multiwell plates，CLS7007，Sigma）进行染色（非常重要）！

（4）4℃，有 2 个板夹的离心机，如 Eppendorf，centrifuge 5810 R。

（5）FACS 管：5ml，BD Falcon™，PO. no. 0001018211。

（6）对于 2～3 色的分析，必须使用补偿对照的样品，以补偿光谱的重叠。这包括 1 个无染色的阴性对照、每个染有单个荧光试剂的样品以及一个多色染色样品（用于观察调节结果），如对一个 FITC 和 PE 的 2 色分析，需要有 1 个无染色的阴性对照、单独 PE 的样品、单独 FITC 的样品以及同时染有 FITC 和 PE 的样品。

（7）在染色和储存过程中，细胞必须避光。

（8）除非有特别说明，染色过程中的任何物品都必须保持低温。

（9）当估计 FACS 检测需要超过 1h 才能完成时，将所有的 FACS 管用锡箔

包裹。

（10）血液或脾中含有大量的血细胞，血细胞会干扰测量：①用每孔 100μl 红细胞裂解缓冲液离解红细胞 3min（血样品需要红细胞裂解液处理 2 次）；②加入 100μl FACS 缓冲液结束裂解；③离心并用 FACS 缓冲液洗一次；④染色。

B) 细胞表面染色

（1）制备不含有红细胞的单细胞悬液（如六孔板培养到 80%～90%，然后用 0.3ml 胰酶消化，加入 0.9ml 培养基，放入 EP 管中，置于冰上）。

（2）离心［4℃，300g（相对离心力），5min］，弃去上清液，加入 100μl FACS 缓冲液，置于冰上。

（3）将细胞转移到圆底 96 孔板上。

（4）每个孔的细胞用 200μl FACS 缓冲液洗 1～2 次。

（5）用 Fc 阻断剂在 4℃下阻断 10min（特别是对巨噬细胞、树突状细胞和中性粒细胞等在细胞表面表达 IgG Fc 受体的细胞，其他细胞不一定要用）。

（6）离心并弃去上清液［4℃，2000r/min（说明：机器上标注为"rpm"，即 revolutions per minute，其与 r/min 是一致的），当达到 2000r/min 时立刻停止，将底部朝上甩去上清液，并用一定力度倒扣于纸上数次使其干燥］。

（7）加入一抗溶液，避光在 4℃下放置 20min（抗体加在 50～100μl FACS 缓冲液中，且抗体浓度为工作浓度）。

（8）离心并用 FACS 缓冲液洗 2 次。

（9）加入二抗溶液，避光在 4℃下放置 20min。

（10）离心并用 FACS 缓冲液洗 2 次。

（11）如当天做流式细胞仪检测，则每孔加入 100μl FACS 缓冲液并置于冰上；如第 2 天检测，则用 100μl FACS 固定缓冲液（含 1%～2% 低聚甲醛的 PBS）固定细胞并置于 4℃下。

（12）在将要做流式细胞仪检测前，将细胞转入 FACS 管中（最终体积大于或等于 300μl）。

C) 细胞内染色

（1）制备不含有红细胞的单细胞悬液（如六孔板培养到 80%～90%，然后用 0.3ml 胰酶消化，加入 0.9ml 培养基，放入 EP 管中，置于冰上）。

（2）如果需要对分泌型的细胞因子染色并做流式细胞仪检测，那么细胞需要在加有布雷菲德菌素 A（Brefeldin A）的完全培养基中培养 4～6h（阻止蛋白分泌到细胞外，eBioscience 00-4506-51，工作浓度是 1∶600）。注意：使用时 3ml 培养基加布雷菲德菌素 A 3μl（常用工作浓度为 1∶1000，1∶300～1∶1000 都是有效的）。

（3）离心［4℃，300g（相对离心力），5min］，弃去上清液，加入 100μl FACS 缓冲液，置于冰上。

（4）将细胞转移到圆底 96 孔板上。

（5）离心（4℃，2000r/min，当达到 2000r/min 时立即停止，将底部朝上甩去上清液,并用一定力度倒扣于纸上数次使其干燥,下同);并用 FACS 缓冲液(200μl)洗 1～2 次。

(6)Fc 阻断和细胞表面抗原染色按照前述的细胞表面染色 FACS 操作流程进行(放入 4℃冰箱 20min,加入抗体后同时进行,其后洗 2 次)。

(7)在最后一次洗涤后,每孔用 100μl 固定液(需要提前放到常温下,eBioscience00-8222-49)固定细胞(每孔少于 30 万个细胞不用重悬,但是同样需要离心;每孔多于 30 万个细胞需要重悬,方法是用多通道移液器边轻柔吹打边转圈)并放于室温下避光培养 15min。

(8)同时准备穿透缓冲液(eBioscience00-8333-56),用去离子水(deionized water)稀释 10 倍(注意:不加二抗时每孔用量是 50μl)。

(9)离心并丢弃固定液;加入 200μl 穿透缓冲液(每孔少于 30 万个细胞不用重悬,但是同样需要离心),在室温、避光状态下培养细胞 5min,以中和固定液。

(10)重复上一步。

(11)细胞内染色:将细胞和一抗混合在穿透缓冲液中,在室温、避光下培养 30～40min;如需加入二抗,则用 100μl 穿透缓冲液洗 2 次,然后在室温、避光下培养 20min。注意:抗体溶液的量按照每孔需要 50μl 穿透缓冲液来计算,最终用量略多于计算量。例如,TGF-β_1 的测定需要 4 个实验孔,一个同型对照孔(预实验时一般不需要使用,但是需要没有染色的阴性对照),一抗[APC anti-mouse LAP(TGF-β_1)Antibody,0.2mg/ml,Biolegend:141405]的工作浓度为 1∶80(每 80 万个细胞用 1μl),每孔 10 万多个细胞,则在 250μl 穿透缓冲液中加入 1μl 一抗;在 125μl 穿透缓冲液中加入 0.5μl 的同型对照抗体(APC Mouse IgG$_1$,κ Isotype Ctrl Antibody,0.2mg/ml,Biolegend,400119),两者浓度要相等。如有两种细胞且细胞数不同,则配制同一种抗体时可先配细胞数多的,然后稀释。如细胞数分别为 a 和 b,$a>b$,则先配制细胞数为 a 的,再从 a 中取出适量(V),加入($a/b-1$)·V 的穿透缓冲液;如 $a=2$,$b=1$,则加入 1 倍穿透缓冲液;如 $a=2.5$,$b=1$,则加入 1.5 倍穿透缓冲液。

(12)用 100μl 穿透缓冲液洗一次。

(13)用 FACS 缓冲液洗一次(每孔少于 30 万个细胞不用重悬,但是同样需要离心)。

(14)如当天做流式细胞仪检测,则每孔加入 100μl FACS 缓冲液并置于冰上;如第 2 天检测,则用 100μl FACS 固定缓冲液(含 1%～2%低聚甲醛的 PBS)固定细胞并置于 4℃下。

(15)在将要做流式细胞仪检测前,将细胞转入 FACS 管中(先在 FACS 管中放入至少 200μl FACS 缓冲液,然后将 96 孔板中的细胞转入 FACS 管中,使总体积至少达到 300μl;如细胞少,则使总体积达到 300μl;如细胞多,则可以增加体积)。

5. 注意事项

(1)以上为染色操作的程序,染色后需要上机检测,检测得到的结果可以使用专用软件进行读取和分析。

（2）流式细胞仪检测必须做预实验，针对不同细胞样品可调节"FSC"（前向散射光，forward scatter）和"SSC"（侧向散射光，side scatter）的电压值，以达到最佳效果；若是多色流式检测，则需要根据不同通道进行补偿调节，并在此时确定特定细胞和特定染色的"操作流程"且予以保存，正式实验时不需要再次调节机器设置而直接调用保存的操作流程即可。在预实验时，除了实验样品外，对于多色流式检测，还必须准备补偿对照的样品，包括无染色的样品以及每个染有单个荧光试剂的单染对照样品（此时不需要使用同型对照，正式实验才需要同型对照，该对照与样品在同等条件下同时进行检测），根据这些对照调节各个通道的电压和补偿强度，以抵消各个单染荧光通道间的信号干扰；最后再用一个同时包含多色染色的样品来查看补偿调节的结果。需要注意的是，调节方法因机器不同而异，故应在仪器管理员的协助下完成操作流程的创建；该操作流程在机器例行矫正后也可延用。

（3）流式细胞仪检测中，在一定的压力下，鞘液带着细胞通过喷嘴中心进入流式照射室，在流式照射室的分析点，激光照射到细胞而发生散射和折射，发射出散射光（包括 FSC 和 SSC）；同时，细胞所携带的荧光素被激光激发并发射出荧光。FSC 和 SSC 检测器将散射光转变成电信号。荧光则被聚光器收集，不同颜色的荧光被双色反光镜转向不同的光电倍增检测器，将荧光信号也转变成电信号。这些电信号再经过数据化处理后输入计算机并储存，即可对细胞进行分析或分选。FSC 反映的是细胞的大小，而 SSC 反映的是细胞内的颗粒和细胞的复杂程度。需要说明的是，即使样本未经过任何染色，也可以得到 FSC 和 SSC 数据，有时可用于细胞分类。例如，淋巴细胞、单核细胞与粒细胞的 FSC 和 SSC 的参数不同，故使用这两个参数就可以将这些细胞区分开。

（4）建议在仪器上做补偿，不要在结果分析软件上做补偿。

（5）叠氮化钠是一种有毒物质，当称取 1‰量配制成 FACS 缓冲液时，可不称量，估计为 1‰量即可，可用小勺盛取。

（6）布雷菲德菌素 A 的工作浓度是 1∶600，浓度 1∶300～1∶1000 都是有效的。通常采用 1∶1000，即：使用时，如果培养基体积为 3ml，则加入布雷菲德菌素 A 的量为 $3\mu l$。

（7）FACS 缓冲液应始终置于冰上，而固定液和穿透缓冲液可放置在室温下。

（8）除 FACS 缓冲液需要实验者自行配制外，固定液和穿透缓冲液均有成品，货号和生产厂家见前述。

（9）一抗为针对检测蛋白的抗体，二抗为针对一抗的荧光抗体。如果一抗结合有荧光，就不需要再做二抗的染色，也就不需要使用二抗，故尽量购买带有荧光的一抗。

（10）在购买 FACS 结合有荧光的抗体时，需要考虑该荧光能否用于实验室现有的流式细胞仪，且核实荧光素的激发光和发射光波长是否在仪器所在的范围内（见表 4-1-1）。

表 4-1-1　常用荧光素

荧光素	中文名	激发光波长（nm）	发射光波长（nm）
PE	藻红蛋白	488	575
FITC	异硫氰酸荧光素	490	520
PerCP	多甲藻叶绿素蛋白	490	675
Alexa Flour 488		495	519
PE-Cy5	藻红蛋白-花青素 5	496/546	670
PE-Cy7	藻红蛋白-花青素 7	496/546	767
APC	别藻青蛋白	650	660
Alexa Flour 647		650	665

波长＜499nm：蓝色荧光（Blue）；波长 500～549nm：绿色荧光（Green）；波长 550～584nm：黄色荧光（Yellow）；波长 585～615nm：橙色荧光（Orange）；波长 616～700nm：红色荧光（Red）；波长≥700nm：远红外荧光（Far-Red）。

（11）空白对照（negative control）：细胞内的物质自身也会发出荧光，能被 FACS 检测到，这种未染色的细胞自身发出的一些荧光称为自发荧光。设置空白对照（未染色的细胞），用以区分细胞的自发荧光和特异性荧光，避免出现假阳性的结果。在流式细胞仪检测结果中，荧光强弱是一个相对值，光电倍增管电压越大，电子信号越强；电压越小，电子信号越弱。通过调节电压，使阴性对照管的荧光强度处于阴性的位置，实验组的荧光值都是相对对照组而言。

（12）同型对照（isotype control）：同型对照指使用与实验抗体相同种属来源、相同剂量及同种免疫球蛋白的相同亚型的抗体作为对照，用于消除抗体非特异性结合到细胞上而产生的背景荧光。一般每次正式实验都需要同型对照，每种染色需要 1 个。同型对照是非特异性染色，抗体的 Fc 段可以与细胞表面的 Fc 受体非特异性结合；抗体进入细胞内后不易被洗脱，造成非特异性染色；同物种同型对照是真正的阴性对照，阴性对照以染上色的细胞为背景染色，不能以调节进行补偿。举例：APC-TGF-β_1 单克隆抗体为鼠 IgG_1 亚型抗体，则同型对照是未免疫小鼠血清纯化的 IgG_1，标记 FITC 且剂量相同；Ki-67 的实验抗体为 Anti-Mouse/Rat Ki-67 eFluor® 450（eBioscience：48-5698），同型对照为 Rat IgG_{2a} K Isotype Control eFluor® 450（eBioscience：48-4321）。

6. 流式细胞仪的一般上机操作程序

不同流式细胞仪的操作有所区别，故在操作前需要先认真阅读使用说明书，但是其基本流程大致相同。

（1）打开电源，预热系统。

（2）打开气体阈,调节压力,获得适宜的液流速度,开启光源冷却系统。

（3）在样品管中加入去离子水,冲洗液流的喷嘴系统。

（4）利用校准标准样品调整仪器,使其在激光功率、光电倍增管电压、放大器电路增益调定的基础上,0和90散射的荧光强度最强,并要求变异系数为最小。

（5）选定流速,测量细胞数、测量参数等,在相同的工作条件下测量样品和对照样品(通常是调用预实验时确定并保存的"操作流程")。

（6）选择软件在计算机屏幕上的数据显示方式,直观掌握测量进程。

（7）测量完毕后,先用0.5%次氯酸钠溶液冲洗,再用去离子水冲洗液流系统。后续如不需使用,则可关闭气体、测量装置。

（8）保存计算机上的测量数据。

（9）在计算机上用软件读取存盘的数据,并进行分析。

（10）打印所需结果。

7. 补偿调节和操作流程的建立[1]

调节补偿和建立操作流程都是在预实验时进行的。关于这两个方面,下面作一叙述。

对于单色染色,预实验需要准备无染色的样品和染色的样品各1个。先用无染色的空白对照样品(第1个样品),调节"FSC"和"SSC"的电压值,区分阴性和阳性的分界;再用单色染色的样品(第2个样品),查看效果,效果满意后建立操作流程。

当细胞携带两种或两种以上荧光素,受激光激发而发射出两种或两种以上不同波长的荧光时,理论上可选择滤片使每种荧光仅被相应的检测器检测到,而不会检测到另一种荧光。由于目前所使用的各种荧光染料都具有宽发射谱性质,虽然它们之间各自发射的峰值各不相同,但发射谱范围有一定的重叠,故少量不需要检测的另一种荧光信号也会被此光电倍增管所检测到,因此每一个光电倍增管实际上检测到的都是两种荧光的总和,但各以某一种荧光为主。荧光素的发射波谱有一定范围,其发射光信号势必会有极少部分进入另一检测器中,探测器检测的光谱有一定范围,如FITC探测器会检测到少量PE光谱,而PE探测器则能检测到较多的FITC光谱。由于光谱重叠的部分在检测信号中占有一定比例,因此荧光补偿通常采取如下方法:从所接收的荧光信号中,将另一个检测器中接收信号的一部分(即光谱重叠的部分)减去,使另一个检测器信号在该检测器中检测的信号与阴性背景信号一致,这样该光电倍增管中输出的信号才真正只代表制定检测的信号,而没有另一波长的荧光信号的干扰。

正确选择代表性荧光素偶联抗体用于调节荧光通道之间的补偿是非常重要的,如果抗体选择不当,就会影响最后的补偿调节。首先,要选择偶联有荧光素的

〔1〕 陈朱波,曹雪涛. 流式细胞术——原理、操作及应用.2版.北京:科学出版社,2014.

抗体。其次,选择的两个抗体所结合的抗原分子必须在样品细胞中有明确的表达,并且表达该抗原的细胞占有较高的比例(占样品细胞的 10％以上),如果阳性细胞比例太低,那么在阳性细胞区域就无法形成明显的细胞团,从而无法判断补偿调节是否得当。但是,表达的比例也不可太高,一般不宜超过 50％,这样不表达该抗原分子的细胞的荧光信号就可以作为阴性对照。同时,还要求每个细胞高表达该抗原,以使阳性细胞与阴性细胞能够明显分群,正确调节补偿,待补偿调节满意后就可以如上建立操作流程。

对于两色染色的补偿调节,需要 4 个样品,以 FITC 和 PE 双色染色举例,依次如下:①无染色(作为空白对照);②标记 FITC(调节 PE-FITC 补偿);③标记 PE(调节 FITC-PE 补偿);④同时标记 FITC 和 PE(观察补偿调节后结果)。

第 1 份样品不做染色,仅作为空白对照,用于确定 FITC 通道与 PE 通道的阴性和阳性分界,即调节"FSC"和"SSC"的电压值,使该样品位于 FITC 和 PE 均为阴性的区域(左下角)。

第 2 份样品只标记 FITC,用于调节 PE-FITC 补偿值。在未调节补偿(PE-FITC 补偿值为 0)时,不仅 FITC 通道(FL1)能够接收到 FITC 荧光素发射的荧光信号,PE 通道(FL2)也能接收到 FITC 荧光素发射的荧光信号,为了使 FL1 完全代表 FITC 荧光素的信号,FL2 完全代表 PE 荧光素的信号,需要将 FL2 中接收到的来源于 FITC 荧光素的信号扣除,即设置 PE-FITC 补偿(PE 减 FITC 补偿)。当设置的 PE-FITC 补偿值越来越大时,PE 通道接收到的来源于 FITC 荧光素的信号就越来越少,直至 PE 通道基本接收不到来源于 FITC 荧光素的信号,而且 FITC 阳性的细胞群和 FITC 阴性的细胞群处于同一水平线(或垂直线)上。若过度调节 PE-FITC 补偿值,则 FITC 阳性的细胞群 PE 通道信号会明显低于 FITC 阴性的细胞群。

第 3 份样品只标记 PE,用于调节 FITC-PE 补偿。在未调节补偿值(即 FITC-PE 补偿值为 0)时,不仅 PE 通道能够接收到 PE 荧光素发射的荧光信号,FITC 通道也能接收到 PE 荧光素发射的荧光信号,为了使 FL1 完全代表 FITC 荧光素的信号,FL2 完全代表 PE 荧光素的信号,需要将 FL1 中接收到的来源于 PE 荧光素的信号扣除,即设置 FITC-PE 补偿值,使 FITC 通道基本接收不到来源于 PE 荧光素的信号,而且 PE 阳性的细胞群和 PE 阴性的细胞群处于同一垂直线(或水平线)上。若过度调节 FITC-PE 补偿值,则 PE 阳性的细胞群 FITC 通道信号会明显低于 PE 阴性的细胞群。

第 4 份样品同时标记 FITC 和 PE,仅仅用于观察补偿调节的效果。在未调节补偿时,FITC 通道同时接收到 FITC 和 PE 荧光素发射的荧光信号,PE 通道也同时接收到 FITC 和 PE 荧光素发射的荧光信号。在正确调节补偿后,FITC 通道基本只接收 FITC 荧光素的信号,PE 通道也基本只接收 PE 荧光素的信号,细胞分群清晰,流式结果能准确反映细胞群体的信息。

对于三色和三色以上的分析,一般相邻的荧光通道之间需要调节补偿,而相隔的荧光通道之间因为各自接收的波长范围相差较大,所以通常不需要调节补偿。例如,FITC 通道和 PE-Cy5 通道之间一般不需要调节补偿,这是因为 FITC 荧光素发射的荧光波长一般达不到 PE-Cy5 通道接收的荧光波长的范围;同理,PE-Cy5 荧光素发射的荧光一般也不会被 FITC 通道接收。但这不是绝对的,有的荧光素发射的荧光波长范围较广,如羟基荧光素二醋酸盐琥珀酰亚胺脂(carboxy fluorescein succinimidyl ester,CFSE)发射的荧光主要被 FL1 接收,但 FL3 也能接收部分 CFSE 发射的荧光信号,此时如果同时标记 CFSE 和 PE-Cy5 偶联的抗体,就需要调节两者的补偿。

对于 FITC、PE 和 PE-Cy5 的三色染色,需要 5 个样品,依次如下:①无染色(作为空白对照);②标记 FITC(调节 PE-FITC 补偿);③标记 PE(调节 FITC-PE 补偿和 PE-Cy5-PE 补偿);④标记 PE-Cy5(调节 PE-PE-Cy5 补偿);⑤同时标记 FITC、PE 和 PE-Cy5(查看补偿调节后结果)。

对于 FITC、PE、PerCP 和 APC 的四色染色,需要 6 个样品,依次如下:①无染色(作为空白对照);②标记 FITC(调节 PE-FITC 补偿);③标记 PE(调节 FITC-PE 补偿和 PerCP-PE 补偿);④标记 PerCP(调节 PE-PerCP 补偿和 APC-PerCP 补偿);⑤标记 APC(调节 PerCP-APC 补偿);⑥同时标记 FITC、PE、PerCP 和 APC(查看补偿调节后结果)。

8. 结果分析

FACS 的常用分析软件有 MACS Quantify、Cell Quest、Diva、FlowJo、WinMDI、FCS Express 等。常用的数据显示方式可分为以下三大类:①单参数直方图(histogram);②双参数数据显示,包括散点图(dot plot)、伪彩图(pseudo-color plot)、等高线图(contour plot)、密度图(density plot)和假三维图(pseudo 3D plot);③三维图(3D plot)。以下介绍应用 FlowJo 进行平均值等的计算、直方图、散点图等多种图形的对比,以及细胞分类。

A)平均数的计算和统计

所用数据为 FACS 检测血管紧张素转换酶(ACE)基因敲除(knock out,KO)和 ACE 野生型(wild type,WT)的 TGF-β_1(见本书网盘资料本章"20140722 tgf-beta ace wt ko"文件夹),检测前在 1‰ FBS 中培养 24h,检测时设置两种细胞的"Isotype Control"。

(1)在 FlowJo 官网(https://www.flowjo.com/)下载 FlowJo 的最新版或既往版本(本书出版时的最新版为"10.3",不同版本的界面略有差别,可参照使用)并安装,安装完成后获得软件的"Hardware ID";然后返回网站,按照"Free Trial"下的提示填表,网站会将"License Code"发到邮箱,填入后等待几秒即可激活。此外,也可以使用试用版本,或直接购买正版软件。

(2)在软件的右上角点击心形图表,可填入"License Code"(激活等待时间视网络而定),然后按照个人习惯修改语言(见图 4-1-1 和图 4-1-2)。但是,实测 10.3 版本和 10.2 版本在 Windows 7 普通家庭版和专业版中均无法修改语言(见图 4-1-

1)，软件界面只能是英文（咨询 FlowJo 技术支持，回复是软件错误）；目前流行的
10.07 版本可以修改语言，勾选"Show Flag in Workspace"且重启后可呈现国旗图
标（见图 4-1-2），点击该图标可快速切换语言（下面均采用该版本）。

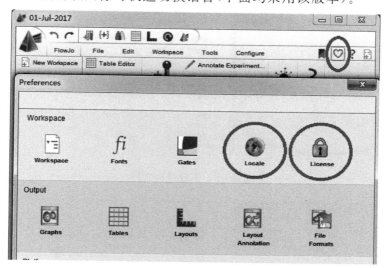

图 4-1-1　FlowJo 10.3 版本与 10.2 版本的注册和语言修改

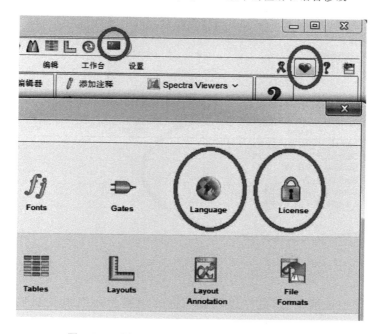

图 4-1-2　FlowJo 10.07 版本的注册和语言修改

　　（3）打开软件和 FACS 数据文件，用 Ctrl 或 Shift 多选后（见图 4-1-3）拖到
FlowJo 的工作界面（见图 4-1-4）。

　　（4）左键双击其中一个样本，选择细胞数适中且无操作错误的样本为佳，建议
采用"矩形门"进行设门（gate）（见图 4-1-5）。

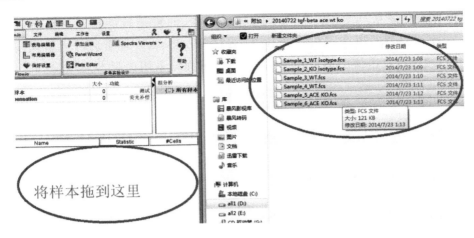

图 4-1-3　拖放样本文件

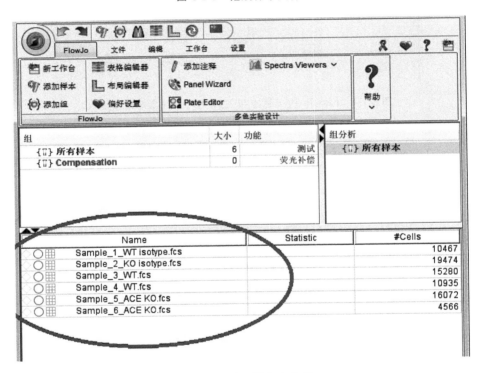

图 4-1-4　放入样本文件后

（5）用矩形框选活细胞，最左边和最下边的细胞为死细胞或细胞碎片，不要框进去，右上边框选多少对结果的影响微乎其微；框选后命名为"Live"，可以自行输入，常用的可以选择（见图 4-1-6）。设门的结果如图 4-1-7 所示，可显示名称和该部分细胞占总数的百分比，然后在对话框的右上角点击关闭。

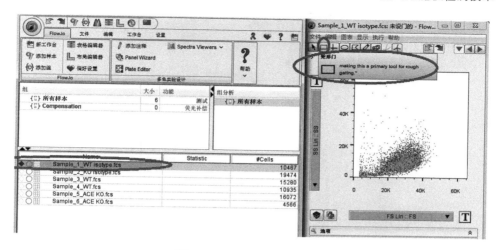

图 4-1-5　双击其中一个样本

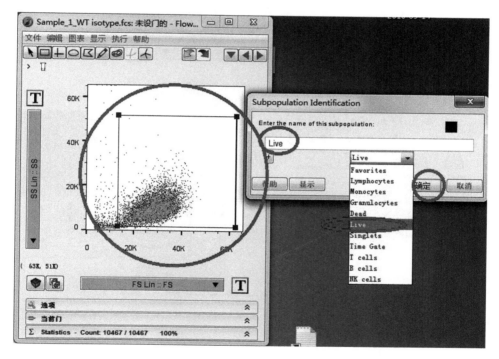

图 4-1-6　设置矩形门并命名

(6)左键单击样本 1 的"Live",然后选择"工作台"—"统计数据"—"添加统计数据"(见图 4-1-8)。

(7)在弹出的对话框中可添加统计数据,最常用的是"Median"和"Mean"。此处选择"Mean",然后在右边框中点击检测的"TGF-β_1",其他荧光虽均未染色,但检测时通常是全部检测的(激光头通常全部打开);然后点击"添加",如有多个统计数据,则可多次添加,在全部添加完毕后点击"关闭"(见图 4-1-9)。

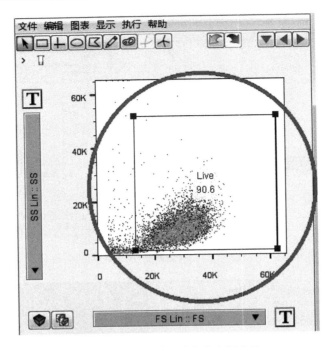

图 4-1-7　设门后显示名称和百分比

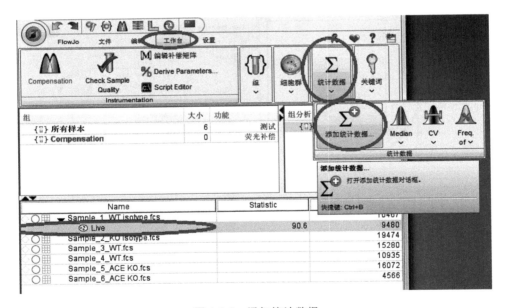

图 4-1-8　添加统计数据

（8）用 Ctrl 或 Shift 多选"Live"和"TGF-β₁"后拖到"所有样本"处，这是批处理方式，所有样本都接受统一处理（见图 4-1-10）。

（9）批处理后所有标本均显示活细胞（"Live"）比例和"TGF-β₁"的值。在图 4-1-11 中，下面椭圆形框中的 3 个活细胞比例均小于 80%，故都应舍弃；活细胞比例小提示有操作错误，本例中这 3 个数字过低的原因均是在上机时空吸，很多空气

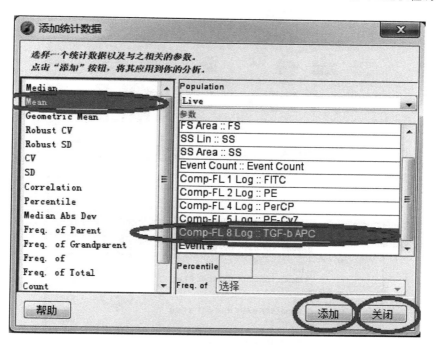

图 4-1-9　添加检测蛋白的平均值

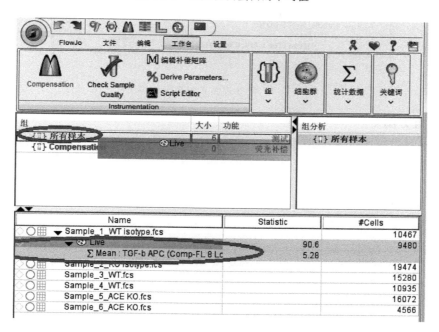

图 4-1-10　平均值已被添加

被当做细胞检测,故 TGF-β_1 值均偏低。而矩形框中的 3 个值都是可以用的。接着需要对这些数据进行存储,可选"文件"—"另存为"—"另存为 Excel(. xls 格式)"进行保存;本例可用数据只有 3 个,如数据较多,则可在 Excel 中做进一步的分析、统计以及制作图表。

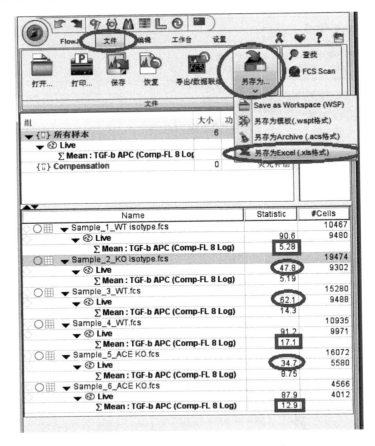

图 4-1-11 批处理结果与数据的导出

B) 直方图

直方图是细胞的某一单参数数据的统计分布图,横坐标表示荧光信号或散射光信号相对强度的值,单位是道数(channel),值可以是线形(line)或者对数(log);纵坐标一般是相对细胞/粒子数(count)。下面继续以上例为例进行直方图制作的讲解。

(1)接上,如图 4-1-12 所示,可在两个地方打开布局编辑器。

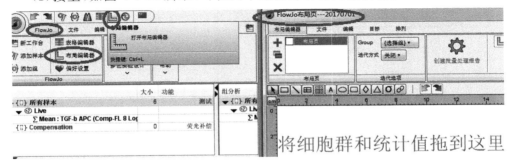

图 4-1-12 打开布局编辑器

（2）先将样本 1 的"Live"拖入布局编辑器（见图 4-1-13）。

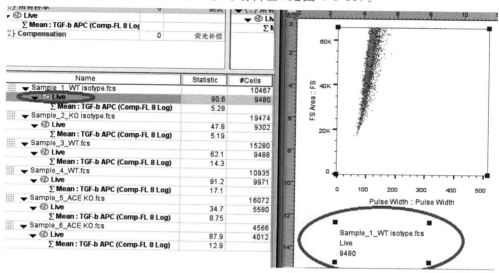

图 4-1-13　拖入一个样本的细胞群

（3）左键双击图的中间，在弹出的"图片定义"的对话框中，在"定义"选项下，修改 X 轴为检测的细胞因子 TGF-β_1，Y 轴选为"Histogram"，然后点击"确定"（见图 4-1-14）。

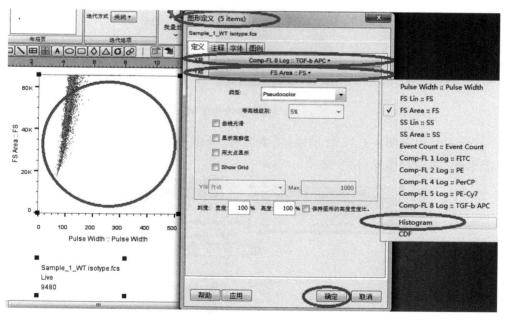

图 4-1-14　改成直方图

（4）用 Ctrl 多选样本 4 和样本 6 的"Live"后，拖入样本 1 所在的直方图处（见图 4-1-15）。

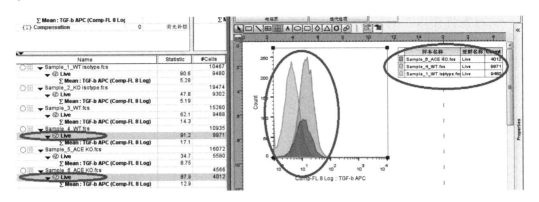

图 4-1-15　拖入 2 个样本

（5）左键单击图 4-1-16 所示处修改颜色。

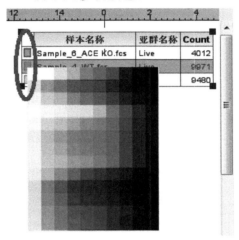

图 4-1-16　左键单击修改颜色

（6）右键单击图 4-1-17 所示处（样本名称、亚群名称和 Count）修改填充情况，一般选择"无"和"填充"两个选项。

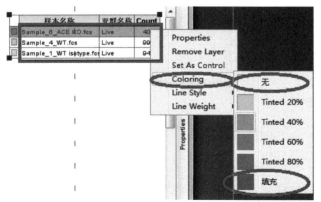

图 4-1-17　FlowJo 右键单击修改填充

（7）右键单击图 4-1-18 所示处（样本名称、亚群名称和 Count）修改线型。

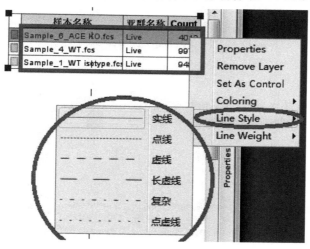

图 4-1-18　右键单击修改线型

（8）本例将同型对照选为"灰色填充"，2 个实验组都无填充，一个虚线，一个实线（见图 4-1-19）。

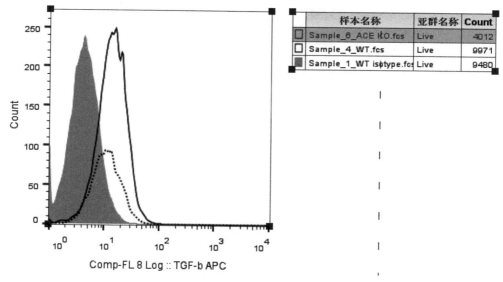

图 4-1-19　修改颜色、填充和线型后

（9）左键双击直方图中间，在弹出的"图形定义"对话框中，在"定义"选项下，将 Y 轴选为"模型"，该选项下可更改直方图的大小和横宽比例，此时点击"应用"后 Y 轴会显示为"归一化到最高峰"，此时单位为细胞比例，而不是细胞的绝对数（见图 4-1-20）。

（10）点击"注释"选项卡，可更改 X 轴和 Y 轴的"刻度""数字"和"标签"，这里选择"隐藏标签"，因为 PowerPoint 编辑该项具有更大的灵活性；随后点击"应用"（见图 4-1-21）。

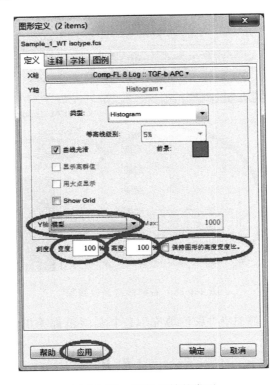

图 4-1-20　修改 Y 轴的类型

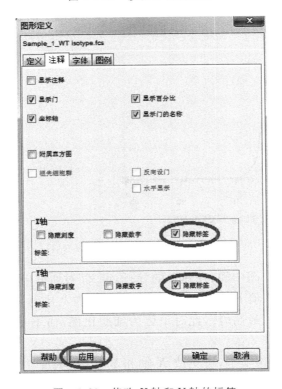

图 4-1-21　修改 X 轴和 Y 轴的标签

(11)因为后续要在 PowerPoint 中编辑,所以在"图例"选项卡下取消了"显示图例",且在完成后点击"确定"(见图 4-1-22);此外,"图例"选项卡还可对样本进行增加、删除和锁定(双击)。注意:X 轴、Y 轴和图例也可在 FlowJo 中编辑,符合要求后点击"文件"—"图片另存为"—".jpg"保存图片。

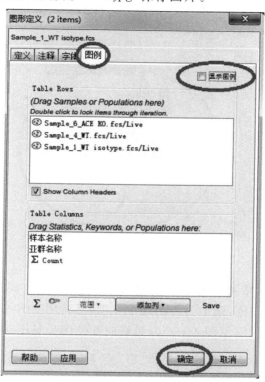

图 4-1-22　隐藏(或显示)图例

(12)图 4-1-23 为 FlowJo 制作的最终图片。

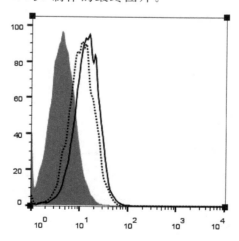

图 4-1-23　FlowJo 制作的最终的直方图

（13）选中直方图后，点击"复制"按钮（见图4-1-24）。

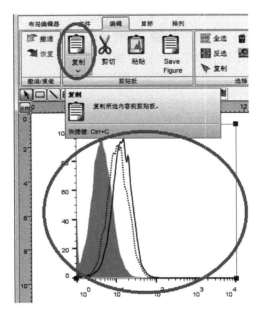

图 4-1-24　复制 FlowJo 的直方图

（14）将直方图粘贴到 PowerPoint 后，需要把直方图放到最底层，加入 X 轴和 Y 轴的标签，并标记图例，选中图片的其中一项，然后用 Ctrl＋A 全选图片，最后点击右键选"另存为图片"（见图4-1-25）；最终制作的图片见图4-1-26。

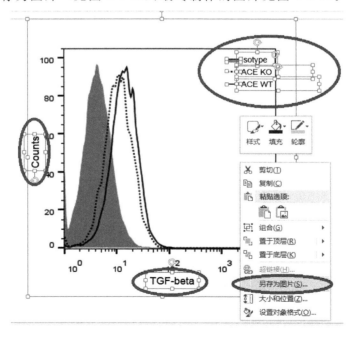

图 4-1-25　粘贴到 PowerPoint 后编辑和另存

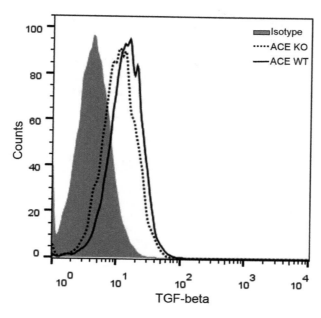

图 4-1-26　最终图片

C) 散点图

散点图中每个点代表一个细胞,X 轴与 Y 轴分别代表一种参数,优点是比直方图直观。下面继续以上例为例进行散点图制作的讲解。

(1)接"A)平均数的计算和统计"的最后一步,按图 4-1-12 打开布局编辑器。

(2)先将样本 1 的"Live"拖入布局编辑器(见图 4-1-13)。

(3)左键双击图的中间,在弹出的"图片定义"的对话框中,在"定义"选项下,修改 X 轴为检测的细胞因子 TGF-β_1,Y 轴选为"SS lin∷SS","类型"选为"Dot Plot",然后点击"确定"(见图 4-1-27)。

(4)参照图 4-1-15,将样本 4 的"Live"拖入样本 1 所在的散点图处。

(5)参照图 4-1-16,修改样本 1 和样本 4 的颜色;其后出现的散点图如图 4-1-28 所示。

(6)双击散点图,在弹出的"图片定义"对话框中,点击"注释"选项卡,可更改 X 轴和 Y 轴的"刻度""数字"和"标签",通常选择"隐藏标签"(参照图 4-1-21),因为 PowerPoint 编辑该项具有更大的灵活性;随后点击"应用"。

(7)参照图 4-1-22,在"图例"选项卡下取消了"显示图例",且在完成后点击"确定"。

(8)参照图 4-1-24,选中散点图后,点击"复制"按钮。

(9)参照图 4-1-26,将直方图粘贴到 PowerPoint 后,需要把直方图放到最底层,加入 X 轴和 Y 轴的标签,并标记图例,选中图片的其中一项,然后用 Ctrl＋A 全选图片,最后点击右键选"另存为图片",该图片为最终制作的图片。

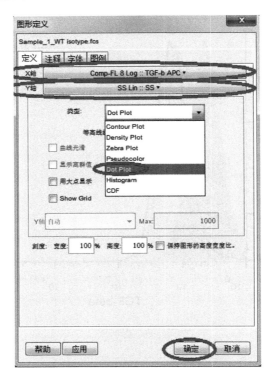

图 4-1-27　选择散点图

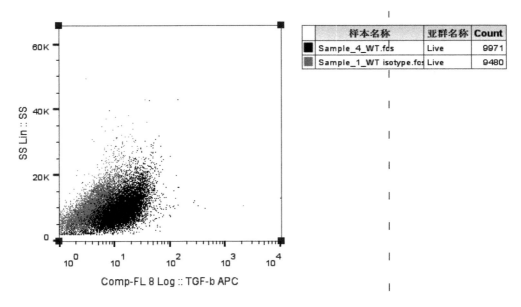

图 4-1-28　FlowJo 中的散点图

D) 各种类型的对比图

下面继续以上例为例进行散点图制作的讲解。

(1)接"A)平均数的计算和统计"的最后一步,按图 4-1-12 打开布局编辑器。

（2）先将样本 1 和样本 4 的"Live"先后拖入布局编辑器；然后分别用左键双击两张图的中间，在弹出的"图片定义"的对话框中，在"定义"选项下，修改 X 轴为检测的细胞因子 TGF-β_1，Y 轴选为"SS lin∷SS"，此时"类型"为"Pseudocolor"，暂时不需修改，然后点击"确定"，出现图 4-1-29 所示的结果，能清晰显示两个样本的差别；在做必要修改后，保存该图可点击"文件"—"图片另存为"—".jpg"即可。

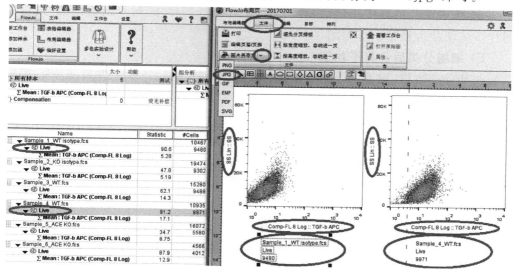

图 4-1-29　拖入 2 个样本

（3）分别用左键双击两张图的中间，在弹出的"图片定义"对话框中，在"定义"选项下，"类型"下有多个选项，"Density Plot""Dot Plot"和"Histogram"均能取得很好的对比效果（见图 4-1-30），该图右侧呈现的是散点图。可参照图 4-1-21 修改 X 轴和 Y 轴，参照图 4-1-22 修改图例，修改得当的图片可以直接保存后使用（见图4-1-29）。

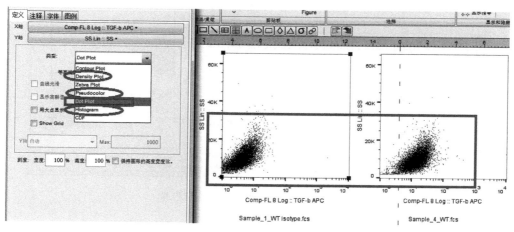

图 4-1-30　各种图片类型的选择和散点图的对比

（4）如需要在 PowerPoint 中编辑，则分别双击图片，在弹出的"图片定义"对话框中，点击"注释"选项卡，更改 X 轴和 Y 轴的"标签"为"隐藏标签"，然后点击"应用"（参照图 4-1-21）；参照图 4-1-22，在"图例"选项卡下取消"显示图例"，且在完成后点击"确定"；参照图 4-1-24，用 Ctrl 多选各图片后，点击"复制"按钮；参照图 4-1-26，将粘贴到 PowerPoint 的图片放到最底层，分别加入 X 轴和 Y 轴的标签，并标记图例，选中图片的其中一项，然后用 Ctrl＋A 全选图片，最后点击右键选"另存为图片"，该图片为最终制作的图片。

E) 细胞分类后计算平均值

此部分的数据（见本书网盘资料本章"20140918 ww tw kw"文件夹）为：提取小鼠创面的炎症细胞后，以 CD45、CD11b、Gr-1（Ly-6G）和 F4/80 作为细胞表面标记进行炎症细胞的分类，然后检测细胞内的 IL-4、TGF-β_1 和 TNF-α。炎症细胞可分为白细胞（Leukocytes，$CD45^+$）、淋巴细胞（Lymphocytes，$CD45^+$、$CD11b^-$）、髓系细胞（Myeloid cells，$CD45^+$、$CD11b^-$）、粒细胞（Granulocytes，$CD45^+$、$CD11b^+$、$Gr-1^+$）、单核细胞（Monocytes，$CD45^+$、$CD11b^+$、$Gr-1^-$、$F4/80^{lo}$）和巨噬细胞（Macrophage，$CD45^+$、$CD11b^+$、$Gr-1^-$、$F4/80^{hi}$）。

（1）打开软件和 FACS 数据文件，用 Ctrl 或 Shift 多选后拖到 FlowJo 的工作界面（见图 4-1-4）。左键双击其中一个样本，尽量选择细胞数适中且无操作错误的样本，采用"矩形门"来设门以选出活细胞（见图 4-1-31）。

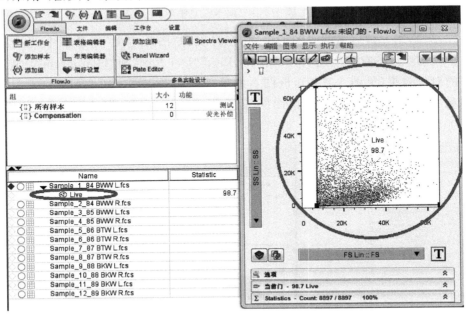

图 4-1-31　拖入样本并设置活细胞群

（2）双击"Live"的中间，弹出第 2 个对话框（图 4-1-32 中左边的框）；X 轴选为"CD45"，Y 轴选为"FS Area::FS"；横轴上值较大者为白细胞，用矩形门框选，并标记为"Leukocytes(CD45$^+$)"；然后点击"确定"（见图 4-1-32）。

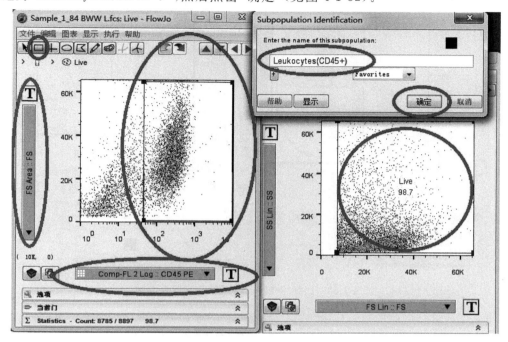

图 4-1-32　白细胞分类

（3）双击"Leukocytes(CD45$^-$)"的中间，弹出第 3 个对话框（图 4-1-33 中右边的框）；X 轴选为"CD11b"，Y 轴选为"FS Area::FS"；横轴上值较大者为髓系细胞，用矩形门框选，并标记为"Myeloid(CD45$^+$、CD11b$^+$)"；横轴上值较小者为淋巴细胞，用矩形门框选，并标记为"Lymphoid(CD45$^+$、CD11b$^-$)"；然后点击"确定"（见图 4-1-33）。

（4）双击"Myeloid(CD45$^+$、CD11b$^+$)"的中间，弹出第 4 个对话框（图 4-1-34 中左边的框）；X 轴选为"Gr-1"，Y 轴选为"F4/80"；横轴上值较大者，无论 Y 轴上值的大小，均为粒细胞，用矩形门框选，并标记为"Granulocytes(CD45$^+$、CD11b$^+$、Gr-1$^+$)"；横轴上值较小者为巨噬细胞和单核细胞，分别用矩形门框选，其中 Y 值较高者为巨噬细胞，标记为"Macrophages(CD45$^+$、CD11b$^+$、Gr-1$^-$、F4/80^{hi})"；Y 值较小者为单核细胞，标记为"Monocytes(CD45$^+$、CD11b$^+$、Gr-1$^-$、F4/80^{lo})"；然后点击"确定"（见图 4-1-34）。

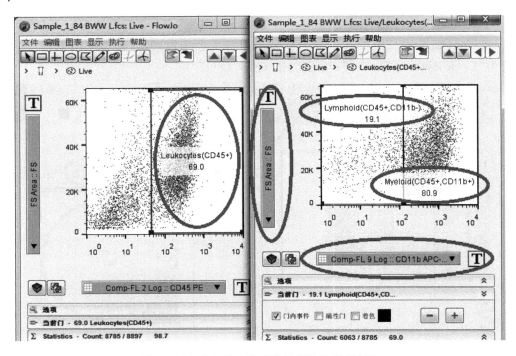

图 4-1-33　白细胞中分出淋巴细胞和髓系细胞

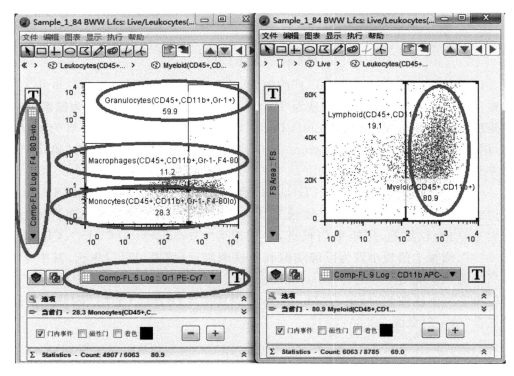

图 4-1-34　髓系细胞中分出粒细胞、巨噬细胞和单核细胞

（5）左键单击样本 1 的"Leukocytes（CD45$^+$）"，然后选择"工作台"—"统计数据"—"添加统计数据"（见图 4-1-8）；在弹出的对话框中可添加统计数据，选择"Mean"，然后在右边框中按住 Ctrl 后点击"IL-4""TNF-α"和"TGF-β$_1$"，然后点击"添加"，添加完毕后点击"关闭"（见图 4-1-35）。

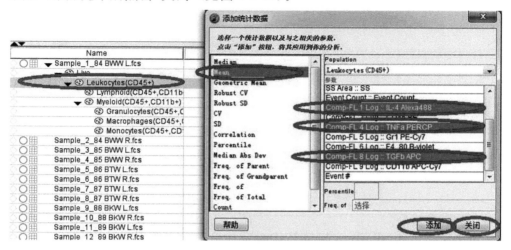

图 4-1-35　添加 3 个生长因子的平均值

（6）用 Ctrl 或 Shift 多选"Leukocytes（CD45$^+$）"下的"IL-4""TNF-α"和"TGF-β$_1$"后，拖到其他 5 个细胞分类处；然后将 6 个细胞分类以及每个分类下的 3 个因子平均值全选后拖到"所有样本"处（见图 4-1-36）。

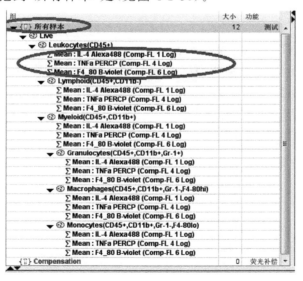

图 4-1-36　将 3 个平均值拖到其他分类后再整个拖到"所有样本"处

（7）依次点击"文件"—"另存为"—"另存为 Excel（.xls 格式）"进行保存，随后可在 Excel 中做进一步的分析、统计和图表制作。

▶▶▶ **第五章**

Western blot

蛋白质印迹法(Western blot，WB)是定性检测蛋白质表达与否或者半定量分析蛋白表达量高低的一种常用实验技术。其操作内容包括蛋白样品的制备、蛋白定量、电泳、转膜、抗体杂交、荧光扫描或显影。

第一节　蛋白质提取

RIPA 裂解液(Lysis Buffer，Thermo Scientific Pierce：89900)是一种传统的细胞组织快速裂解液，对哺乳动物细胞的细胞膜、细胞质、细胞核成分均有较强的裂解作用。该裂解液裂解得到的蛋白样品可以用于 Western blot、免疫沉淀、SDS-PAGE 凝胶电泳等与蛋白质相关的实验。

1. 主要仪器及试剂

(1)匀浆器(或研钵)。

(2)超声仪。

(3)离心机。

(4)EP 管。

(5)培养的细胞或组织块。

(6)细胞裂解液。

2. 操作流程(英文)

A) Procedure for lysis of monolayer-cultured mammalian cells

(1)If desired，add protease and phosphatase inhibitors to the RIPA Buffer immediately before use.

(2) Carefully remove(or decant) culture medium from adherent cells.

(3) Wash cells twice with cold PBS.

(4) Add cold RIPA Buffer to the cells. Use 1 ml buffer per 75 cm^2 flask containing 5×10^6 HeLa or A431 cells. Keep on ice for 5 minutes, swirling the plate occasionally for uniform spreading.

(5) Gather the lysate to one side using a cell scraper, collect the lysate and transfer to a microcentrifuge tube. To increase yields, sonicate the pellet for 30 seconds with 50% pulse.

(6) Centrifuge samples at 14 000g for 15 minutes to pellet the cell debris.

(7) Transfer supernatant to a new tube for further analysis.

B) Procedure for lysis of suspension-cultured mammalian cells

(1) If desired, add protease and phosphatase inhibitors to the RIPA Buffer immediately before use.

(2) Pellet the cells by centrifugation at 2 500g for 5 minutes. Discard the supernatant.

(3) Wash cells twice in cold PBS. Pellet cells by centrifugation at 2 500g for 5 minutes.

(4) Add RIPA Buffer to the cell pellet. Use 1ml of RIPA Buffer for 40 mg(5 $\times 10^6$ HeLa cells) of wet cell pellet.

(5) Pipette the mixture up and down to suspend the pellet. To increase yields, sonicate the pellet for 30 seconds with 50% pulse.

(6) Shake mixture gently for 15 minutes on ice. Centrifuge mixture at 14 000g for 15 minutes to pellet the cell debris.

(7) Transfer supernatant to a new tube for further analysis.

C) Procedure for lysis of tissues

(1) Add protease and phosphatase inhibitors to the RIPA Buffer immediately before use, then put the RIPA on ice.

(2) Wash the tissues several times with cold PBS or physiological saline, then cut them into portions (about 1 mm squre).

(3) Add cold RIPA Buffer to the tissues. Use 60-200 μl buffer per 20 mg tissue (3-10 times the volume of tissue).

(4) Use the electric homogenizer (or glass homogenizer) on ice for 30-60 seconds for sufficient lysis; to increase yields, sonicate the pellet on ice for 30 seconds with 50% pulse.

(5) Centrifuge samples at 10 000-14 000g for 3-5 minutes to pellet the tissue debris.

(6) Transfer supernatant to a new tube for further analysis.

3．词汇表

procedure：英［prəˈsiːdʒə］　美［prəˈsɪdʒɚ］　n. 程序，手续；步骤°

lysis：英［ˈlaɪsɪs］　美［ˈlaɪsɪs］　n. 细胞溶解°；病势减退；消散

monolayer：英［ˈmɒnəleɪə］　美［ˈmɒnəˌleɪə］　n. 单层；adj. 单层的°

swirling：英［swɜːlɪŋ］　美［swɜːlɪŋ］　n. 漩涡；［流］涡流；adj. 打旋的；v. 打旋°；眩晕；使成漩涡（swirl 的现在分词形式）

lysate：［ˈlaɪseɪt］　n. 溶菌产物；溶解产物°

scraper：英［ˈskreɪpə］　美［ˈskrepɚ］　n. 刮刀°；铲土机；守财奴

microcentrifuge：英［maɪkrəʊsentrɪfˈjuːdʒ］　美［maɪkroʊsentrɪfˈjuːdʒ］　n. 微型离心机

microcentrifuge tube：微量离心管

yields：英［jiːldz］　美［jildz］　n. 生产量°，投资效益（yield 的复数形式）；v.［经］生产；投降，［力］屈服（yield 的三单形式）

sonicate：英［ˈsɒnɪkeɪt］　美［ˈsɔnɪkeɪt］　n. 对……进行声处理，用高频声波分裂（细菌等），超声处理

pellet：英［ˈpelɪt］　美［ˈpɛlɪt］　n. 小球°；［军］小子弹（枪用）；vt. 将……制成丸状；用子弹打；用小球扔

centrifuge：英［ˈsentrɪfjuːdʒ］　美［ˈsɛntrɪfjudʒ］　n. 离心机；［机］［化工］离心分离机；　vt. 以离心机分离°；使……受离心作用

debris：英［ˈdeɪbriː］　美［dəˈbri］　n. 碎片°，残骸

supernatant：英［suːpəˈneɪt(ə)nt;sjuː-］　美［supɚˈnetənt］　adj. 浮在表面的；上层的；n. 浮层；上层清液°

mammalian：英［mæˈmeɪlɪən］　美［mæˈmeɪljən］　adj. 哺乳类动物的°；n. 哺乳类

protease：英［ˈprəʊtɪeɪz］　美［ˈprotɪez］　n.［生化］蛋白酶

phosphatase：英［ˈfɒsfəteɪz］　美［ˈfɑsfətez］　n.［生化］磷酸酶

inhibitor：英［ɪnˈhɪbɪtə］　美［ɪnˈhɪbɪtɚ］　n.［助剂］抑制剂°，抗化剂；抑制者

discard：英［dɪˈskɑːd］　美［dɪsˈkɑːrd］　vt. 抛弃；放弃；丢弃°；vi. 放弃；n. 抛弃；被丢弃的东西或人

physiological：英［fɪzɪəˈlɒdʒɪkəl］　美［fɪzɪəˈlɑdʒɪkl］　adj. 生理学的，生理的

physiological saline：生理盐水；生理盐溶液

square：英［skweə］　美［skwɛr］　adj. 平方的；正方形的；直角的；正直的；vt. 使成方形；与……一致；vi. 一致；成方形；n. 平方°；广场；正方形；adv. 成直角地

electric：英［ɪˈlektrɪk］　美［ɪˈlɛktrɪk］　adj. 电的；电动的°；发电的；导电的；令人震惊的；n. 电；电气车辆；带电体

homogenizer：英［hɒˈmɒdʒənaɪzə］　美［həˈmɒdʒənaɪzə］　n. 均质器；匀浆器；高

速搅拌器*

electric homogenizer：电动高速搅拌器

4. 操作流程（中文）

A) 单层培养的哺乳动物细胞的裂解方法

（1）如有需要，则可在即将使用 RIPA 裂解液前加入蛋白酶抑制剂和磷酸酶抑制剂（商品化试剂，下同）。

（2）小心除去（轻轻倒出）贴壁细胞的培养基。

（3）用预冷的 PBS 洗涤细胞 2 次。

（4）加入预冷的 RIPA 裂解液。向含有 500 万个 HeLa 细胞或 A431 细胞的 $75cm^2$ 培养瓶中加入 1ml 裂解液，6 孔板每孔加入 $150\sim250\mu l$。置于冰上 5min，用涡旋仪不时震荡培养瓶以使裂解液分布均匀。

（5）用一把细胞刮刀将细胞裂解物集中到一边，收集裂解物并转移到微量离心管中。为提高产出，超声处理细胞碎片 30s（50% 脉冲）。

（6）14000g 左右离心 15min，以沉淀细胞碎片。

（7）将上清转移到新的管中以做进一步分析。

B) 悬浮培养的哺乳动物细胞的裂解方法

（1）如有需要，则可在即将使用 RIPA 裂解液前加入蛋白酶抑制剂和磷酸酶抑制剂。

（2）2500g 离心 5min 沉淀细胞，然后弃去上清。

（3）用预冷的 PBS 洗涤细胞 2 次；2500g 离心 5min，以沉淀细胞。

（4）在细胞沉淀上加入 RIPA 裂解液，40mg 湿润的细胞沉淀（约 500 万个 HeLa 细胞）用 1ml RIPA 裂解液。

（5）用移液管吹打使之成为细胞悬液；为提高产出，超声处理细胞碎片 30s（50% 脉冲）。

（6）在冰上轻柔振荡混合物 15min；然后将混合物 14000g 离心 15min，以沉淀细胞碎片。

（7）将上清转移到新的管中以做进一步分析。

C) 组织裂解

（1）取适量 RIPA 裂解液，使用前加入 1% 蛋白酶抑制剂和磷酸酶抑制剂，混匀，放置于冰上。

（2）先用预冷的 PBS 或生理盐水漂洗组织数次，以清除表面的血迹，然后将组织切成 $1mm^2$ 左右的小组织块。

（3）按照每 20mg 组织加入 $60\sim200\mu l$ 的裂解液（根据对蛋白样品浓度的需要，可适当增减裂解液的量）。按照组织质量（mg）的 $3\sim10$ 倍加入相应体积的裂解液（μl），固定比例。视需要检测的蛋白含量而定，所含蛋白较少，则按质量（mg）的 3 倍计算所需裂解液的体积（μl）。

（4）用电动匀浆器作用 $30\sim60s$（或用玻璃匀浆器匀浆，至充分裂解）；为提高产出,超声处理细胞碎片30s(50%脉冲)。注意:始终在冰上操作!超声时每处理5s,停5~10s,以防过热。

(5)充分裂解后,在4℃下,10000~14000g离心3~5min。

(6)将上清转移到新的管中以等待进一步实验。

5.注意事项

(1)裂解蛋白的所有操作都需在冰上或4℃下进行。

(2)RIPA裂解液中不含蛋白酶抑制剂和磷酸酶抑制剂(Halt™ Protease and Phosphatase Inhibitor Cocktails,Thermo:78442),需按1%的比例加入。

(3)根据实验需求选取合适的裂解液类型。RIPA裂解液中蛋白样品含有较高浓度的去垢剂,故不能使用Bradford法测定蛋白浓度,但可以使用BCA法或改良Lowry法测定。

(4)PCR、Western blot和ELISA三者的区别如下:PCR是从转录水平上检测目的基因,而非蛋白,从转录到翻译还要经过一个复杂的过程,因此基因的表达量与蛋白的表达量不一定成正相关;基因翻译表达蛋白质是一个复杂的过程,有可能出现基因量大而蛋白质量少,或者相反,甚至其他情况。WB只能半定量,但是可以检测细胞膜蛋白,这点ELISA无法做到。ELISA可定量检测蛋白,也就是说可以观察不同浓度刺激物对目的蛋白表达量的影响。

(5)抗体的适用性:WB所适用的一抗一般是线性位点的,ELISA实验中线性或构象型抗体都可以使用。从另一意义上讲,WB可以作为抗体是线性位点或是构象型位点的补充判定,而ELISA不行。

(6)提取蛋白的适用性:用RIPA裂解液提取的蛋白空间结构已被破坏,适用于SDS-PAGE、Western blot和免疫沉淀等操作,通常也适用于ELISA的操作。但是,如果ELISA所用的抗体是构象型抗体,就会影响ELISA的结果,此时可使用其他缓冲液,详见ELISA相关章节的叙述。

(7)提取的蛋白可在超低温冰箱(-70℃或-80℃)长期保存(通常可以保存半年),但此时仍不是非常稳定。更为稳妥的做法是:在提取蛋白后,先做蛋白质定量,然后加入样品缓冲液煮沸,冷却后离心去上清液(见本章第三节),随后平均分成3~4份保存于-20℃冰箱。

第二节　蛋白质定量

Western blot电泳时,每个条带加入的总蛋白量须一致,这就需要知道每个样品的总蛋白浓度,BCA法(Pierce™ BCA Protein Assay Kit,Thermo:23227)是蛋白质定量的一种常用方法。

1.主要仪器及试剂

(1)酶标仪。

（2）BCA 定量试剂盒。

（3）96 孔板。

（4）37℃ 孵箱。

（5）EP 管。

2. 操作流程（英文）

（1）Preparation of Diluted Albumin（BSA）Standards：use the table below as a guide to prepare a set of protein standards. Dilute the contents of one Albumin Standard（BSA）ampule into several clean vials，preferably using the same diluent as the sample(s). Each 1 ml ampule of 2 mg/ml Albumin Standard is sufficient to prepare a set of diluted standards for either working range suggested in Table 5-2-1. There will be sufficient volume for three replications of each Diluted Albumin Standards.

Table 5-2-1　Preparation of Diluted Albumin（BSA）Standards Dilution

（Working Range ＝ 20-2 000 µg/ml）

Vial	Volume of Diluent（µl）	Volume and Source of BSA（µl）	Final BSA Concentration（µg/ml）
A	0	300 of Stock	2 000
B	125	375 of Stock	1 500
C	325	325 of Stock	1 000
D	175	175 of vial B dilution	750
E	325	325 of vial C dilution	500
F	325	325 of vial E dilution	250
G	325	325 of vial F dilution	125
H	400	100 of vial G dilution	25
I	400	0	0 ＝ Blank

（2）Preparation of the BCA Working Reagent（WR）：use the following formula to determine the total volume of WR required：（number of standards ＋ number of unknowns）×（number of replicates）×（volume of WR per sample）＝ total volume of WR required

Example：for the standard test-tube procedure with 3 unknowns and 2 replicates of each sample：（9 standards ＋ 3 unknowns）×（2 replicates）×（0.2 ml） ＝ 4.8 ml WR

（3）Prepare WR by mixing 50 parts of BCA Reagent A with 1 part of BCA Reagent B（50：1，Reagent A：B）. For the above example，combine 50 ml of Reagent A with 1 ml of Reagent B. Prepare sufficient volume of WR based on the number of samples to be assayed. The WR is stable for several days when stored in a closed container at room temperature（RT）.

（4）Pipette 10 μl Diluted Albumin Standards or unknowns into a 96-microplate well（sample to WR ratio＝1：20；working range＝125-2 000 μg/ml；e. g.，Thermo Scientific™ Pierce™ 96-Well Plates，Product No. 15041）.

（5）Add 200 μl WR to each well.

（6）Mix plate thoroughly on a plate shaker for 120 seconds.

（7）Cover plate and incubate at 37 ℃ for 30 minutes.

（8）Cool plate to RT. Measure the absorbance at or near 562 nm on a plate reader.

3. 词汇表

preparation：英［ˌprepə'reɪʃn］　美［ˌprɛpə'reʃən］　n. 准备，预备；制备＊；准备工作；配制品；制剂

albumin：英［'ælbjʊmɪn］　美［æl'bjʊmɪn］　n.［生化］白蛋白，清蛋白

BSA：abbr. bull serum albumin　牛血清蛋白

dilute：英［daɪ'l（j）uːt；dɪ-］　美［daɪ'l（j）ut］　adj. 稀释的；淡的；vt. 稀释＊；冲淡；削弱

ampule：［'æmpul，'æmpjuːl］　n.［药］安瓿（等于 ampoule）

vial：英［'vaɪəl］　美［'vaɪəl］　n. 小瓶＊；药水瓶；vt. 装入小瓶

volume：英［'vɒljuːm］　美［'vɑljum］　n. 量；体积＊；卷；音量；大量；册；adj. 大量的；vi. 成团卷起；vt. 把……收集成卷

replication：英［repli'keɪʃ（ə）n］　美［ˌrepli'keʃən］　n. 复制＊；回答；反响

concentration：英［kɒns（ə）n'treɪʃ（ə）n］　美［kɑnsn'treʃən］　n. 浓度＊；集中；浓缩；专心；集合

working reagent：工作试剂，工作液

reagent：英［rɪ'eɪdʒ（ə）nt］　美［rɪ'edʒənt］　n.［试剂］试剂；反应物

formula：英［'fɔːmjʊlə］　美［'fɔrmjələ］　n.［数］公式＊，准则；配方；婴儿食品

container：英［kən'teɪnə］　美［kən'tenɚ］　n. 集装箱；容器＊

pipette：英［pɪ'pet］　美［paɪ'pet］　n. 移液管；吸移管；vt. 用移液器吸取＊

microplate：英［maɪkrəp'leɪt］　美［maɪkrəp'leɪt］　n. 微板块；微孔板＊；小板块；微量盘

well：英［wel］　美［wɛl］　adv. 好；很；好意地；高高兴兴地；adj. 健康的；井的；良好的；恰当的；int.（用于表示惊讶、疑虑、接受等）　n. 泉；源泉；孔＊；水井；vi.（液体）涌出；流出；涌流；涌上

4. 操作流程（中文）

（1）准备 9 个小管以配制不同稀释浓度的标准品，按表 5-2-1 所列在每个管中加入白蛋白标准品和稀释液（应采用与样品一样的稀释液体）。每安瓿白蛋白标准品的用量足够用于 3 个复孔。

表 5-2-1　白蛋白标准稀释液的制备（工作范围为 20～2000μg/ml）

小瓶	稀释液体积(μl)	白蛋白体积和来源	白蛋白最终浓度(μg/ml)
A	0	300μl 原液	2000
B	125	375μl 原液	1500
C	325	325μl 原液	1000
D	175	175μl B 瓶稀释液	750
E	325	325μl C 瓶稀释液	500
F	325	325μl E 瓶稀释液	250
G	325	325μl F 瓶稀释液	125
H	400	100μl G 瓶稀释液	25
I	400	0	0(空白)

（2）计算工作液的量：(标准品数＋样品数)×重复数×0.2ml

例　3 个未知样品，每个样品 2 个重复：(9 个标准品＋3 个样品)×2 个重复×0.2ml＝4.8ml 的工作液

（3）配制工作液：取 50 份液体 A 和 1 份液体 B 混合均匀，总量略大于计算量。在室温下置于密闭容器内可放几天。

（4）取 10μl 标准品或待测样品到 96 孔板中（样品：工作液＝1：20；此时可测量浓度范围缩小为 125～2000μg/ml；96 孔板可使用 Thermo Scientific™ Pierce™ 96-Well Plates，Product No. 15041)。

（5）每孔加入 200μl 的工作液。

（6）水平摇床放 2min，以充分混合。

（7）加盖后在 37℃ 下培养 30min。

（8）室温下放置 5min 后，用酶标仪在 562nm 读取吸光度。

5．注意事项

（1）配制 BSA 稀释液所用的溶液应使用处理样品时所用的稀释液。

（2）在配制工作液时，当液体 B 加入到液体 A 中时，首先产生混浊，随后混浊快速消失而变成透明的绿色液体。

（3）操作流程中"工作范围"和"可测量浓度范围"的描述均来源于试剂盒的说明书。

第三节　电泳、转膜和抗体杂交

电泳是利用电场的作用来分离不同分子量的蛋白质，以下叙述是针对 SDS-聚丙烯酰胺凝胶和垂直电泳装置而言的。转膜是在电场的作用下，将凝胶中的蛋白质分子转移到聚偏二氟乙烯（PVDF）膜[或硝酸纤维素（nitrocellulose，NC）膜]上。抗体杂交是利用抗原和抗体特异性结合的作用，使结合于膜上的目的蛋白被一抗和二抗特异性标记。

1. 主要仪器及试剂

(1)电泳电源和电泳器材。

(2)制备好的蛋白样品和蛋白标准品(标记物)。

(3)胶(购买预制胶或自行制备)。

(4)各种缓冲液。

(5)PVDF 膜(或 NC 膜)。

(6)滤纸。

(7)刀片。

(8)一抗和相应二抗。

(9)平头镊。

2. 操作流程(英文)

A) Buffers

(1)LDS Sample Buffer：

Antioxidant (NuPAGE® Antioxidant，NP0005，Invitrogen) 1/10

LDS Sample Buffer(NuPAGE® LDS Sample Buffer (4×),NP0007,Invitrogen)9/10

(2)20×MOPS SDS running buffer (500 ml)：

Millipore water about 400 ml

MOPS 104.6 g

Tris base 60.6 g

SDS 10 g

EDTA sodium salt ($Na_2EDTA \cdot 2H_2O$)　3.7 g

Add Millipore water to 500 ml

NOTE：Do not use MOPS sodium salt.

(3)Transfer buffer(1 000 ml)

25 mmol/L Tris，192 nmol/L glycine，pH 8.3(pH adjusting is not necessary)

Mix 3.03 g Tris and 14.4 g Glycine，add DI water to 1 L.

NOTE：Can only be kept for a couple of weeks.

(4)Western Wash

25 ml 1 mol/L Tris，pH 7.5 (25 mmol/L final，121.14 g Tris was added to 800 ml water，then HCl was added to reach pH 7.5)

9 g NaCl (0.9% final)

Millipore water to 1 L

1 ml Tween-20 (0.1% final)

Make fresh frequently; can store at 4 ℃ for a couple weeks.

(5)Western Block

Odyssy Blocking Buffer (927-40000，Li-Cor)

or

50 ml Western wash

0. 5 g BSA (1. 0 g/ml final)

Make fresh just before blocking

B) Electrophoresis，transmembrane and hybridization

（1）Boil sample with LDS Sample Buffer for 5 min.

（2）Cool down in RT for 5 min.

（3）Spin down before loading.

（4）Electrophoresis：4％-12％ Tris-HCl gel（NuPAGE 4％-12％ Bis-Tris Protein Gels，Invitroge），50-180 V，about 2 hours. Use the running buffer.

（5）Transfer membrane for 1. 5 hours：cut the gel，pre-wet the PVDF membrane in 100％ methanol（10 seconds）.

（6）Cut the PVDF membrane and put it in the box.

（7）Wash the PVDF membrane with about 10 ml PBS for 10 min.

（8）Blocking：10 ml block buffer，shaking in RT for 10 min.

（9）Incubate with first-Ab（in 5 ml blocking buffer），shaking in RT for more than 2 hours or 4 ℃ overnight（in a big box and keep it cool）.

（10）Wash with wash buffer for 10 min every time，3 times are needed.

（11）Incubate with second-Ab（in 5 ml blocking buffer），shaking in RT for more than 2 hours.

（12）Wash with wash buffer for 10 min every time，and twice is needed.

（13）Wash with PBS for 10 min.

（14）Keep in PBS.

（15）Wash with PBS for 10 min before scanning.

3. 词汇表

buffer：英［ˈbʌfə］ 美［ˈbʌfɚ］ n.［计］缓冲区；缓冲器，缓冲液*；［车辆］减震器；vt. 缓冲

antioxidant：英［ˌæntɪˈɒksɪd(ə)nt］ 英［ˌæntɪˈɒksɪd(ə)nt］ n.［助剂］抗氧化剂*；硬化防止剂；［助剂］防老化剂

millipore：英［ˈmɪlɪpɔː］ 美［ˈmɪlɪpɔ］ n. 微孔*；(亦作 M-)微孔过滤器(商标名)

Millipore water：微孔水，超纯水，去离子水；Millipore 公司超纯水仪器生产的超纯水*（Millipore 是公司名）

block：英［blɒk］ 美［blɑk］ n. 块；街区；大厦；障碍物；vt. 阻止；阻塞；限制；封盖；封闭*；adj. 成批的，大块的；交通堵塞的

electrophoresis：英［ˌɪlektrə(ʊ)fəˈriːsɪs］ 美［ˌɪlektrofəˈrisɪs］ n.［化学］电泳

transmembrane：英［ˌtrænzˈmembreɪn；trɑːnz-；-ns-］ 美［ˌtrænzˈmɛmbren］

adj. 横跨膜的

hybridization：英［haɪbrɪdaɪ'zeɪʃən］ 美［haɪbrɪdɪ'zeʃən］ n. 杂交*；配种；［化学］杂化；杂种培殖

boiling：英［'bɔɪlɪŋ］ 美［'bɔɪlɪŋ］ adj. 沸腾的*；激昂的；n. 沸腾；煮沸；起泡；adv. 沸腾

spin：英［spɪn］ 美［spɪn］ vi. 旋转；纺纱；吐丝；晕眩；vt. 使旋转*；纺纱；编造；结网；n. 旋转；疾驰

methanol：英［'meθənɒl］ 美［'mɛθənɔl］ n. ［有化］甲醇(methyl alcohol)

membrane：英［'membreɪn］ 美［'mɛmbren］ n. 膜；薄膜*；羊皮纸

incubate：英［'ɪŋkjʊbeɪt］ 美［'ɪŋkjʊbet］ vt. 孵化；培养*；温育；逐渐发展；vi. 孵化；酝酿；n. 孵育物

DI water：de-ionized water/deionised water 去离子水

4. 操作流程(中文)

A) 缓冲液的配制

(1)LDS 样品缓冲液

抗氧化剂(NuPAGE® Antioxidant，NP0005，Invitrogen) 1/10

LDS 样品缓冲液［NuPAGE® LDS Sample Buffer(4×)，NP0007，Invitrogen］9/10

(LDS 样品缓冲液混合物中包含 9/10 的 LDS 样品缓冲液和 1/10 的抗氧化剂)

(2)20× MOPS SDS 电泳缓冲液(500ml)

Millipore 去离子水：大约 400ml

MOPS：104.6g

Tris 碱：60.6g

SDS：10g

EDTA 钠盐($Na_2 EDTA \cdot 2H_2O$)：3.7g

加 Millipore 去离子水至 500ml。

(Millipore 去离子水为美国 Millipore 公司超纯水仪生产的去离子水。)

注意：不要使用 MOPS 钠盐。

(3)转移缓冲液(1000ml)

25mmol/L Tris，192nmol/L 甘氨酸，pH 8.3（一般此处无须调整 pH 值）。

混合 3.03g Tris 和 14.4g 甘氨酸，再加去离子水定容至 1L。

注意：配制后只能放置 2 周。

(4)Western blot 洗涤液

25ml 1mol/L Tris，pH 7.5（最终浓度为 25mmol/L，将 121.14g Tris 溶解到 800ml 水中，然后加 HCl 溶液调节 pH 值至 7.5）。

9g NaCl(最终浓度为 0.9%)

加 Millipore 去离子水至 1L。

1ml 吐温-20(最终浓度为 0.1%)

保持新鲜,在 4℃下可保存 2 周。

(5)Western blot 封闭液

Odyssy 封闭液(927-40000,Li-Cor)

或

50ml Western blot 洗涤液

0.5g BSA(最终浓度为 1.0g/ml)

两者使用其中一种即可,前者可放于 4℃冰箱内长期放置,后者需要在使用前配制以保持新鲜。

B) 电泳、转膜和抗体杂交

(1)将样品和样品缓冲液煮沸 5min。注意:加入 1/4 的 LDS 样品缓冲液混合物(包含 9/10 的 LDS 样品缓冲液和 1/10 的抗氧化剂),与 3/4 的样品一起放入 EP 管中加热到 75℃(计算好需要加几个孔,总量略大于需要量)。细胞 Western blot 一般取 10～30μg,组织要多一些,一般取 30～60μg。蛋白上样的量其实没有确切规定。但是,如果检测蛋白本身表达不多,就需要相应增加蛋白量;如果所用凝胶的两块塑料板之间距离较宽,那么蛋白量也需要略增加 20%。

(2)室温下冷却 5min。

(3)负荷前离心:离心机需要调到最大转速,如 16.1×1000g(相对离心力)离心 60s。

(4)电泳:加入电泳缓冲液,大多数情况下可使用 4%～12% Tris-HCl 凝胶(NuPAGE 4%～12% Bis-Tris Protein Gels,Invitroge)(也可自己制备或使用其他公司的凝胶,请务必注意选择合适的凝胶),电压 50～180V,约 2h。具体流程如下:50ml 20× MOPS SDS 电泳缓冲液中加入去离子水到 1L;从塑料袋中取出胶,撕去下方的纸条,拔出上口的卡口,放入电泳仪;然后加样,注意不能有气泡,边退边加样,最后样品打出时轻柔操作且需离开前面的样品较远,不要把样品吹起来;如样品不齐,则初始可用 50V,然后用 180V,如需要延长时间,则可用 100V(电压较小有利于条带平整);标准品:5μl "Standar Tri-color Prestained Protein Marker Ⅱ"(PM02-01,Bioland Scientific LLC)。

(5)转膜:PVDF 膜用 100% 甲醇(Methanol,Sigma-Aldrich:179337)湿润 10s(只要覆盖即可)。在胶的上方和下方各切去一条胶,以去除黏附物,一般不需要切左方和右方。在胶上滴入电泳缓冲液,以保持胶湿润(干后易裂开),然后立刻用平头镊轻轻取出胶,注意保持其完整性,放于 PVDF 膜上。转膜时,从负极到正极,依次是:纤维垫(很多实验室常称之为"海绵垫")、滤纸、胶、PVDF 膜、滤纸、纤维垫,倒满转移缓冲液(配制后先放入冰中或置于冰箱内);将电泳仪的电流调为 200mA,时间约为 1.5h。

(6)切下 PVDF 膜,放入盒子中。

(7)用 10ml PBS 洗膜 10min(室温下,用左右方向的摇床)。

(8)封闭:用 10ml 封闭缓冲液,在室温下,放于左右方向的摇床 10min。

（9）用一抗（在封闭缓冲液中）孵育，室温下摇动大于 2h，或在 4℃下过夜［例如，鼠源抗 β-肌动蛋白抗体（Anti-β-Actin antibody produced in mouse），Sigma：A2228，$2\mu g/\mu l$，$5\mu l$ 抗体加入 10ml 封闭缓冲液。对于 Cell Signaling 公司的抗体，其来源通常是兔，用量一般都是 $10\mu l$ 放入 10ml 配制的 Western blot 封闭液中］。

（10）用 Western blot 洗涤液洗 10min，共 3 次。完成 3 次完整的洗涤后，如需要第 2 天再处理，可以在此步骤停止，4℃下保存于 Western blot 洗涤液中。

（11）用二抗（在封闭缓冲液中）孵育，室温下摇动大于 2h。普通二抗通常是 1∶1000稀释或参考使用说明书配制。常用于荧光扫描的是带荧光二抗［827-08364 IRDye® 800CW Goat anti-Mouse IgG（H＋L）和 827-08365 IRDye® 800CW Goat anti-Rabbit IgG（H＋L）］，用量是 $1\mu l$ 放入 10ml Western blot 封闭液中（1∶10000）。后续用于 X 线片显影、定影的二抗上则标记有辣根过氧化物酶（HRP），该酶催化底物发光从而显影，可以半定量蛋白质（见本章第五节）。

（12）用 Western blot 洗涤液洗 10min，共 2 次。

（13）用 PBS 洗 10min，保存于 PBS 中。此时该膜可用于扫描或显影。如需要第 2 天再处理，可以在此步骤停止，4℃下保存于 PBS 中。

（14）在扫描或显影前，再用 PBS 洗 PVDF 膜 10min，然后换上新鲜的 PBS。

5. 注意事项

（1）煮沸后的蛋白样品需要离心，防止蛋白浓度改变。

（2）上样时应使用上样枪头，当打出枪头中最后的样品时，要将枪头尖端放在原样品的上方且非常轻柔地打击，防止上样时蛋白样品外逸。

（3）开始做 Western blot 时，首先必须确定其可行性，即必须做预实验，测试目的蛋白能否被购买的抗体检测到而呈现相应的条带（图像上呈现的条带的分子量必须是目的蛋白的分子量），同时对各项检测参数进行测试，包括组织量、上样蛋白量、扫描强度等。抗体通过结合目的蛋白上的氨基酸位点作用于目的蛋白，因为一个目的蛋白可存在多个氨基酸位点，所以一家公司可有多个目的蛋白的抗体，而不同公司生产的抗体也有差别，当检测不到目的蛋白时，可更换针对同一目的蛋白中其他氨基酸位点的抗体。例如，p-TAK1 的抗体具有多个磷酸化位点，有多种抗体，但在一个具体实验中，可能只有一个磷酸化位点有效。

（4）一个完美的 Western blot 条带图可能需要做 3～4 次实验才能得到，故要准备 3～4 个完全相同的标本。在确定可行性后，建议准备充足的蛋白量，并在每个标本提取蛋白和定量后，将每个样品和样品缓冲液煮沸 5min，然后等量分成 3～4 份，分别保存在－20℃下。每次从－20℃下取出后，在室温下放置 5min 恢复到常温，并在 75℃下加热 1min，再在室温下放置 5min 冷却，离心（16000g 离心 60s）后取上清。第一份标本按照蛋白定量的结果上样；随后用软件进行半定量分析，根据结果后面调整上样量，尽量使内参一致且目的蛋白的差别肉眼可见。在调整上样量时需要注意，如 A、B 样品内参的光密度分别为 3000000 和 4000000，则可增加 A 的蛋白量或减少 B 的蛋白量，稍作增减（如 10%）即可，而不是按照比例调整。

（5）内参即是内部参照（internal control），对于哺乳动物细胞来说，一般是指由管家基因编码表达的蛋白（housekeeping proteins），它们在各组织和细胞中的表达相对恒定，在检测蛋白的表达水平变化时常用来作参照物。在 Western blot 实验中，除需要进行蛋白质提取、蛋白质定量、等量蛋白上样电泳、转膜、靶蛋白抗体孵育、显色等步骤以外，还需要进行内参的检测，以校正蛋白质定量、上样过程中存在的实验误差，保证实验结果的准确性。由于内参在各组织和细胞中的表达相对恒定，借助检测每个样品内参的量就可以用于校正上样误差，这样半定量的结果才更为可信。此外，使用内参可以作为空白对照，检测蛋白转膜是否完全、整个 Western blot 显色或者发光体系是否正常。

（6）常用的蛋白质内参有甘油醛-3-磷酸脱氢酶（glyceraldehyde-3-phosphate dehydrogenase，GAPDH）、细胞骨架蛋白 β-肌动蛋白（β-actin），以及 β-微管蛋白（β-tubulin）和 α-微管蛋白（α-tubulin）。

第四节　扫　描

如二抗采用美国莱卡（LI-COR）公司的荧光标记抗体，则可将杂交后的 PVDF 膜用该公司的扫描仪直接进行扫描。该扫描仪采用了红外激光双色图像分析系统（Odyssey® Imager）。该系统利用红外染料技术，通过两个通道的红外激光进行检测：红外激光器产生两种波长的激光（680nm 和 780nm），分别激发红外荧光染料产生 720nm 和 820nm 的发射光，然后由两个高灵敏度 PMT 检测器同时进行检测。

1. 主要仪器及试剂

（1）莱卡公司的 Odyssey® Imager 扫描仪。

（2）PBS。

2. 操作流程

（1）打开扫描仪（Odyssey® Imager）及与其连接的计算机。

（2）打开扫描软件。

（3）设置数据存储的文件夹。

（4）将 PVDF 膜放置于扫描仪玻璃面上，并滴入 PBS 使其湿润。

（5）点击"Obtain image from LI-COR Scanner"，出现对话框。

（6）输入扫描强度、扫描面积等（见图 5-4-1）。

（7）点击"Preview"进行预扫描（见图 5-4-1）。

（8）按照预扫描结果调整扫描强度（见图 5-4-1）。

（9）点击"Start Scan"（见图 5-4-1）。

（10）查看图像，并用软件进行调整，如不够清晰，则可再次扫描，也可后续用 Image Studio 来调整图像，但此时应保存 PVDF 膜备用。

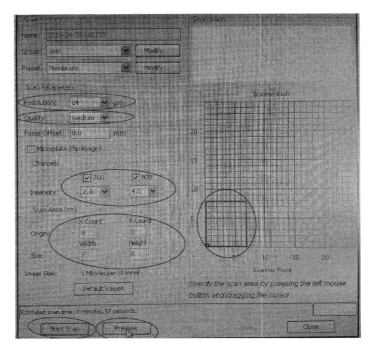

图 5-4-1　设置扫描参数

（11）不同标准品所指示的蛋白条带的分子量不同，且随电泳缓冲液而有细小差别，需要仔细查阅标准品的说明书；然后从目的蛋白的一抗说明书中查到目的蛋白的分子量，对照标准蛋白，得出扫描图片中是否有目的蛋白条带的结论。例如，上文中所用的标准品为：$5\mu l$ "Standar Tri-color prestained Protein Marker Ⅱ"（PM02-01，Bioland Scientific LLC），其指示的蛋白条带分子量如图 5-4-2 所示（见

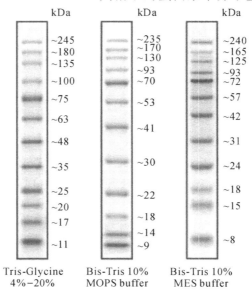

图 5-4-2　标准品的条带

网盘资料本章目录"图 5-4-2　标准品的条带.jpg");上面所用的电泳缓冲液为"1 × MOPS SDS running buffer",与图 5-4-2 所用电泳缓冲液均不完全相同,实际操作结果发现其最接近于最左边一条。识别时要注意从上往下数条带,第 5 条为红色条带,分子量为 70～75kDa;第 9 条为绿色条带,分子量为 22～25kDa;其他标准品识别方法类似。

(12)复制并存储文件夹。用蒸馏水和乙醇清洁 PVDF 膜放置处,最后用柔软的纸巾擦干。

(13)扫描后的图片可用该公司的 Image Studio 软件进行分析。

3. 注意事项

(1)放置于扫描仪玻璃面上的 PVDF 膜必须充分湿润且贴平,不能留有气泡。

(2)获得较清晰的图像后,可用 Image Studio 软件对图像进行微调,这样可以节约扫描时间;在条带清晰的情况下,扫描强度的差异并不能大幅度改变图像质量。

第五节　显　影

二抗上标记的辣根过氧化物酶催化底物从而发光,用 X 线片将光信号记录,通过显影、定影过程获得肉眼可见的条带,此条带即代表标记了的目的蛋白。

1. 主要仪器及试剂

(1)普通 ECL 化学发光检测试剂盒。

(2)X 线片。

(3)压片盒。

(4)保鲜膜。

2. 操作流程

如果实验室配备有激光共聚焦扫描显微镜,那么可以选用带荧光的二抗进行显影。

如果使用不带荧光的常规酶标记二抗进行显影,那么可参考以下步骤:

(1)按照试剂盒(以美国 Proteintech 公司的 B500012 普通 ECL 化学发光检测试剂盒为例)说明,根据所需的量。

(2)将 A、B 发光液按 1∶1 稀释混合,吹打混匀制成工作液(working solution)。将 PVDF 膜(或其他膜)用去离子水稍加漂洗,滤纸贴角吸干。

(3)显影板(又称压片盒)用普通洁净保鲜膜铺盖,保鲜膜上滴加混合后的发光工作液,将 PVDF 膜放置于工作液上,标记正反面。为避免气泡产生,放置技巧与生化实验中的盖玻片放置技巧相同(即先放下一段于液滴上,再缓慢放下整条膜。然后滴加发光工作液至完全覆盖 PVDF 膜面,反折保鲜膜覆盖 PVDF 膜并严格避免气泡出现在 PVDF 膜上面。反应 1～2min。

（4）进入暗室后，打开暗室灯，杜绝其他光源，将 X 线片准确放置于压片盒内，避免因为 X 线片相对 PVDF 膜移动而在最后显影时出现重影。盖上压片盒盖，压片时间取决于最后的显影效果，可从 10s 至 10min 不等，超过 15min 一般可认为无法显影。

（5）取出 X 线片并立即浸没于显影液中，浸润 1～2min，直至条带显影清晰，清水漂洗一下后放入定影液中至底片完全定影，然后用清水冲净晾干，标定标记物，再进行分析与扫描。

3. 注意事项

（1）显影时使用保鲜膜的目的是防止在压片的等待过程中发光液流失而影响显影结果。建议更换成两张可反复使用的透明硬质膜（类似于平板电脑屏幕贴膜），这种膜质地较硬，覆盖时可采取放置盖玻片的形式先放置一侧，然后慢慢放下整块膜，这样不易产生气泡。

（2）关于压片时间的选择：如果暗室中肉眼可见 PVDF 膜上存在荧光，那么说明荧光较强，一般压片 10～20s 即可。但实验中常常无法预知最佳的压片时间，故可采用多张 X 线片重叠压片的方法，从而获得不同深浅的显影效果。例如，用 3 张 X 线片压片 5min，一般可获得满意的显影效果。

（3）为什么辣根过氧化物酶或者其他常见的二抗标记物如生物素、碱性磷酸酶不能标记在一抗上直接用于显影？对于这个问题，主要还是一个通用性问题，也可以理解为成本问题。通用性越高，抗体适用范围越大，产量越大，生产成本越低。单纯一抗可以用于 Western blot、ELISA、生化检测等，而交联了酶的一抗，其可用范围大大缩小。此外，酶标记过程可能导致蛋白活性下降，灵敏度降低。标记种类繁多的一抗并确保其活性，将会使原本昂贵的一抗价格进一步提高。由于二抗可以识别一抗中恒定的 Fc 片段，因此二抗能结合同一种属几乎所有的一抗。对于常见的几种实验动物，酶单纯标记二抗，可以方便生产厂家反复改进，生产出效用稳定的酶标二抗产品。另外，将一、二抗分开，还有提高检测结果灵敏度、适应不同实验需求的作用。

第六节　用 Image Studio 分析结果

Image Studio Lite 是美国莱卡（LI-COR）公司开发的一款 Western blot 分析软件，使用方便、快捷，尤其适用于该公司设备（Odyssey® CLx Imaging System）扫描获得的 Western blot 结果分析，也可分析显影获得的 Western blot 图片。下面将作一介绍，所用软件的版本是"Version 4.0.21"。

A）软件下载和安装

（1）打开莱卡公司的产品页面（见图 5-6-1，网址为 https://www.licor.com/bio/products/），其左上方的产品就是 Western blot 的扫描设备（Odyssey® CLx Imaging System）。

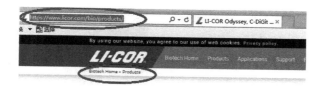

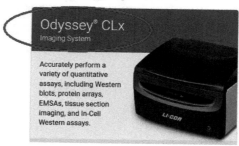

图 5-6-1　打开网站

（2）下拉网页找到软件（见图 5-6-2），点击进入。

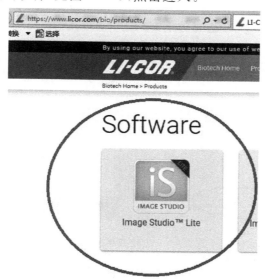

图 5-6-2　找到 Image Studio Lite

（3）点击"Image Studio™ Lite"（见图 5-6-3）。

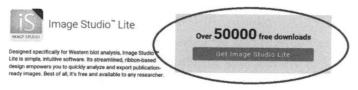

图 5-6-3　点击"Image Studio™ Lite"

（4）填写个人资料（见图 5-6-4）。

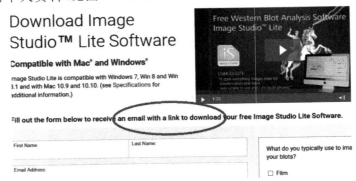

图 5-6-4　填写资料

（5）填写邮箱下载软件。

（6）按照软件引导进行安装。

B) 分析 Odyssey 来源的 Western blot 图片

（1）双击桌面上"Image Studio™ Lite"的图标，出现创建工作区的对话框，点击"OK"可沿用默认的，"Create New"可创建新的（"Browse"浏览目录后点击"Save"），"Add Existing"可选择原有的，"Remove from List"可删除某工作区（见图 5-6-5）。

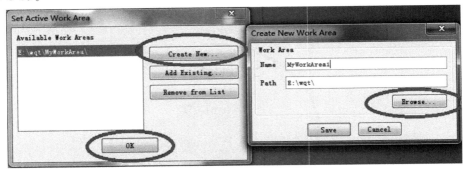

图 5-6-5　创建或删除工作区

（2）进入界面后，点击左上角的"IS"图标，下拉菜单到"Import"，出现 4 个选项，第一个选项"Image Studio"用于导入本软件生成的图片，第二个选项"Odyssey"用于导入莱卡公司 Western blot 专用扫描设备（Odyssey® CLx Imaging System）生成的图片或复制得到的整个文件夹；第三个选项"Pearl"用于导入 Pearl 的图片；第四个选项"Other Image"用于导入任何其他图片（见图 5-6-6）。

（3）点击"Scan Folder"，找到从"Odyssey® CLx Imaging System"复制得到的、本次扫描的原始文件夹（其文件夹名的特征是前一部分为日期（自动生成），日期后面部分自行输入），点击"打开"（见图 5-6-7）。注意：不用再往下点击，否则不能打开。［该文件夹存放在本书网盘资料中本章"NB2（nni nt nit）"文件夹内］。

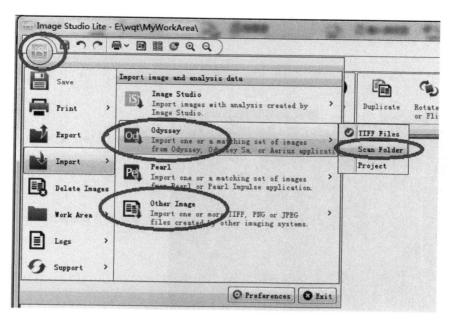

图 5-6-6　导入图片

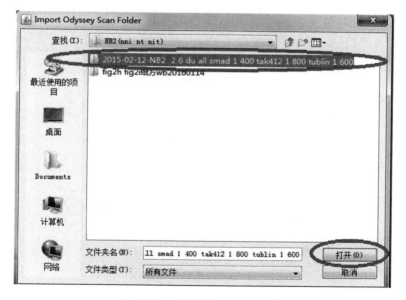

图 5-6-7　打开 Odyssey 文件夹

（4）打开后即显示图片，因为还未调整，所以图片显示不够清晰（见图 5-6-8）。左侧为"Marker"所在位置；中间上方点击"Choose"可见 700 和 800 两个通道；右侧可见两个通道下图片调整的相关按钮，圈出来的 3 个按钮依次是"打开通道""关闭通道"和"黑白"（条带为黑色，背景为白色），这些按钮是最常用的。

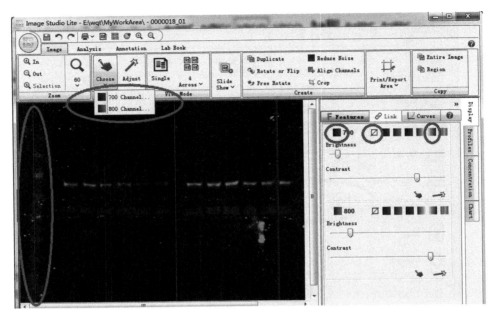

图 5-6-8　通道选择

（5）先将图片调整为以后发表文章适合需要用的颜色，如黑白、绿色、红色等，在此处调整为黑白（见图 5-6-9，条带为黑色，背景为白色）。

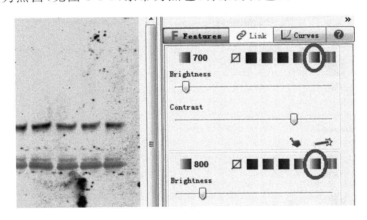

图 5-6-9　调整为黑白

（6）先选择"700 Channel"进行图片调整。在示例图片中，"700 Channel"的条带为内参 α-微管蛋白。选择一个主观认为最清晰者单击即可，进行后续的微调（见图 5-6-10）。

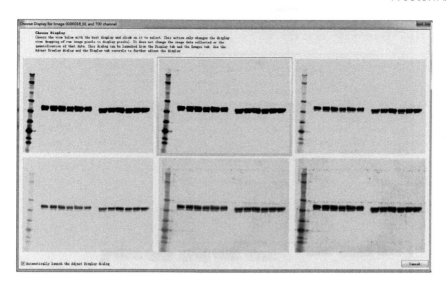

图 5-6-10　图片选择

（7）先调整条带颜色，选择"Signal"，然后用"Dimmer"变浅，再用"Brighter"加深到条带的最佳状态；接着调整背景色，选择"Background"，同样然后用"Dimmer"变浅，再用"Brighter"加深到最佳状态，然后点击"Done"（见图 5-6-11）。

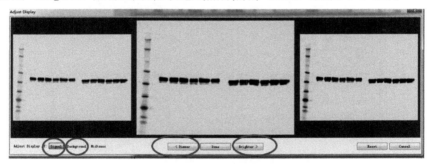

图 5-6-11　条带信号和背景的微调

（8）关闭"800 Channel"（见图 5-6-12），剩下只显示"700 Channel"的图片。

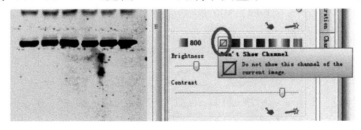

图 5-6-12　关闭通道

（9）点击左上角的"IS"图标，下拉菜单到"Export"，选择"Single Image View"，然后单击"Current Image"（见图 5-6-13），出现图片保存对话框（见图 5-6-14），选择 300dpi 即可，图片不能太小，保存的图片用于论文写作。

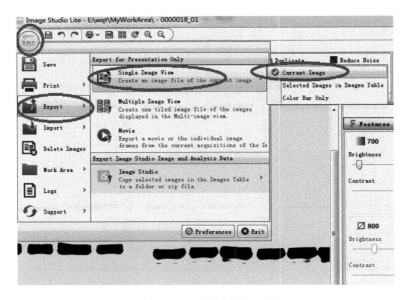

图 5-6-13　保存论文用图片

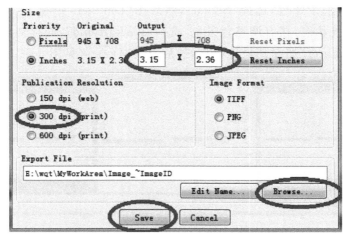

图 5-6-14　图片保存选项

（10）点击"Analysis"，出现"Add Rectangle""Add Ellipse"等（见图 5-6-15），一般选择前者。

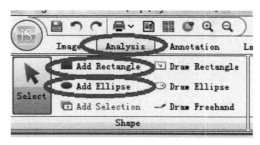

图 5-6-15　条带分析

(11)点击各条带中心,出现长方形框(见图 5-6-16),有的会出现些许偏离,此时不用在意,按次序点击完成即可。

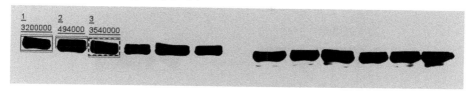

图 5-6-16　依次点击每个条带正中

(12)12 个条带一次点击完成后,有的需要调整,则先点击"Select",然后点击需要调整的长方形框,出现斜的双箭头图片(见图 5-6-17),拉拽调整。

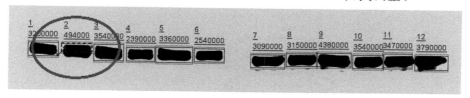

图 5-6-17　调整分析框

(13)调整背景(见图 5-6-18):点击"Background"的最左边按钮("Median"或"Average"等)选择"Median",出现背景选择参数的对话框,宽度一般选为"3",位置一般选为"Top/Bottom"(也可选"Right/Left"),可适当调整(见图 5-16-19)。

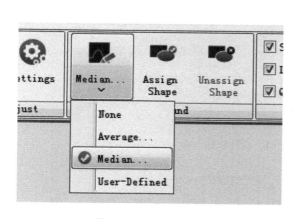

图 5-6-18　调整背景

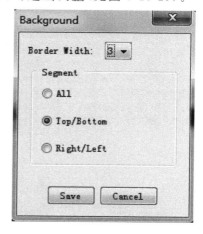

图 5-6-19　背景参数

(14)调整注释(见图 5-6-20):点击某一个分析框,如要调整多个,则按住 Ctrl 选择,如要全选,则用 Ctrl＋A;然后点右键,出现对话框,用"Label Location" "Label Angel"和"Annotation Color"分别调整注释的位置、角度和颜色。

(15)保存分析后的图片,其上有条带的光密度(灰度)数据。

(16)在软件界面的下方点击"Shapes",表格中"Signal"就是各条条带的光密度值。"Total"为条带测得的光密度值,减去背景值("Area"×"Bkgnd.")得到

"Signal"(见图 5-6-21)。点击右侧"Report",用"Save As"(仅保存,不打开文件)或"Launch Spreadsheet"(保存后打开文件)将数据保存到 Excel 文件(见图 5-6-22)。

图 5-6-20　调整注释

Image Name	Channel	Name	Signal	Total	Area	Bkgnd.	Type
2015-02-12-NB...	700	1	3130000	3890000	1482	516	Signal
2015-02-12-NB...	700	2	3810000	4630000	1539	536	Signal
2015-02-12-NB...	700	3	2890000	4060000	1323	878	Signal
2015-02-12-NB...	700	4	2290000	2880000	1200	487	Signal
2015-02-12-NB...	700	5	3160000	3880000	1708	426	Signal
2015-02-12-NB...	700	6	2140000	2940000	1050	762	Signal
2015-02-12-NB...	700	7	3250000	4000000	1464	513	Signal
2015-02-12-NB...	700	8	3570000	4070000	1350	371	Signal
2015-02-12-NB...	700	9	3710000	5550000	1403	1310	Signal
2015-02-12-NB...	700	10	3840000	4300000	1425	324	Signal
2015-02-12-NB...	700	11	3630000	4410000	1300	603	Signal
2015-02-12-NB...	700	12	3990000	5000000	1680	600	Signal

图 5-6-21　获得数据

Image Name	Channel	Name	Signal	Total	Area	Bkgnd.	Type
2015-02-12-NB2 2 6 du all smad	700	00001	3126918	3891630	1482	516	Signal
2015-02-12-NB2 2 6 du all smad	700	00002	3807773	4632677	1539	536	Signal
2015-02-12-NB2 2 6 du all smad	700	00003	2894383	4055977	1323	878	Signal
2015-02-12-NB2 2 6 du all smad	700	00004	2291234	2875634	1200	487	Signal
2015-02-12-NB2 2 6 du all smad	700	00005	3156858	3884466	1708	426	Signal
2015-02-12-NB2 2 6 du all smad	700	00006	2141346	2941971	1050	762.5	Signal
2015-02-12-NB2 2 6 du all smad	700	00007	3252446	4003478	1464	513	Signal
2015-02-12-NB2 2 6 du all smad	700	00008	3566865	4067715	1350	371	Signal
2015-02-12-NB2 2 6 du all smad	700	00009	3705924	5546660	1403	1312	Signal
2015-02-12-NB2 2 6 du all smad	700	00010	3840673	4302373	1425	324	Signal
2015-02-12-NB2 2 6 du all smad	700	00011	3628745	4412645	1300	603	Signal
2015-02-12-NB2 2 6 du all smad	700	00012	3990298	4998298	1680	600	Signal

图 5-6-22　保存到 Excel 中的数据

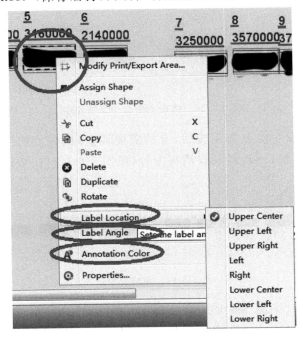

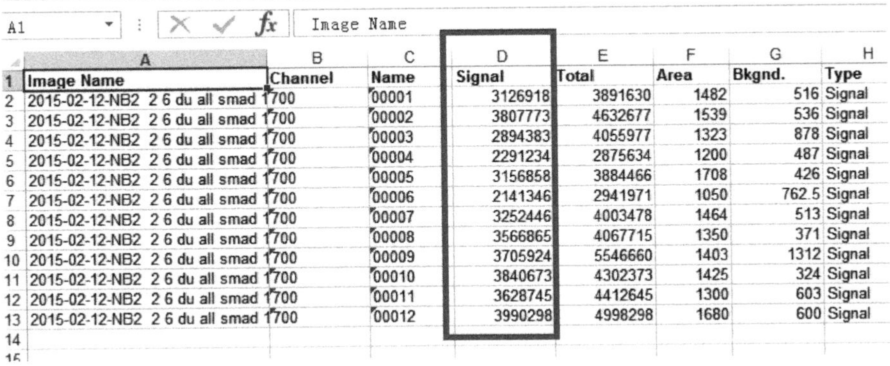

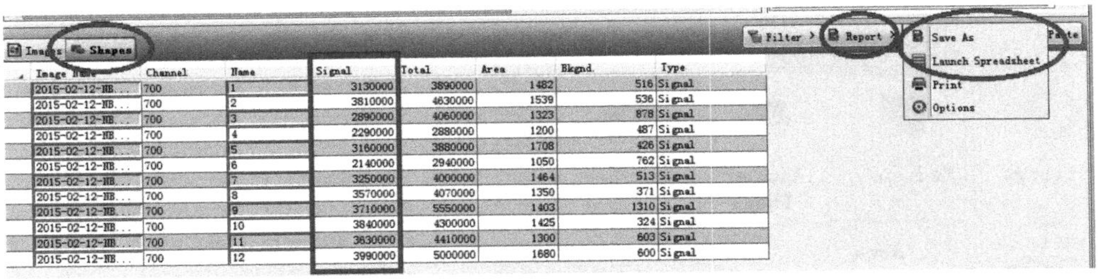

(17)同法分析其他条带。

(18)每个目的蛋白的相对光密度(相对灰度)值为目的蛋白条带的光密度除以内参条带的光密度,然后以相对光密度进行统计分析,最后结果可以通过 GraphPad Prism 作直方图。当标本量较大时,可用 SPSS 检验平均值的差异是否显著(t 检验、方差分析)。

(19)用于论文的图片可用 PowerPoint 组图(参见相关章节),截取原图中的条带(注:此时前面保存的带有"Marker"条带的原图仍要妥善保存,很多期刊需要论文作者提供原图),目的蛋白在上,内参在下,最下方为条带的标注。

C) 分析其他来源的 Western blot 图片

与 Odyssey 来源的文件夹或图片相比,其他来源的图片有以下两个不同之处,其余各个操作步骤完全相同,故不再赘述。

(1)打开图片,单击"Other Image"("IS"图标下拉菜单到"Import")下的"Files",找到 tiff、jpg 等格式的图片文件打开(见图 5-6-23)。

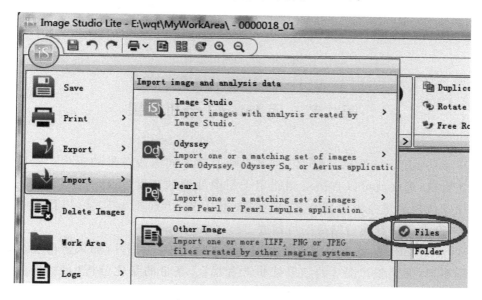

图 5-6-23　图片导入的差别

(2)"Choose"下原有的 700 和 800 两个通道(Odyssey 扫描所得的图片)变为"B""G"和"R"3 个通道(见图 5-6-24),处理方法是始终关闭"G"和"R"2 个通道。(此处所用图片为网盘资料中本章目录下的"分析其他来源的 Western blot 图片.jpg"文件。)

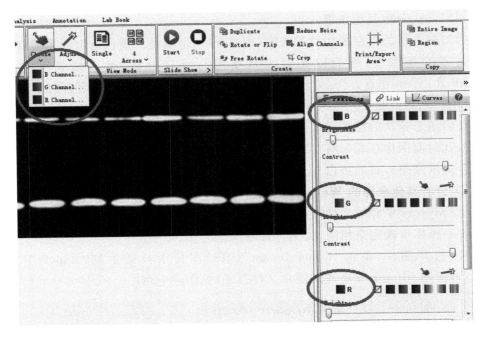

图 5-6-24　通道的差别

第七节　用 ImageJ 分析结果

　　Western blot 的结果一般为一张或几张含有不同深浅条带的胶片。如果使用的是显影仪，那么就可以直接得到能用于图像处理的灰度（greyscale）图。条带颜色的深浅代表了蛋白表达量的多少。多次重复 Western blot 实验，得到相同的结果趋势，有助于提高实验结果的可信度。

　　Western blot 的结果可用两种方式呈现在论文中：①图片，如果蛋白表达量的差异很明显，那么胶片图片的结果就非常直观；②条带的量化分析（目的蛋白的灰度值除以相应内参蛋白的灰度值），特别在实验组条带与对照组条带的差别不明显时，用 ImageJ 这种图形处理软件（graph processing software）测出每个条带的灰度，并对结果进行统计学分析就更加有意义。

　　ImageJ 可以做到：①统计图像的区域、像素、长度、角度、阳性点密度和数量；②吸光度（灰度），并制备密度直方图和线性图；③两种蛋白共定位的程度；④卷积、Sholl 分析、傅立叶分析等。本书采用 ImageJ 1.50i 版本，下面举例说明如何使用这个软件实现 Western blot 结果的相对定量分析。（所用图片仍是本书网盘资料中本章目录下的"分析其他来源的 Western blot 图片.jpg"文件。）

　　（1）首先，用 ImageJ 打开一张经扫描后保存为 jpg 格式的条带图，在"Process"下拉菜单中选择"Substract Background 50"，将背景灰度对条带的影响削弱（见图5-7-1）。

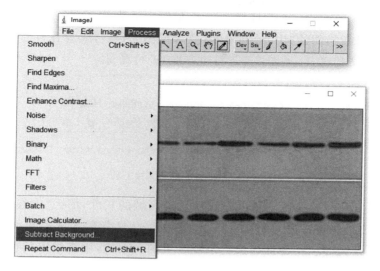

图 5-7-1 背景的处理

（2）接着就可以在工具栏中选择合适的工具（一般 Western blot 条带就采用"矩形工具"）把含有全部条带的区域框起来。注意：尽量减少空白区域以减小背景灰度的影响。框选完成之后，在"Analyze"下选择"Gels"中的"Select First Lane"。这时框选的区域就会被定义为"1"。再次进入"Gels"的子菜单中并选择"Plot Lane"，就可以得到几个与条带灰度相对应的峰值，这 9 个"山峰"样的图形实际上就对应了 9 条条带在水平轴上的灰度值（见图 5-7-2）。

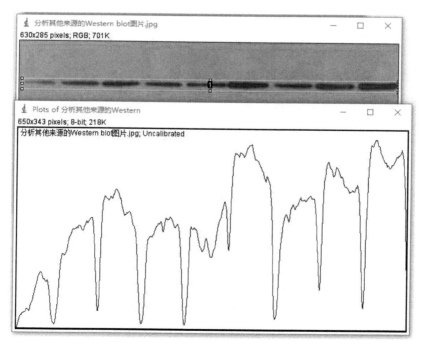

图 5-7-2　矩形工具和条带分析

（3）如图 5-7-3 所示，在工具栏中选择左框中的直线工具，通过添加垂直的竖线，将 9 个图形在相邻的"山谷"间隔断（效果见图 5-7-4），成为各自封闭的图形，便于下一步使用魔棒工具（见图 5-7-3 右边方框）进行测量。

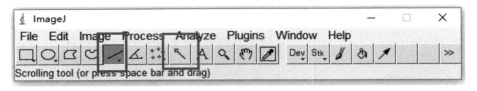

图 5-7-3　直线工具和魔棒工具

（4）如果"山峰"的高度对应的是黑色条带区域的灰度，那么"山谷"的高度实际上对应了两条相邻条带之间的背景区域的灰度，并且背景区域的灰度不但存在于背景区域，而且同样也是叠加在黑色条带之上的。因此，用直线工具在"群山"的底部作一条经过最低的"山谷"的水平线，用以截除背景灰度给"山峰"高度带来的增量，使计算结果更为精确，水平线如图 5-7-4 中箭头所示。随后选择图 5-7-3 中右边方框的魔棒工具，依次在这 9 个封闭区域内各点一下，就能在自动弹出的"Result"子菜单中得到每条条带的相对灰度（见图 5-7-4）。

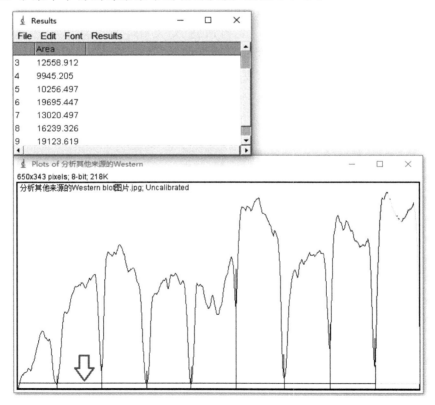

图 5-7-4　各条带的相对灰度值（箭头所指为添加的水平线）

▶▶▶ 第六章

PCR

本章主要介绍检测 mRNA 最常用的荧光实时定量 RT-PCR 和定性 RT-PCR，在此之前先明确各种 PCR 的区别。

第一节　PCR 的概念及辨析

聚合酶链反应(polymerase chain reaction, PCR)是一种扩增特定的 DNA 片段的分子生物学技术，它可看作是生物体外的特殊 DNA 复制，其最大特点是能将微量 DNA 大幅增加。PCR 利用 DNA 在体外 95℃高温时变性形成单链，低温(60℃左右)时引物与单链按碱基互补配对原则结合，再调整温度至 DNA 聚合酶最适反应温度(72℃左右)，DNA 聚合酶沿着磷酸到五碳糖($5' \rightarrow 3'$)的方向合成互补链的反应。每一循环经过变性、退火和延伸，DNA 含量即增加 1 倍。目前有些 PCR 由于扩增区很短，即使 Taq 酶活性不是最佳也能在很短的时间内完成复制，因此可以改为两步法，即退火和延伸同时在 $60 \sim 65$℃进行，以减少一次升降温过程，提高反应速度。基于聚合酶链反应原理制造的 PCR 仪实际就是一个温控设备，该设备能在变性温度、退火温度和延伸温度之间很好地进行控制。

PCR 既可以直接以 DNA 为模板，也可以间接使用 RNA 作为模板进行扩增，其中使用 RNA 为模板的 PCR，都称为反转录 PCR(reverse transcription PCR, RT-PCR)。顾名思义，就是利用反转录酶，以一条 RNA 链反转录得到 cDNA，再以 cDNA 为模板进行 PCR 扩增，从而扩增得到目的基因或检测目的基因的表达。实际上，反转录 PCR 的实验操作只不过是在以 DNA 为模板的 PCR 流程前面加了"反转录"的相关步骤而已。

此外,我们还常常听到 real-time PCR,其易与 RT-PCR 混为一谈。国际上约定的 RT-PCR 特指反转录 PCR,real-time 一般不缩写为 RT。real-time PCR(实时 PCR)、qPCR(quantitative PCR,定量 PCR)、QF-PCR(quantitative fluorescent PCR,荧光定量 PCR)、RT-fq-PCR(实时荧光定量 PCR)、quantitative real-time RT-PCR(实时定量反转录 PCR,是用 mRNA 反转录得到 cDNA,然后再将 cDNA 作为模板进行实时荧光 PCR)均是指荧光实时定量 PCR。作为第二代 PCR 技术,荧光实时定量 PCR 能实时记录每个扩增循环,并能以此对起始模板数量进行准确的定量,这弥补了第一代 PCR 技术不能定量的缺陷。同时,作为 PCR 技术的一种,荧光实时定量 PCR 既可直接以 DNA 为底物进行扩增,也可以通过反转录间接对 RNA 进行扩增。

下面提到的荧光实时定量 RT-PCR 技术是使用 RNA 为初始模板的第二代 PCR 技术。它用 mRNA 反转录得到 cDNA,然后再将 cDNA 作为模板进行实时荧光 PCR 分析,借助标准曲线可以计算出起始模板数量,从而达到定量的目的。

虽然第二代 PCR 技术面世已有 20 多年,但国内外不少实验室仍在使用第一代定性 PCR 技术进行反转录扩增实验,故本书仍将为读者描述这种方法。

第二节　荧光实时定量 RT-PCR

荧光实时定量 PCR 是指在 PCR 扩增的过程中,通过荧光信号对 PCR 进程中每一个循环产物的荧光信号进行实时监测的一种实验方法。当研究的模板是 RNA 反转录得到的 cDNA 时,则称该法为荧光实时定量 RT-PCR 更为恰当。

监测荧光的方法有两种:①SYBR Green I 法。在 PCR 反应体系中,加入过量 SYBR 荧光染料,SYBR 荧光染料特异性地掺入 DNA 双链后发射荧光信号,而不掺入链中的 SYBR 染料分子不会发射任何荧光信号,从而保证荧光信号的增加与 PCR 产物的增加完全同步。②TaqMan 探针法。当探针完整时,报告基团发射的荧光信号被淬灭基团吸收;在 PCR 扩增时,Taq 酶具有 $5' \rightarrow 3'$ 外切酶的活性,能将探针酶切降解,使报告荧光基团和淬灭荧光基团分离,从而荧光监测系统可接收到荧光信号,即每扩增一条 DNA 链,就有一个荧光分子形成,实现了荧光信号的累积与 PCR 产物的形成完全同步。该技术中有 2 个非常重要的参数:荧光阈值(fluorescence threshold)和阈值循环数(cycle threshold,Ct)。荧光阈值是人为设定的,将 PCR 反应的前 15 个循环的荧光信号作为荧光本底信号,荧光阈值的缺省(默认)设置是 3～15 个循环的荧光信号的标准偏差的 10 倍,即:荧光阈值=10× $SD_{循环3～15}$。每个反应管内的荧光信号到达设定阈值时所经历的循环数称为阈值循环数。

1. 主要仪器及试剂

(1) 枪头、EP 管、匀浆管等用焦碳酸二乙酯(DEPC)水浸泡过夜,高压灭菌,烘干备用;实验前将枪头等放入枪头盒,再高压灭菌一次(使用无菌封装的枪头、EP管请跳过此步骤)。

(2) PCR 板、移液器(最好专用于 PCR 实验,不作其他用途)。

(3) DEPC 水[1ml DEPC：1000ml 双蒸水(ddH$_2$O),高压湿热灭菌]、4℃ 预冷的 75% 乙醇(灭菌 DEPC 水配制,现配现用)。

(4) 分光光度计或者超微量紫外分光光度计。

(5) RNA 提取试剂盒。

(6) 反转录试剂盒。

(7) 引物。

2. 操作流程(英文)

A) Extration

(Take the "RNeasy Plus Mini Kit" for instance)

For cells and easy-to-lyse tissues, use RNeasy Plus Mini Kits (Qiagen：74134，74136)

For fiber- and fat-rich tissue, use RNeasy Plus Universal Kits (Qiagen：73442，73404)

For great yields from small samples, use the RNeasy Plus Micro Kit (Qiagen：74034)

The RNeasy Plus Mini Kit (74134 and 74136，Qiagen，Germany) can be stored at room temperature (RT)(15-25 ℃) for at least 9 months. If purifying RNA from cell lines rich in RNases, or tissue, add either 10 μl β-mercaptoethanol (β-ME), or 20 μl 2 mol/L dithiothreitol(DTT), to 1 ml Buffer RLT Plus before use. Buffer RLT Plus containing DTT or β-ME can be stored at room temperature (RT) for up to 1 month. Add 4 volumes of ethanol (96%-100%) to Buffer RPE for a working solution.

(1)Homogenizing.

Cells：Harvest a maximum of 1×10^7 cells, either as a cell pellet, or lysed directly in the vessel. Add the appropriate volume (Pelleted cells $< 5 \times 10^6$, or dish < 6 cm：350 μl; Pelleted cells $\leqslant 1 \times 10^7$ and $\geqslant 5 \times 10^6$, or dish 6-10 cm：600 μl) of Buffer RLT Plus. Vortex for 30 s, pipetting or homogenizing.

Tissues：Disrupt the tissue ($\leqslant 30$ mg) and homogenize the lysate in the appropriate volume (< 20 mg：350 μl; 20-30 mg：600 μl) of Buffer RLT Plus. Centrifuge the lysate for 3 min at maximum speed. Carefully remove the supernatant by pipetting and use it in the next step.

(2) Transfer the homogenized lysate to a gDNA Eliminator spin column placed in a 2 ml collection tube (supplied).

(3)Centrifuge for 30 s at $\geqslant 8\ 000g$ ($\geqslant 10\ 000$ r/min). Discard the column, and save the flow-through. Add 1 volume (usually 350 μl or 600 μl) of 70% ethanol to the flow-through, and mix well by pipetting. Do not centrifuge. Proceed immediately to step 4.

(4) Transfer up to 700 μl of the sample, including any precipitate, to a RNeasy spin column placed in a 2 ml collection tube(supplied). Close the lid, and centrifuge for 15 s at $\geqslant 8\ 000g$. Discard the flow-through.

(5) Add 700 μl Buffer RW1 to the RNeasy Mini spin column (in a 2 ml collection tube). Close the lid, and centrifuge for 15 s at $\geqslant 8\ 000g$. Discard the flow-through.

(6) Add 500 μl Buffer RPE to the RNeasy spin column. Close the lid, and centrifuge for 15 s at $\geqslant 8\ 000g$. Discard the flow-through.

(7) Add 500 μl Buffer RPE to the RNeasy spin column. Close the lid gently, and centrifuge for 2 min at $\geqslant 8\ 000g$($\geqslant 10\ 000$ r/min). Optional: Place the RNeasy spin column in a new 2 ml collection tube(supplied). Centrifuge at full speed for 1 min to further dry the membrane.

(8) Place the RNeasy spin column in a new 1.5 ml collection tube(supplied). Add 30-50 μl RNase-free water directly to the spin column membrane. Close the lid, and centrifuge for 1 min at $\geqslant 8\ 000g$ to elute the RNA. Optional: Repeat elution with another volume of water or with RNA eluate.

B) RNA reversion

(Take "iScript™ cDNA Synthesis Kit" (Bio-Rad: 170-8890 or 170-88901) for instance)

Everything should be kept on ice, and the experiments should be done quickly, because the RNA is unstable.

(1) Determine the concentration of RNA(ng/μl, Spectrophotometer, Nano Drop 2 000c, Thermo Scientific).

(2) Components volume per reaction:

5× iScript reaction mix: 4 μl

iScript reverse transcriptase: 1 μl

Nuclease-free water: (15−V) μl

RNA template (100 fg to 1 μg total RNA): V μl

Total volume: 20 μl

Normalize the RNA template to 100 fg-1 μg total RNA, for qPCR usually to 200-500 ng, V = volume of nucleic acid(200-500 ng)/concentration of RNA of every sample.

(3) Reaction protocol (Mastercycler,EP Gradient S, Eppendorf):

Incubate complete reaction mix:

5 minutes at 25 ℃

30 minutes at 42 ℃

5 minutes at 85 ℃

Hold at 4 ℃

（4）If run qPCR assay at the same day，keep the complete reaction mixtures on ice；if run it the other day，keep them in －20 ℃.

C）qPCR assay

（1）Design the 96-well plate for the genes and samples(e. g. ，various rows for the different genes，and various columns for different samples).

（2）Prepare the cDNA samples（dilute the RNA-reversed product to 10 times）. 5 μl for a well.

（3）Prepare the PCR reaction mix（per well）：

Master Mix：10 μl

Primer：1 μl

Nuclease-free water：4 μl

（4）Load the plate.

（5）Centrifuge the plate at 2 000 r/min for 1 minute.

（6）Seal and Run the plate（StepOnePlus Real-Time PCR System，Applied Biosystems）.

3. 词汇表

extraction：英［ɪkst'reɪʃn］　美［ɪk'strækʃən］　n. 取出，抽出；血统，家世，出身；［化］提取*（法），萃取（法）；回收物，提出物；精炼；［数］开方，求根

purifying：英［'pjʊərɪfaɪɪŋ］　美［'pjʊərɪfaɪɪŋ］　n. 精制；提纯；净化；精炼；v. 使纯净*，使洁净（purify 的现在分词）

β-mercaptoethanol：英［məkæptəʊ'eθənɒl］　美［məkæptoʊ'eθənɒl］　n. β-巯基乙醇*

dithiothreitol：英［ˌdɪθɪəʊ'θreɪtəl］　美［ˌdɪθɪoʊ'θreɪtəl］　n. 二硫苏糖醇*

homogenize：英［həʊ'mɒdʒənaɪz］　美［hə'mɑdʒəˌnaɪz］　vt. 使类同；使……均质；匀浆*；搅匀；vi. 变均匀；n. 均质化

lysate：英［'laɪseɪt］　美［'laɪseɪt］　n. 溶解产物（尤指溶菌液）

buffer：英［'bʌfə(r)］　美［'bʌfə］　n. 缓冲器；起缓冲作用的人（或物）；［化］缓冲液*，缓冲剂；［计］缓冲区；vt. 缓冲；［化］把缓冲液加入（溶液）

centrifuge：英［'sentrɪfjuːdʒ］　美［'sɛntrəˌfjudʒ］　n. 离心机；vt. 使离心，以离心机分离*

pipet：英［pɪ'pet］　美［paɪ'pet］　n. 吸量管，球管；［分化］移液管；vt. 用移液管移*；过去式：pipetted；复数：pipets；过去分词：pipetted；现在分词：pipetting；第三人称单数：pipets

eliminator：英［ɪˈlɪmɪneɪtə］　美［ɪˈlɪməˌneɪtə］　n. 消除者，消除器*

discard：英［dɪsˈkɑːd］　美［dɪsˈkard］　vt. 丢弃*，抛弃；解雇；出牌；n. 被抛弃的人［物］；丢弃，抛弃；打出的牌；vi. 出无用的牌；垫牌

flow-through：英［fˈləʊ θrˈuː］　美［fˈloʊ θrˈu］　n. 上清液；过滤液*；v. 流通

precipitate：英［prɪˈsɪpɪteɪt］　美［prɪˈsɪpɪˌtet］　vt. 下掷，由高处抛下；使提前或突然发生；［气象］使凝结而下降；［化］使沉淀；vi.［气象］凝结；［化］沉淀；倒落，一头栽下；adj. 仓促行进的，匆促的；轻率的，冲动行事的；水蒸气，降水；突然发生的；n.［化］沉淀物*；结果，产物

membrane：英［ˈmembreɪn］　美［ˈmɛmbren］　n. 膜；薄膜*；羊皮纸

RNase-free：n. 无 RNA 酶

reversion：英［rɪˈvɜːʃn］　美［rɪˈvɜrʒn］　n. 恢复；复原；继承权；未来所有权；逆转*

component：英［kəmˈpəʊnənt］　美［kəmˈpoʊnənt］　n. 成分*；零件；［数］要素；组分；adj. 组成的；合成的；构成的；成分的

seal：英［siːl］　美［sil］　n. 密封；印章；海豹；封条；v. 密封*；盖章；决定；封上（信封）

4. 操作流程（中文）

A）提取总 RNA

（以"RNeasy Plus Mini Kit"为例）

RNeasy Plus Mini Kit（74134 和 74136，Qiagen，德国）能在室温（15～25℃）下保存至少 9 个月。加 $10\mu l$ β-巯基乙醇（β-ME）或 $20\mu l$ 2mol/L 二硫苏糖醇（DTT）到 1ml "Buffer RLT Plus"中，则该混合溶液最多可保存 1 个月。在"Buffer RPE"中加入 4 倍体积的 100% 乙醇。

（1）匀浆。

细胞：收集细胞，最多不超过 1×10^7 个，溶解细胞团块或直接在细胞培养容器中溶解细胞均可。加入适量（细胞团块 $<5\times10^6$ 或培养皿直径 $<6cm$ 时加入 $350\mu l$；$5\times10^6\leqslant$ 细胞团块 $\leqslant1\times10^7$，或直径 6～10cm 的培养皿则加入 $600\mu l$）的"Buffer RLT Plus"，涡旋 30s，反复吹打或采用匀浆器进行匀浆。

组织：剪碎组织（质量 $\leqslant30mg$），加入适量（组织质量 $<20mg$ 时加入 $350\mu l$；组织质量 20～30mg 时加入 $600\mu l$）的"Buffer RLT Plus"，然后使用匀浆器进行匀浆。将溶解物离心（最大转速）3min。小心吸取上清液用于下一步实验。

（2）将匀浆转移到 2ml 收集管中的"gDNA Eliminator spin column"（试剂盒内）。

（3）离心（$\geqslant8000g$ 或 $\geqslant10000r/min$）30s。丢弃圆柱，保留过滤液。加入等量（通常取 $350\mu l$ 或 $600\mu l$）的 70% 乙醇（由 100% 乙醇用 DEPC 水配制），多次吹打混匀。注意：不要离心，立刻进行下一步。

（4）转移所有液体（包含沉淀物）到 2ml 收集管中，将收集管放置于"RNeasy spin column"（试剂盒提供）。合上盖子，离心 15s，转速同上，然后倒掉过滤液。

（5）加入 700μl "Buffer RW1"到"RNeasy spin column"（放置于 2ml 收集管中的）。合上盖子，离心 15s，转速同上，丢弃过滤液。

（6）加入 500μl "Buffer RPE"到"RNeasy spin column"（放置于 2ml 收集管中的）。合上盖子，离心 15s，转速同上，丢弃过滤液。

（7）加入 500μl "Buffer RPE"到"RNeasy spin column"（放置于 2ml 收集管中的）。轻轻合上盖子，离心 2min，转速同上。更换 2ml 收集管，再次离心 1min，以干燥圆柱中的膜（可选）。

（8）将"RNeasy spin column"放入一新的 1.5ml 收集管（试剂盒提供）中，直接在圆柱的膜中加 30～50μl 的"RNase-free water"。合上盖子，离心 1min，转速同上，以洗脱 RNA。

B) 合成 cDNA

［以"iScript™ cDNA Synthesis Kit（Bio-Rad:170-8890 或 170-88901）"为例］需冰上操作并尽快完成，因为 RNA 不稳定。

（1）测定 RNA 浓度（Spectrophotometer，NanoDrop 2000c，Thermo Scientific，单位 ng/μl）。

（2）各反应组分的体积

5×iScript 反应混合物：4μl

iScript 逆转录酶:1μl

无核酸酶的水：(15$-V$)μl

RNA 模板(100fg～1μg 总 RNA)：$V\mu$l

总体积为 20μl。

取一定量总 RNA(100fg～1μg，通常 200～500ng)为待用的核酸，将总 DNA 质量除以每个样品的 RNA 浓度，计算体积 V（单位为 μl，不超过 15μl），如超过，则需降低待用核酸量或需要将该样品提取到更高浓度。无核酸酶的水的体积为(15$-V$)μl，5×iScript 反应混合物为 4μl，iScript 逆转录酶为 1μl。

（3）反应流程

在下列条件下进行 PCR 反应：

25℃下 5min；

42℃下 30min；

85℃下 5min；

4℃维持（通常应在 2h 内取走样品）。

合成 cDNA（所用机器为 Mastercycler，EP Gradient S，Eppendorf），选择程序见上。

（4）如当天行定量 PCR 检测，则将各反应混合物置于冰上即可；如以后检测，则需要在-20℃下保存。

C) 定量 PCR

以检测 GAPDH（内参基因）和 5 个待测基因为例（共 6 个基因）；并检测 4 个标本，每个设 2 个重复，设置每个基因 1 个对照。

冰上操作。

(1)96 孔板排列的设计:B 至 G 每行各排一个基因,每行从 2 至 10 依次为:样品 1、样品 1、样品 2、样品 2、样品 3、样品 3、样品 4、样品 4 和对照(以无核酸酶的水代替样品)。

(2)准备样品和对照(稀释 10 倍,每孔用量为 $5\mu l$)。

配制方法:用 4 个 0.2ml 的小管(如 Biologix 公司的"0.2ml Thinwall PCR Tubes")稀释 cDNA。每个样品实际需要 $5\mu l\times6\times2=60\mu l$,实际可配制 $80\mu l$,即先加 $72\mu l$ 无核酸酶的水到小管中,每个样品再加 $8\mu l$ cDNA。另取 1 个 0.2ml 小管并放入 $70\sim80\mu l$ 的无核酸酶的水。

(3)准备反应体系的混合液。

Master Mix: $10\mu l$

引物: $1\mu l$

无核酸酶的水: $4\mu l$

配制方法:使用"RNase 和 DNase Free"的管子进行配制。先用 6 个 1.5ml 管(AM12450,Ambion)分别配制每个 $15\mu l$ 的引物混合物[Master Mix(TaqMan® Gene Expression Master Mix,Applied Biosystems:4369016)+Primer+Nuclease-free water],需要加样 9 孔(4 个样品×2+1 个空白对照),多计算 2 孔,为 11 孔,即分别在管中加入 $44\mu l$ 无核酸酶的水,$110\mu l$ Master Mix 和 $11\mu l$ 引物。

(4)加样:如上设计,先加 1.5ml 管中引物,加在孔的左侧;然后加 0.2ml 小管中的 cDNA,加在孔的右侧。

(5)将 96 孔板离心(2000r/min,1min)。

(6)上机:将加样后的 96 孔板用透明膜封闭,放入 PCR 仪(如 Applied Biosystems 的 StepOnePlus Real-Time PCR System)中,设置好条件,进行扩增。

5. 注意事项

(1)关于引物的来源,需要先在 NCBI 网站(https://www.ncbi.nlm.nih.gov)的基因库中确定其正规名称,然后去引物合成公司购买,如上海生工、北京奥科、美国赛默飞世尔科技(https://www.thermofisher.com)等。本节最后会介绍如何在 PubMed 的基因库中查询引物信息以及如何查找赛默飞世尔科技旗下 ABI(Applied Biosystems)的引物。

(2)引物和模板应放置于-20℃冰箱内保存。

(3)当将反应液加入到检测用的反应孔板中时,要避免产生气泡。

(4)反应体系的总体积越大,实验结果越可靠。

(5)在 PCR 技术操作的整个过程中,操作者必须戴手套,以避免 DNA 酶、RNA 酶等污染样本。

(6)荧光定量 PCR 仪对荧光信号的采集是通过 96 孔板来进行的,任何污染都可能产生非特异性荧光信号,干扰定量的准确性。因此,在用贴膜密封 96 孔板时,必须保持手套干净,既不能用手指直接接触贴膜上面,也不能使用污染的手套。

（7）在实验结束后，对每个样品的扩增曲线逐个进行查看，这样才能发现扩增异常造成的误差，也有助于找到扩增异常的原因。

（8）如某一基因的某样品无扩增曲线出现或出现扩增曲线异常，而该基因的标准样品扩增正常，提示可能是样品出了问题，在 RNA 提取或 cDNA 保存过程中发生了降解。

（9）样品扩增的循环数如大于 30，会增加结果的误差，需要增加样品的浓度来减小误差。

（10）在扩增曲线的线性模式中，如目的基因和内参基因的扩增曲线平行，则说明两者的扩增效率接近。

6. 结果分析

荧光实时定量 PCR 可以借助标准曲线达到绝对定量，也就是测定目的基因在样本中的分子数目（即拷贝数）。此外，也可以只进行相对定量，测定目的基因在样本中的含量的相对比例。相对定量比较的对象往往是在各种细胞中都能稳定表达的内参基因（管家基因，house-keeping genes），如 GAPDH、β-肌动蛋白、18sRNA 等。

相对双 Delta Ct 法是一种常用的相对定量结果分析方法，公式为 $2^{-\triangle\triangle Ct}$，使用时需确认待测基因和管家基因的扩增效率，效率越相近，结果越可靠。具体算法如下：采用每个标本的平均 Ct 值进行计算，在各待检测基因中，各样品的平均 Ct 值分别减去该样品内参基因（如 GAPDH）的平均 Ct 值，得到 $\triangle Ct$，取每个基因中 $\triangle Ct$ 的最小值（或取第一个样品 $\triangle Ct$ 的平均值，此时设置第一个样品的最终平均值为 1，不影响结果的准确性），各样品均减去该值，得到 $\triangle\triangle Ct$（当取 $\triangle Ct$ 的最小值时，$\triangle Ct$ 最小者此时其 $\triangle\triangle Ct$ 为 0）；再计算 $2^{-\triangle\triangle Ct}$ 的值。

通过 Excel 现成的 PCR 相对定量结果处理模板，就可以方便地输入实验结果，直接得到各组基因的相对表达量。我们设计了以下两个 Excel 表格。

A）2 孔和 3 孔复合的表格

相关表格在本书网盘［本章目录下的"2 孔和 3 孔复合的 pcr 计算（空白）.xls""2 孔和 3 孔复合的 pcr 计算（有数据）.xls"］中下载。表格的使用方法如下。

（1）从 PCR 仪取得各组的 Ct 值。

（2）如图 6-2-1 所示为 Excel 模板中 A、B、C 及空白对照四组样本中 Col3 的相对表达量的计算。

（3）将 GAPDH（内参基因）和待测基因的 3 个复孔的 Ct 值输入 3、4 行中的方框（如果只有 2 个复孔，那么只需输入两组数据，第三个单元格所在整列都不输入任何数据）中，就可以得到 27、28 行的结果。

（4）为了方便比较，在 27 行中会将对照组基因表达量设为 1，其他组结果通过 POWER 函数变为相应的值。

（5）得到的数据即可用于制图。

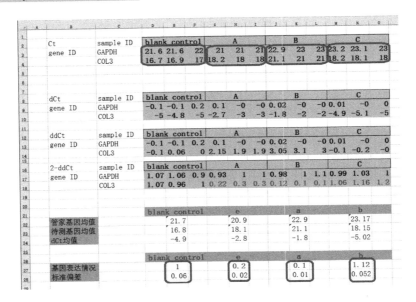

图 6-2-1　复合表格的计算页面

B) 2 孔和 3 孔独立的表格

如图 6-2-2 和图 6-2-3 所示分别为 2 复孔和 3 复孔的 Excel 计算页面［可从本书网盘本章中下载"2 孔和 3 孔独立的 pcr 计算（空白）.xls""2 孔和 3 孔独立的 pcr 计算（有数据）.xls"］，具体操作步骤如下。

（1）从 PCR 仪中导出 Ct 值。

（2）分别复制各个样品待测基因与内参基因的 Ct 值至相应的计算页面（复孔数相同）的方框内。

（3）由 $2^{-\Delta\Delta Ct}$ 直接得出结果，此处设第一组为 1，即取第一个样品 ΔCt 的平均值，各样品均减去该值，得到 $\Delta\Delta$Ct，第一个样品的最终平均值为 1。

（4）最后将所得的各样品平均值数据导入 GraphPad Prism。

（5）使用 GraphPad Prism 作图并分析。

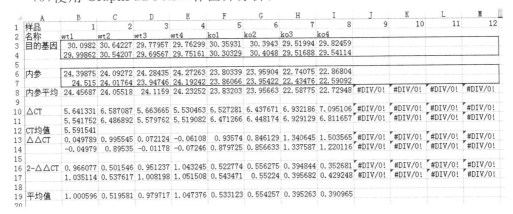

图 6-2-2　2 个复孔的计算页面

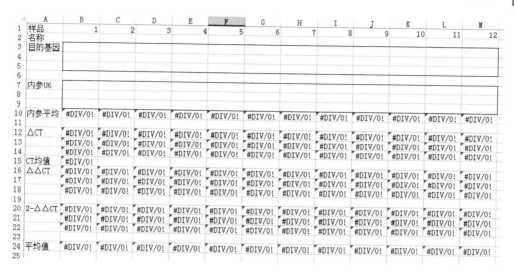

图 6-2-3　3 个复孔的计算页面

7．引物购买

下面介绍如何在 PubMed 的基因库中查询基因的准确名称、ID，以及如何查找赛默飞世尔科技旗下 ABI 的引物。

以查找小鼠"TGF-β₁"的引物为例。

A）在 PubMed 中查找基因名称

（1）打开 PubMed（www. pubmed. com），网址会跳转至 https：//www. ncbi. nlm. nih. gov/pubmed，单击左侧的"PubMed"，在出现的下拉菜单中选择"Gene"，然后在其右侧框中输入"tgf beta 1"，再点击右侧的"Search"（见图 6-2-4）。

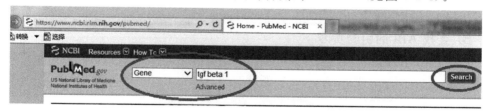

图 6-2-4　在 PubMed 中查询

（2）单击右侧椭圆框中的 "Mus musculus（591）"，以缩小范围（见图 6-2-5）。

（3）在第四行获得基因的准确名称"Tgfb1"、ID"21803"、全名"transforming growth factor，beta 1"，以及别名"TGF-beta1""TGFbeta1""Tgfb""Tgfb-1"。若仍不能快速找出，则可以点击"Sort by Relevance"，改变排序方式重新查找，如改用"Name"按照名称查找（见图 6-2-6）。

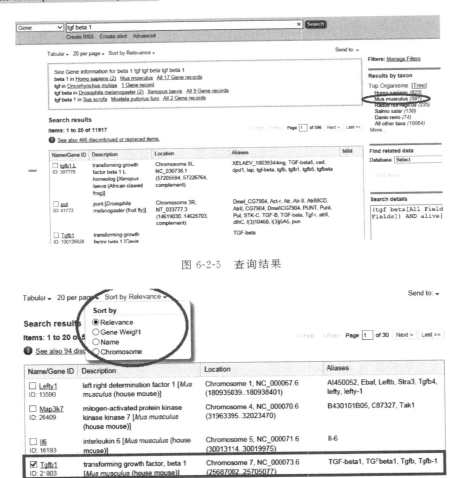

图 6-2-5　查询结果

图 6-2-6　排序

B) 查找 ABI 的引物货号

（1）打开公司网站（https://www.thermofisher.com），点击"Search All"处的下拉菜单，选择"Gene Exp Assays"（现已改为"Gene Expression"）（见图 6-2-7）。

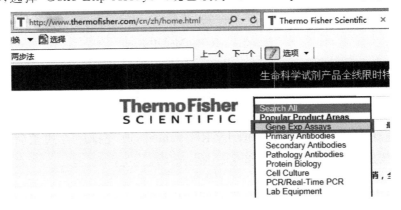

图 6-2-7　ABI 的引物查询工具

（2）按照前述查询输入"tgfb1"（见图 6-2-8），然后点击右侧搜索图标，即出现多个相关产品（见图 6-2-9）。

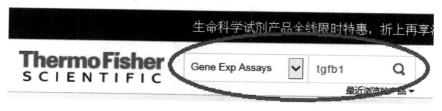

图 6-2-8　查询页面

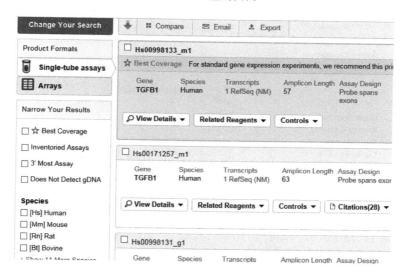

图 6-2-9　查询结果

（3）缩小查询范围：在"Species"中选择"[Mm] Mouse"，并选择"Best Coverage"，即可得到唯一产品（见图 6-2-10）。

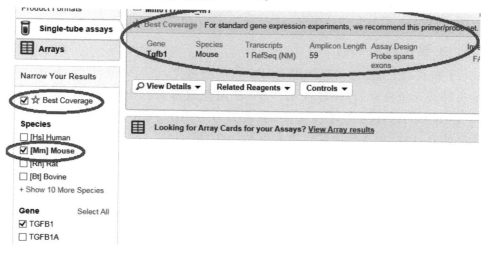

图 6-2-10　缩小查询范围

（4）如图 6-2-11 所示，点击"View Details"查看详细信息，可见准确名称"Tgfb1"、ID"21803"、全名 "transforming growth factor，beta 1"以及别名"TGF-beta1""TGFbeta1""Tgfb""Tgfb-1"都与基因库的查询一致。

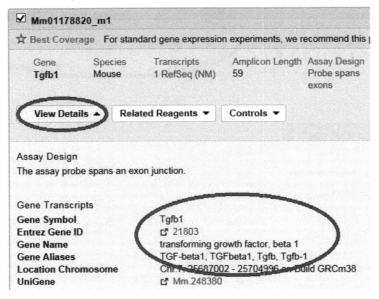

图 6-2-11   检查查询结果是否准确

（5）记录名称"Tgfb1"和货号"Mm01178820_m1"，然后委托代理公司购买。

第三节   定性 RT-PCR

常见的定性 RT-PCR 使用普通 PCR 仪对反转录后的目的基因进行扩增，并采用琼脂糖凝胶电泳进行产物的分析。

1. 主要仪器及试剂

（1）枪头、EP 管、匀浆管等用 DEPC 水浸泡过夜，高压灭菌，烘干备用；实验前将枪头等放入枪头盒，再高压灭菌一次（使用无菌封装的枪头、EP 管请跳过此步骤）。PCR 板（Axygen 即可）。此外，最好备有专用于 PCR 实验的移液器，且精度必须足够高，以减少点样时的污染和误差。

（2）液体试剂：DEPC 水（1ml DEPC：1000ml ddH$_2$O，高压湿热灭菌）、4℃预冷的 75%乙醇（用灭菌 DEPC 水配制，现配现用）、异丙醇及氯仿（避光保存）、TRIzol。

（3）琼脂糖。

2. 操作流程

A) 引物设计

引物可自行设计或者使用诸如 Primer premier、Oligo 等引物设计软件,我们推荐使用文献中提供的经测定可用的引物。另外,目前有些引物合成公司如上海生工和北京奥科都提供免费的引物设计服务,选择这些公司省时省力。

B) 提取总 RNA

(TRIzol 法)

(1)取 50～100mg 组织,加入 1ml TRIzol,用匀浆机将组织匀浆。如为贴壁细胞,则可弃去培养基,加入 1ml TRIzol,静置 5min,吹打后转移入 1.5ml 离心管中。

(2)匀浆室温放置 5min,加入 0.2ml 氯仿(或按 TRIzol 体积 5∶1),剧烈手摇(禁用振荡器),室温静置 5min,4℃下,12000r/min 离心 15min。

(3)取上层水相 0.4ml 于一新的离心管中,加入等体积异丙醇,振荡混匀,室温放置 10min,4℃下,12000r/min 离心 10min,离心后见管底 RNA 沉淀。

(4)弃上清,加入 1ml 预冷的 75% 乙醇,温和混匀,4℃下,7500r/min 离心 5min。

(5)弃上清,尽量吸尽残留液体,倒扣管口于滤纸上,室温放置 15min 使干燥。管底滴入 20～30μl DEPC 水溶解 RNA。置于 -80℃的冰箱可保存数月,但需避免反复冻融。

(6)测浓度和 RNA 的纯度:取 2μl RNA 加入 98μl 水中,测浓度和 OD_{260}/OD_{280},并将各组样本浓度调整为 0.5～1.0μg/μl 的某一固定值。OD_{260} 值在 0.1～1.0,OD_{260}/OD_{280} 在 1.8～2.0,RNA 才可以用于下一步实验。

C) 反转录

如果使用商品化的试剂盒,那么需按照试剂盒内的说明书进行操作。如果没有,那么可参考以下步骤。

(1)取一新的离心管,依次加入以下溶液。

总 RNA:0.1～5.0μg(一般为 2.0μg)

随机引物:3μl

ddH$_2$O:加至 12μl

(2)70℃ 孵育 5min 后,冰上振荡 1min。

(3)在冰上依次加入下列试剂。

5×反应缓冲液:5μl

10mm dNTP 混合物:2μl

反转录酶:1μl

(4)42℃ 处理 30min。

(5)70℃ 处理 10min,停止反应,放置于冰上。

(6)反转录后的 cDNA 可继续进行 PCR 反应或保存于 -20℃下(7 天)。

D) PCR 反应

（1）在冰上按下列顺序依次加入试剂。

cDNA：1～3μl

上游引物：1μl

下游引物：1μl

dNTP 混合物：3μl

$10\times Taq$ 酶缓冲液：2.5μl

Taq 酶：1μl

ddH$_2$O：补齐至 25μl

（2）温度循环。

步骤 1：94℃下 4min。

步骤 2：94℃下 45s。

步骤 3：57℃下 45s。

步骤 4：72℃下 1min。

步骤 5：重复步骤 2—4，进行 30～35 个循环（内参 20 个循环即可）。

步骤 6：72℃下 10min。

步骤 7：PCR 产物保持在 4℃以结束扩增（其后开始电泳或在－20℃下保存）。

（3）琼脂糖凝胶电泳。

配制 5×TBE 电泳缓冲液，其配制方法如下：1L 溶液中含 54g Tris 碱、27.5g 硼酸和 20ml 0.5mol/L EDTA（pH 8.0）。

配制 1%的琼脂糖凝胶：1g 琼脂糖加入 0.5×TBE 100ml，微波炉加热至琼脂糖溶解，室温冷却至 65℃左右时加入溴化乙锭，使其终浓度为 0.5μg/ml，混匀。将融化的琼脂糖凝胶放入电泳槽中，制成凝胶电泳板。

依次加入标记物、混合标记物的扩增的 PCR 产物。调整电压为 100V，电泳 30min。

E) 显影和扫描

取出电泳后的凝胶，放于紫外线下检查有无 PCR 扩增产物的条带，采用凝胶图像分析系统扫描电泳条带密度。

F) 结果分析

其结果计算方法与 Western blot 的结果分析相同，可参考本书第五章所述方法，用 Image Studio 或 ImageJ 进行分析。

第七章

酶联免疫吸附试验

酶联免疫吸附试验（ELISA）是指利用抗原、抗体之间的专一性键结（化学键的结合方式，如离子键、共价键、氢键）的特性来进行蛋白质检测的一种方法；由于结合于固体承载物（一般为塑胶孔盘）上的抗原或抗体仍可具有免疫活性，因此设计其键结机制后，配合酵素显色反应，即可提示特定抗原或抗体是否存在，且显色的深浅可用于定量分析。根据待测样品与键结机制的不同，ELISA 可设计出各种不同类型的检测方式，主要以夹心法（sandwich：三明治法，夹心法；antibody pairs：抗体配对法）、间接法（indirect）以及竞争法（competitive）为主。

本书设计的检测系统为有 2 个配对抗体的采用夹心法。该法的优点是检测的样本量和检测次数可以大量增加，节约大量实验费用；若不能购买到相应抗原，则只能购买试剂盒。ELISA 试剂盒又可分为"包被 ELISA 试剂盒"和"未包被 ELISA 试剂盒"，前者试剂全面且经过验证，但价格昂贵，后者经济实惠且使用方便，故尽量购买后者。ELISA 试剂盒的操作按照试剂盒说明严格执行即可。

下面主要介绍应用广泛、方便、经济实惠的夹心法（抗体配对法）。

第一节　夹心法（抗体配对法）

1. 主要仪器及试剂

（1）酶标仪，96 孔平底、高吸附培养板，密封膜，多通道移液器。

（2）各种 ELISA 专用的缓冲液。

（3）检测蛋白的配对抗体。

（4）标准蛋白。

（5）辣根过氧化物酶标记的亲和素。

（6）底物：四甲基联苯胺（tetramethyl benzidine，TMB）或超级水晶蓝（Super Aqua Blue）。

2. 操作流程（英文）

A) Materials and reagents

（1）96-well high-affinity binding microwell plate (Coat Corning Costar 9018；or Nunc MaxiSorp™ flat-bottom，ThermoFisher：44-2404-21).

（2）Avidin Horseradish Peroxidase (eBioscience™ Avidin HRP，ThermoFisher：18-4100).

（3）ELISA/ELISPOT Coating Buffer Powder (ThermoFisher：00-0044-59).

（4）5× ELISA/ELISPOT Diluent (eBioscience™ ELISA/ELISPOT Diluent (5×)，ThermoFisher：00-4202-56).

（5）Wash Buffer：1× PBS，0.05% Tween-20，or eBioscience ELISA Wash Buffer Powder (eBioscience™ ELISA Wash Buffer，1 L packets，ThermoFisher：00-0400-46；This is a dried powder formulation of phosphate buffered saline with 0.05% Tween-20. Each packet can be reconstituted in 1 L of distilled，deionized water；the resulting 1× PBS/Tween-20 buffer (pH 7.4) is suitable for washing ELISA plate microwells).

（6）Substrate Solution：1× TMB Solution (eBioscience™ TMB Solution (1×)，ThermoFisher：00-4201-56) or Super Aqua Blue ELISA Substrate (ThermoFisher：00-4203-58).

（7）Stop Solution：1 mol/L H_3PO_4 or 2 mol H_2SO_4 for TMB；0.625 mol/L oxalic acid for Super Aqua Blue.

B) ELISA protocol using Antibody Pairs

（1）Dilute capture antibody using Coating Buffer. In general，a concentration of 1-4 µg/ml will be sufficient but please refer to the technical data sheet for specific concentration(s) for the clone you are using.

（2）Coat plate with 100 µl/well of capture antibody.

（3）Seal plate using "Adhesive Clear Polyester Seal Film" (7704-0001 from Whatman Inc.) and incubate at 4 ℃ overnight.

（4）Invert the plate and blot on absorbent paper to remove the buffer，wash 3 times with 260 µl/well Wash Buffer. Invert the plate and blot on absorbent paper to remove any residual buffer.

（5）Dilute 5× concentrated ELISA/ELISPOT Assay Diluent to final working stock of 1× using DI water (1 part 5× ELISA/ELISPOT Diluent to 4 parts DI water)*. Block wells with 200 µl/well of 1× ELISA/ELISPOT Diluent.

Incubate at room temperature for 1 hour or overnight at 4 ℃. *Important Note: Do not include NaN₃ (sodium azide) in any buffers, as this will inactivate the HRP.

(6)Invert the plate and blot on absorbent paper to remove all of the buffer. Wash is not needed.

(7)Use 1× ELISA/ELISPOT Assay diluent to dilute recombinant standards to recommended high concentration, and perform 2-fold serial dilutions for a total of 8 standards curve points. Please see technical data sheet for specific concentration(s) for the recombinant standards you are using.

(8)Add 100 μl/well of your standards and samples to the appropriate wells. Cover or seal the plate and incubate at room temperature for 2 hours (or overnight at 4 ℃ for maximal sensitivity).

(9)Aspirate the liqurd in wells and wash 5 times with at least 260 μl/well Wash Buffer. Invert the plate and blot on absorbent paper to remove any residual buffer.

(10)Dilute biotinylated detection antibody as indicated on the technical data sheet using 1× ELISA/ELISPOT Assay Diluent. In general, a concentration of 0.5-2.0 μg/ml will be sufficient but please refer to the technical data sheet for specific concentration(s) for the clone you are using.

(11)Add 100 μl/well of detection antibody.

(12)Seal plate and incubate at room temperature (RT) for 1 hour.

(13)Aspirate the liqurd in and wash the wells as step 4. Repeat for a total of 5 times.

(14)Dilute Avidin-HRP 1 : 500 using 1× ELISA/ELISPOT Assay Diluent.

(15)Add 100 μl/well of Avidin-HRP*. *Important Note: Do not include NaN₃ in any buffers, as this will inactivate the HRP.

(16)Seal plate and incubate at room temperature (RT) for 30 minutes.

(17)Aspirate the liqurd in wells and wash the wells 7 times with at least 260 μl/well Wash Buffer. Invert the plate and blot on absorbent paper to remove any residual buffer. In this wash step, soak wells in wash buffer for 1 to 2 minutes prior to aspiration.

(18)Add 100 μl TMB Substrate Solution* or Super Aqua Blue to each well and incubate at room temperature (RT) for 15 minutes. *Important Note: Bring TMB Substrate Solution to room temperature (RT) prior to use.

(19)Stop the color reaction by the addition of 50 μl stop solution.

(20)Read the plate at 450 nm (TMB) or 405 nm (Super Aqua Blue).

3．词汇表

high-affinity：高亲和性；高亲和力

binding：英［'baɪndɪŋ］　美［'baɪndɪŋ］　n. 装订；捆绑；粘合物；adj. 粘合的*；有约束力的；捆绑的；v. 捆绑（bind 的-ing 形式）

flat-bottom：n. 平底*；平匠

Avidin Horseradish Peroxidase：抗生物素蛋白-辣根过氧化物酶

coating：英［'kəʊtɪŋ］　美［'kotɪŋ］　n. 涂层；包衣；包被*；衣料；v. 给……穿上外衣；盖上（coat 的-ing 形式）

diluent：英［'dɪljuənt］　美［'dɪljuənt］　n. 稀释液*；冲淡剂；adj. 稀释的；冲淡的

powder：英［'paʊdə］　美［'paʊdə-］　n. 粉；粉末*；［化工］［军］火药；尘土；vt. 使成粉末；撒粉；搽粉于；vi. 搽粉；变成粉末

phosphate：英［'fɒsfeɪt］　美［'fɑsfet］　n. 磷酸盐*；皮膜化成

reconstitute：英［ri:'kɒnstɪtju:t］　美［ˌri'kɑnstətut］　vt. 重新设立；重新组成*

distilled：英［dɪs'tɪld］　美［dɪ'stɪld］　adj. 由蒸馏得来的*；净化的；v. 蒸馏（distill）的过去式

deionized：adj. 去离子的*；v. 除去……的离子（deionize）的过去分词

substrate：英［'sʌbstreɪt］　美［'sʌbstret］　n. 基质；基片；底物*；底层（等于substratum）；酶作用物

oxalic acid：［有化］草酸

Aqua Blue：水蓝色；水晶蓝；水蓝

seal：英［si:l］　美［sil］　n. 密封；印章；海豹；封条；标志；vt. 密封*；盖章；vi. 猎海豹

film：英［fɪlm］　美［fɪlm］　n. 电影；薄膜*；胶卷；轻烟；vt. 在……上覆以薄膜；把……拍成电影；vi. 摄制电影；生薄膜；变得朦胧

invert：英［ɪn'vɜ:t］　美［'ɪnvɜ-t］　vt. 使…转化；使…颠倒；使……反转*；使……前后倒置；n. 颠倒的事物；倒置物；倒悬者；adj. 转化的

residual：英［rɪ'zɪdjʊəl］　美［rɪ'zɪdʒuəl］　n. 剩余；残渣；adj. 剩余的；残留的*

stock：英［stɒk］　美［stɑk］　n. 股份，股票；库存；原料*；血统；树干；家畜；adj. 存货的，常备的；平凡的；vt. 进货；备有；装把手于……；vi. 囤积；办货；出新芽

incubate：英［'ɪŋkjʊbeɪt］　美［'ɪŋkjʊbet］　vt. 孵化；培养*；温育；逐渐发展；vi. 孵化；酝酿；n. 孵育物

sodium azide：英［'səʊdiəm 'æzaɪd］　美［'sodɪəm 'æzaɪd］　［无化］叠氮化钠

absorbent：英［əb'zɔ:b(ə)nt］　美［əb'sɔrbənt］　n. ［化学］［化工］［核］吸收剂；adj. 能吸收的*

recombinant：英［rɪˈkɒmbɪnənt］ 美［riˈkɑmbənənt］ n. 重组*；重组体

appropriate：英［əˈprəʊprɪət；(for v.) əˈprəʊprɪeɪt］ 美［əˈproprɪət；(for v.) əˈproprɪet］ adj. 适当的；恰当的；合适的*；vt. 占用，拨出

biotinylated：英［ˈbaɪətənɪleɪtɪd］ 美［ˈbaɪətənɪleɪtɪd］ adj. 生物素化的*；生物酰化的

aspirate：英［ˈæspəreɪt］ 美［ˈæspərət］ vt. 送气发音；吸入*；adj. 送气音的；n. 送气音；抽出物

4. 操作流程（中文）

A) 材料和试剂

（1）高吸附、平底的 96 孔板（Coat Corning Costar 9018；或 Nunc MaxiSorp™ flat-bottom，ThermoFisher：44-2404-21）。

（2）亲和素（抗生物素蛋白）辣根过氧化物酶（eBioscience™ Avidin HRP，ThermoFisher：18-4100）。亲和素对生物素具有很高的亲和力；叠氮化钠是一种辣根过氧化物酶活性抑制剂，不应添加至抗生物素蛋白-HRP 稀释液中。

（3）ELISA/ELISPOT 包被缓冲液粉（ELISA/ELISPOT Coating Buffer Powder，ThermoFisher：00-0044-59）。

（4）5× ELISA/ELISPOT 稀释液［eBioscience™ ELISA/ELISPOT Diluent（5×），ThermoFisher：00-4202-56］。

（5）洗涤缓冲液：1× PBS，0.05% 吐温-20；或 eBioscience 的 ELISA 洗涤缓冲液粉（eBioscience™ ELISA Wash Buffer，1L 装，ThermoFisher：00-0400-46；这是 PBS 和 0.05% 吐温-20 的干粉配方，每小包可重新溶解在 1L 蒸馏得到的去离子水中配成原来浓度，即 1× PBS，0.05% 吐温-20，pH 7.4，适合洗涤 ELISA 的微孔板）。

（6）底物溶液：1× TMB 溶液［eBioscience™ TMB Solution（1×），ThermoFisher：00-4201-56］；或超级水晶蓝底物（Super Aqua Blue ELISA Substrate，ThermoFisher：00-4203-58）。

（7）终止溶液：1mol/L 磷酸或 2mol 硫酸终止 TMB；0.625mol/L 草酸终止超级水晶蓝。

B) 抗体配对法的 ELISA 操作流程

（1）用包被缓冲液稀释"捕捉"抗体。常用浓度是 1～4μg/ml，但是使用前需要阅读所用抗体的说明书。注意：在配制时，需要量略大于 100μl× 需要的孔数（多计算 2 个孔），需要量/稀释倍数＝需要的抗体量。

（2）用 100μl/孔的"捕捉"抗体包被 96 孔板。

（3）用薄膜（Adhesive Clear Polyester Seal Film，7704-0001，Whatman Inc）密封 96 孔板，在 4℃下孵育过夜。

（4）翻转 96 孔板，甩去每个孔中的液体，用 260μl/孔（用 8 或 12 通道的移液器吸 2 次，每次 130μl，吸取的液体可以不打到底，即可以留下枪头的液体，下同）的洗涤缓冲液洗 3 次。翻转板面印在吸水纸上，以除去残留的缓冲液。

（5）用去离子水稀释 5× 的"ELISA/ELISPOT Assay Diluent"到 1×（1 份 5× "ELISA/ELISPOT Diluent" 加入到 4 份去离子水中），用 200μl/孔的 1× "ELISA/ELISPOT Diluent"封闭，在室温下孵育 1h，或 4℃ 下过夜。注意：在任何缓冲液中都不能加叠氮化钠，因其可使 HRP 失活。

（6）翻转板面印在吸水纸上，除去所有缓冲液（不需要洗）。

（7）用 1× 的"ELISA/ELISPOT Assay Diluent"稀释标准品，采用 2 倍稀释系列，共 8 个标准曲线点。注意：需要阅读说明书以明确重组蛋白（标准品）的浓度。例如，需要 4 个孔即 400μl，需要配 500μl，标准品量 = 500μl/稀释倍数，现从 B_1、B_2 到 H_1、H_2 的 16 个孔中分别加入 100μl"ELISA/ELISPOT Assay Diluent"；在 A_1、A_2、B_1、B_2 4 个孔中分别加入 100μl 标准品，用排枪的 2 个头轻轻吹打 B_1、B_2 后吸取 100μl 到 C_1、C_2，依次到 G_1、G_2，从 G_1、G_2 吸取 100μl 后弃去。

（8）在合适的孔中加入 100μl/孔的标准品（可采用上述标准品的稀释方法，此时标准品已经加好）和样品。覆盖或者封闭板面，室温下孵育 2h（或在 4℃ 下过夜，以达到最高的敏感性）。注意：室温下孵育时可使用水平摇床，下同。此外，也可放入冰箱在 4℃ 下过夜。

（9）吸去每个孔中的液体，用至少 260μl/孔的洗涤缓冲液洗 5 次。翻转板面印在吸水纸上，除去残留的缓冲液。注：浸泡 1min，可以少洗一次。但是，5 次洗涤均可以不浸泡。

（10）按照说明书用 1× 的"ELISA/ELISPOT Assay Diluent"稀释生物素化的检测抗体（其上标有"Biotin"，且克隆不同）。其常用浓度是 0.5～2μg/ml，但是使用前需要阅读所用抗体的说明书。

（11）加入 100μl/孔的检测抗体。

（12）封闭 96 孔板，并在室温下孵育 1h。

（13）如第（4）步一样吸液、洗涤，重复 5 次。注意：浸泡 1min，可以少洗一次。但是，5 次洗涤均可以不浸泡。

（14）用 1× 的"ELISA/ELISPOT Assay Diluent"稀释抗生物素蛋白-HRP 至 1：500。

（15）加入 100μl/孔的"抗生物素蛋白-HRP"。注意：在任何缓冲液中都不能加叠氮化钠，因其可使 HRP 失活。

（16）封闭 96 孔板，并在室温下孵育 30min。

（17）吸去每个孔中的液体，用至少 26μl/孔的洗涤缓冲液洗 7 次，每次均需要浸泡 1min。翻转板面印在吸水纸上，除去残留的缓冲液。在此次洗涤中，吸液前用缓冲液浸泡 1～2min。注意：最后一次洗涤后必须多次、用力扣板，以除净残留的液体。

（18）每个孔中加入 $100\mu l$ TMB 底物溶液（或超级水晶蓝），在室温下孵育 15min。注意：使用前必须在室温下放置 TMB 底物溶液使之恢复到室温。

（19）显色反应可以用 $50\mu l$ 的终止溶液终止。

（20）使用酶标仪在 450nm（TMB）或 405nm（超级水晶蓝）读取吸光度。

5. 注意事项

（1）关于抗体的选择，抗体说明书有说明该抗体需要与哪一个配对，我们推荐使用 eBioscience 公司（现 ThermoFisher）的抗体；要求克隆不同，一个抗体不带生物素（biotin），另一个带生物素。

（2）洗涤次数通常不能减少，国外有洗涤机器，但是效果不佳。

第二节　结果分析

最终结果以目标蛋白在一定细胞或组织中的含量来表述，具体如下。

（1）通常酶标仪能根据标准曲线直接计算出目标蛋白的浓度，浓度单位因标准蛋白不同而异，如标准蛋白的浓度为"ng/ml"，则目标蛋白浓度的单位应与之相同。

（2）如检测物为细胞上清，则在细胞数和培养基体积保持一致的情况下，上清液中目标蛋白浓度可表示为：上清液中目标蛋白浓度＝检测浓度×稀释倍数（此时浓度单位与标准蛋白一致，如"ng/ml"）。

（3）如检测物为细胞内蛋白，则在细胞数和培养基体积等条件保持一致的情况下，细胞内目标蛋白的相对浓度可表示为：细胞内目标蛋白的相对浓度＝检测浓度×稀释倍数（此时浓度单位与标准蛋白一致，如"ng/ml"）。此外，也可以同时检测总蛋白浓度，结果以目标蛋白在一定量总蛋白中的含量来表述，如 1mg 总蛋白中含有多少纳克或皮克的目标蛋白，此时单位为"ng/mg""pg/ml"，这种方法不受细胞量是否一致的限制。

（4）如检测物为组织，则在组织体积和质量保持一致的情况下，组织内目标蛋白的相对浓度可表示为：组织内目标蛋白的相对浓度＝检测浓度×稀释倍数（此时浓度单位与标准蛋白一致，如"ng/ml""pg/ml"）。此外，也可以在蛋白提取前称量组织质量，结果以目标蛋白在一定量组织中的含量来表述，如 1mg 组织中含有多少纳克或皮克的目标蛋白，此时单位为"ng/mg""pg/ml"，这种方法不受细胞量是否一致的限制。后一种结果表述方法举例如下：

组织质量为 13.7mg（T mg）；加入 10 倍（M）体积的裂解液 $137\mu l$（$V\ \mu l$）；在 ELISA 检测时又稀释 10 倍（N）；最后得到的目标蛋白浓度为 0.1315ng/ml（X ng/ml），则 1g 组织中的目标蛋白含量为：

X ng/ml $\cdot N \cdot V\ \mu l/T$ mg $=(X \cdot N \cdot V/T)$ ng/g $=(X \cdot N \cdot M)$ ng/g $=$ 13.15ng/g（即 1g 组织中的目标蛋白含量为 13.15ng）

实际上，在机械匀浆和超声的过程中，裂解液会有一定丢失，但是各样品均匀丢失，且在丢失的裂解液中也含有目标蛋白，目标蛋白的浓度可在一定程度上维持稳定，故总量仍按照最初加入的裂解液量来计算（X ng/ml·N·V μl）。但是，需要各组织样品的总量差别不太大（如各样品均要求取 10～20mg），且操作过程严格统一（如机械匀浆几秒、超声几秒几次等）。

（5）用软件进行统计分析，计算各组间的统计学差异。

（6）目标蛋白含量可通过作图直观显示，详见本书第十一章内容。

第三节　用于 ELISA 检测的蛋白提取

用 RIPA 裂解液（含有 SDS）提取的蛋白通常不能用于 ELISA 检测。从提取蛋白自身的角度来考虑，RIPA 裂解液可以将蛋白质的空间结构破坏，即破坏蛋白质分子的二级结构和三级结构，从而使抗原决定簇得以充分暴露在外，可能更有利于其检测；但是，从 ELISA 检测本身的角度来考虑，以上述夹心法为例，提取的蛋白中含有 RIPA 裂解液，当加入到包被的孔板中时，裂解液可能同样对孔板中包被的抗体起到了裂解作用，从而使其失去该有的特异性。在实验时可能需要考虑这方面的影响。

SDS、NP-40 和 Triton X-100 这三种去垢剂的作用是不同的，或者说作用力强弱不同。SDS 属于离子型去垢剂，三者中破坏能力最强，基本可以把细胞完全破坏，DNA 会被释放出来，裂解液变得很黏稠。NP-40 是一种很温和的去垢剂，1％浓度基本可以破坏细胞膜，但对核膜的破坏作用弱，结合特定的缓冲液可获得胞质蛋白。Triton X-100 的能力介于 NP-40 和 SDS 之间，偏向于 NP-40，也是常用的细胞裂解液成分之一，在保护蛋白活性方面有一定作用（SDS 基本会使蛋白变性失活）。

常用的可用于 ELISA 检测的裂解液在下文中列出，除了裂解液需要更换外，贴壁细胞、悬浮细胞和组织的裂解方法参见第五章第一节内容。

注意：下面的裂解液中均不含蛋白酶抑制剂和磷酸酶抑制剂，如使用 Halt™ Protease and Phosphatase Inhibitor Cocktails（Thermo：78442），则需按 1％的比例加入。另外，裂解样品的所有步骤都需在冰上或 4℃下进行；不同的细胞或组织需要加入的裂解液的量可能不同，需要根据具体条件进行筛选；除组织和细胞外，ELISA 也可以检测细胞培养上清中的蛋白含量，此时不需要裂解液。

（1）ACE 缓冲液：美国洛杉矶 Cedars-Sinai 医学中心的生物医学部以研究 ACE 著称，以下配方的命名来自于该实验室。ACE 缓冲液在该实验室被大量用于 ACE 活性的测定。另外，在实际应用中，我们用于小鼠皮肤瘢痕的蛋白提取也有很好的效果，提取的蛋白可分别用于 ELISA 和 Western blot 检测。其配方如下：

150mmol/L NaCl

$25\mu mol/L\ ZnCl_2$

50mmol/L HEPES(pH 7.4)

0.5% Triton X-100

(2)NP-40 裂解液:性质温和。其配方如下:

20ml 10× PBS

1ml NP-40 (nonidet p-40)

0.5g 脱氧胆酸钠

100mg SDS

1ml 100mmol/L DTT

76.5ml 去离子水

该配方的总体积为 99ml,加入适量 1% 的磷酸酶抑制剂和蛋白酶抑制剂;部分生产厂家加入抑制剂的量不是 1%,如抑制剂加入量为 5%,则去离子水应减少到 72.5ml。

碧云天公司有全套的裂解液可供选择(网址为 http://www.beyotime.com/lysis-buffer.htm),可选择货号为 P0013F 的 NP-40 裂解液。赛默飞公司的相应产品为 NP-40 Cell Lysis Buffer(ThermoFisher:FNN0021)。

(3)1× PBS:提取总蛋白的能力弱,故此时机械匀浆和超声的蛋白提取操作应适当增加提取的蛋白量。

第四节 酸碱的配制方法

ELISA 的实验操作中设计有磷酸、硫酸、草酸的配制,常用酸的配制方法可在 Sigma 网站上查询。

(1)打开 Sigma 网站(http://www.sigmaaldrich.com),鼠标移到左上角 "PRODUCTS",出现下拉菜单后,单击"CHEMISTRY"(见图 7-4-1)。

(2)打开网页的左侧,依次单击"Stockroom Reagents""Learning Center""Lab Basics Technical Library"和"Normality & Molarity Calculator",其后出现"Normality & Molarity Calculator"和"Acid and Base Solution Preparation"(见图 7-4-2)。

(3)依次选择酸或碱的名称,填入需要的体积和浓度,然后点击"Calculate",下方即出现计算依据(椭圆形框)和配制方法(长方形框)(见图 7-4-3)。

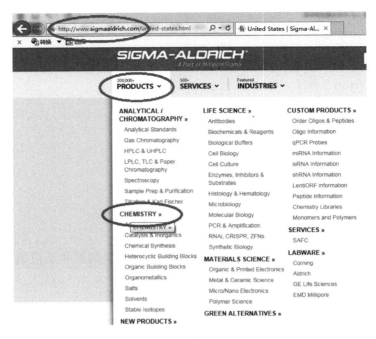

图 7-4-1　打开网页

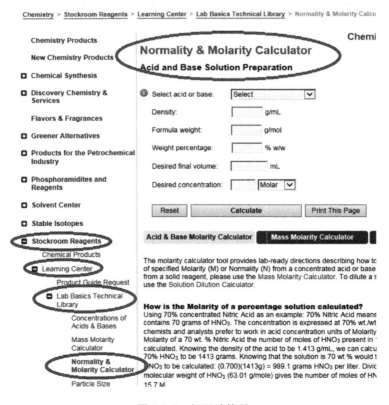

图 7-4-2　打开计算器

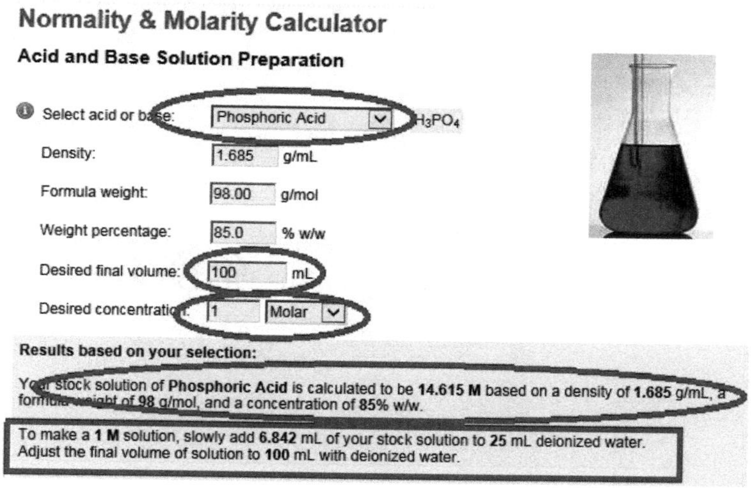

Normality & Molarity Calculator

Acid and Base Solution Preparation

Select acid or base: | Phosphoric Acid ▾ | H_3PO_4

Density: | 1.685 | g/mL

Formula weight: | 98.00 | g/mol

Weight percentage: | 85.0 | % w/w

Desired final volume: | 100 | mL

Desired concentration: | 1 | Molar ▾

Results based on your selection:

Your stock solution of **Phosphoric Acid** is calculated to be **14.615 M** based on a density of **1.685 g/mL**, a formula weight of **98 g/mol**, and a concentration of **85% w/w**.

To make a **1 M** solution, slowly add **6.842 mL** of your stock solution to **25 mL** deionized water. Adjust the final volume of solution to **100** mL with deionized water.

图 7-4-3　计算

免疫组织化学(IHC)是指利用抗原与抗体特异性结合的原理,通过化学反应使标记抗体的显色剂(荧光素、酶、金属离子、同位素)显色来显示组织细胞内的抗原(多肽和蛋白质),对其进行定位、定性及定量的研究方法。

免疫组化技术具有特异性强、敏感性高、定位准确、形态与功能相结合等优点。免疫学的基本原理决定了抗原与抗体之间的结合具有高度特异性;IHC 从理论上讲也是对组织细胞内抗原的特定显示,如角蛋白(keratin)显示上皮成分,LCA 显示淋巴细胞成分;只有当组织细胞内存在交叉抗原时,才会出现交叉反应。在应用 IHC 的起始阶段,由于受技术上的限制,如只有直接法、间接法等敏感性不高的技术,因此该阶段的抗体只能稀释几倍、几十倍;现在,ABC 法和 SP 三步法等方法能使抗体稀释上千倍、上万倍甚至上亿倍后仍可在组织细胞内与抗原结合,这样高敏感性的抗体抗原反应使免疫组化方法越来越方便地被应用于常规病理诊断工作。IHC 通过抗原抗体反应及呈色反应,可在组织和细胞内对抗原进行准确定位,因而可同时对不同抗原在同一组织或细胞内进行定位观察,这样就可以进行形态与功能相结合的研究,这对病理学领域开展深入研究是十分有意义的。

Vector Laboratories 公司是一家世界著名的生物学检测试剂公司。1977 年,该公司首先开发出了生物素-亲和素系统,该产品系列是检测方法上的一次重要革命。之后,Vector Laboratories 公司又发展出亲和素-生物素-过氧化物酶复合物技术(avidin : biotinylated enzyme complex technology,ABC 技术),并建立了著名的 VECTASTAIN® ABC 系统。该系统被普遍视为目前最灵敏、最可靠与最有效的染色系统,已被广泛应用于免疫组织化学、免疫电镜、原位杂交与凝集素化学中。下面仅介绍使用该公司试剂盒的 IHC 技术,我们推荐使用 ABC 法。

1. 主要仪器及试剂

(1) VECTASTAIN Universal Quick HRP Kit (Vector Laboratories : PK-7800)。

（2）DAB Peroxidase（HRP）Substrate Kit(Vector Laboratories：SK-4100）。

（3）孵育盒、定时器、玻片、盖玻片、切片架、切片缸。

（4）双层水浴锅（可选）、显微镜（可选）。

（5）枸橼酸（可选）。

（6）抗体（针对检测抗原的 IHC 一抗）。

2. 操作流程（英文）

（1）Label glasses with pencil.

（2）Xylene Ⅰ，Xylene Ⅱ，100％ Ethanol Ⅰ，100％ Ethanol Ⅱ，96％ Ethanol Ⅰ，96％ Ethanol Ⅱ and 70％ Ethanol(5 minutes each).

（3）DI water（5 minutes，2 times）.

（4）PBS（5 minutes）.

（5）（optional）Antigen recovery：

（a）Citrate buffer at 98 ℃ at double boiler（30 minutes）.

Citrate buffer：0. 96 g citric acid，500 ml DI water and 0. 25 ml Tween-20，set pH to 6. 0 with 1 mol/L NaOH.

（b）Cool down to room temperature（RT）(20 minutes）.

（c）DI water（5 minutes，2 times）.

（6）3％ H_2O_2（Hydrogen Peroxide Solution）PBS（30 minutes，blockade of endogenous peroxidase）.

（7）PBS（5 minutes，2 times）.

（8）Use serum（"Normal Horse Serum"，block buffer）from VECTASTAIN Universal Quick HRP Kit（Vector Laboratories：PK-7800），2 hours at RT.

（9）First antibody（Over night at 4 ℃）diluted in 1％ BSA-PBS（add only 1％ BSA-PBS to controls）.

（10）PBS（5 minutes，3 times）.

（11）Use second antibody（"PAN-SPECIFIC ANTIBODY"）from VECTASTAIN Universal Quick HRP Kit（Vector Laboratories：PK-7800），30 minutes at RT.

（12）PBS（5 minutes，3 times）.

（13）Use "STREPTAVIDIN/PEROXIDE COMPLEX" from VECTASTAIN Universal Quick HRP Kit(Vector Laboratories：PK-7800），30 minutes at RT.

（14）PBS（5 minutes，3 times）.

（15）Prepare fresh DAB solution every time. Protect from light. It is toxic，gloves shoud be wared.

DAB solution：1. 5 ml DI water，1 drop of "Buffer"，2 drops of "DAB"，and 1 drop of "Hydrogen Peroxide". All of the "drops" are from the DAB Peroxidase（HRP）Substrate Kit（Vector Laboratories：SK-4100）.

(16) Use DAB solution for 30 seconds to 3 minutes (time varies according to the first antibody).

(17) DI water (5 minutes，2 times).

(18) Hematoxylin 1 minute (30 seconds to 2 minutes).

(19) Wash with tap water (about 30 seconds).

(20) 70％ Ethanol，96％ Ethanol Ⅱ and 96％ Ethanol Ⅰ (1 minute each).

(21) 100％ Ethanol Ⅱ and 100 ％ Ethanol Ⅰ (3 minutes each).

(22) 100％ Xylene Ⅱ and 100 ％ Xylene Ⅰ (5 minutes each).

(23) Add 1 drop of xylene and 1 drop of mounting medium，then cover the slides.

(24) Leave on in horizontal position.

3. 词汇表

xylene：英［'zaɪliːn］ 美［'zaɪlɪn］ n. 二甲苯

ethanol：英［'eθənɒl］ 美［'eθənoʊl］ n. 乙醇

DI water：de-ionized water / deionised water 去离子水

antigen：英［'æntɪdʒən］ 美［'æntɪdʒən］ n. 抗原

recovery：英［rɪ'kʌvəri］ 美［rɪ'kʌvəri］ n. 恢复，复原*；重获；痊愈；矫正；复数：recoveries

antigen recovery：抗原修复

citrate：英［'sɪtreɪt］ 美［'sɪtret］ n. 柠檬酸盐，枸橼酸盐

double boiler：英［'dʌbl 'bɔɪlə］ 美［'dʌbəl 'bɔɪlɚ］ n. (美)双层蒸锅

citric acid：英［ˌsɪtrɪk 'æsɪd］ 美［'sɪtrɪk 'æsɪd］ n. 柠檬酸；枸橼酸

H₂O₂：hydrogen peroxide 英［'haidrədʒən pə'rɒkˌsaɪd］ 美［'haɪdrədʒən pə'rɑkˌsaɪd］ n. 过氧化氢

universal：英［ˌjuːnɪ'vɜːsl］ 美［ˌjunɪ'vɚsl］ adj. 普遍的，一般的*；通用的，万能的；全世界的；宇宙的；n.［逻辑学］全称命题；［哲学］一般概念；一般性

endogenous：英［en'dɒdʒənəs］ 美［en'dɑdʒənəs］ adj. 内长的，内生的*

streptavidin：英［sˌtrep'tævɪdɪn］ 美［sˌtrep'tævɪdɪn］ n. 链霉亲和素*；抗生蛋白链菌素

peroxidase：英［pə'rɒksɪdeɪs］ 美［pə'rɒksɪdeɪs］ n. 过氧（化）物酶；过氧化物酶*

DAB：3,3′,4,4′-四氨基联苯

HRP：abbr. horseradish peroxidase 辣根过氧化物酶

hematoxylin：英［ˌhiːməˈtɒksɪlɪn］ 美［ˌhiməˈtɒksəlɪn］ n. 苏木精

mounting medium：英［'maʊntɪŋ 'miːdjəm］ 美［'maʊntɪŋ 'mɪdiəm］ 封固剂

horizontal：英［ˌhɒrɪ'zɒntl］ 美［ˌhɔrə'zɑntl］ adj. 水平的*，卧式的；地平线的；［植］(枝条)平层的；同一行业的，同阶层的；n. 水平线；水平面；水平位置；水平的物体

4. 操作流程(中文)

(1) 用铅笔在组织切片的玻璃上做上标记,以防洗脱,然后放入切片架中。

(2) 在通风柜中操作。将组织切片分别在二甲苯Ⅰ、二甲苯Ⅱ、100％乙醇Ⅰ、100％乙醇Ⅱ、96％乙醇Ⅰ、96％乙醇Ⅱ和70％乙醇中各放置5min。操作如下:将以上7种溶液分别倒入相应切片缸中,再将载有切片的切片架(见图8-1-1)浸入其中即可。各种溶液使用完毕立刻倒回容器中(即使溶液浓度、成分相同,也不能混用或混装),可重复使用。

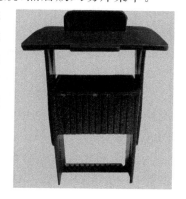

图8-1-1 切片架
(上方为手柄,下方放置切片)

(3) 每次用去离子水洗涤5min,共2次。方法如下:在切片缸中换上去离子水,切片仍放于支架中,浸入即可。

(4) 每次用PBS洗涤5min,共1次。方法如下:在切片缸中换上PBS,切片仍放于支架中,浸入即可。

(5) (可选)抗原修复:(a) 将切片放在枸橼酸盐缓冲液中,用双层蒸锅(电饭煲亦可)加热到98℃。枸橼酸盐缓冲液配制如下:取0.96g枸橼酸、500ml去离子水和0.25ml吐温-20,用1mol/L NaOH将pH值调至6.0。(b) 冷却到室温(20min)。(c) 每次用去离子水洗涤5min,共2次。

(6) 用PBS配制3％双氧水溶液,将切片放入溶液中(可以使用小的塑料切片缸,玻片可以固定于切片缸内)。

(7) 用PBS洗涤2次,每次5min(放入切片架中,在大的容器盒中进行)。

(8) 将切片放入孵育盒(见图8-1-2)中,用柔软吸水的纸吸干切片四周水分,注意不能触及标本;在标本周围用蜡笔(可用石蜡放入15ml离心管中制成,见图8-1-3)画一个圆圈,从VECTASTAIN Universal Quick HRP Kit(Vector Laboratories:PK-7800)中取出"Normal Horse Serum",滴一滴在圆圈中,该溶液为封闭缓冲液;在常温下放置2h。

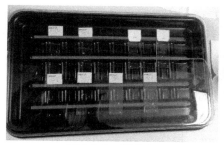

图8-1-2 孵育盒

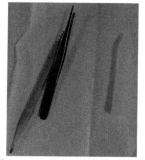

图8-1-3 必备工具(从左往右依次为铅笔、平头镊和蜡笔)

（9）先配制 1% BSA 溶液，将质量比为 1% 的 BSA 放入 PBS 中配制成 1% BSA-PBS；随后加入一抗（浓度通常为 1：200～1：500，不同抗体浓度各不相同，需要参照说明书，并随预实验进行调整），按照每个标本 $100\mu l$ 的量配制一抗溶液，但是实际上每个标本给予 $95\mu l$；先用柔软吸水的纸吸干上一步骤的缓冲液，注意不能触及标本；每个检测标本加入 $95\mu l$ 一抗溶液；必须设有对照，即加入 $95\mu l$ 1% BSA-PBS；盖上染色盒盖子，且盒底放入一圈去离子水以防止蒸发，4℃过夜。

（10）用 PBS 洗涤 3 次，每次 5min。具体操作如下：先回收抗体，抗体可以再次使用；然后在切片缸中放入 PBS，将切片如前述放入切片架中，将切片架浸入 PBS 即可。

（11）将切片放入孵育盒中，用柔软吸水的纸吸干切片四周溶液，注意不能触及标本；从 VECTASTAIN Universal Quick HRP Kit（Vector Laboratories：PK-7800）中取出二抗"PAN-SPECIFIC ANTIBODY"，滴一滴在蜡笔画成的圆圈中，在常温下放置 30min。

（12）用 PBS 洗涤 3 次，每次 5min。具体操作如下：用柔软吸水的纸吸干切片四周溶液，注意不能触及标本；然后将切片如前述放入切片架中，在切片缸中放入 PBS，将切片架浸入 PBS 即可。

（13）将切片放入孵育盒中，用柔软吸水的纸吸干切片四周溶液，注意不能触及标本；从 VECTASTAIN Universal Quick HRP Kit（Vector Laboratories：PK-7800）中取出"STREPTAVIDIN/PEROXIDE COMPLEX"，滴一滴在蜡笔画成的圆圈中，在常温下放置 30min。

（14）重复步骤（12）。

（15）配制新鲜 DAB 溶液。注意避光，一般关闭最近的日光灯即可。如需要保存较长时间，则须使用锡箔。DAB 溶液配制如下：在 15ml 离心管中先放入 1.5ml 去离子水，然后垂直滴入 1 滴"Buffer"，注意不能加压，任其自然汇聚成一滴后流出；再加入 2 滴"DAB"，同样不能加压；然后加入 1 滴"Hydrogen Peroxide"（双氧水），加法同上。前面 3 种试剂均来源于试剂盒 DAB Peroxidase（HRP）Substrate Kit（Vector Laboratories：SK-4100）。该试剂盒中共有 4 瓶试剂，剩下一瓶不需要使用。

（16）用柔软吸水的纸吸干切片四周溶液，注意不能触及标本；关闭最近的日光灯。把切片平放于深色背景上，在加 DAB 溶液的同时开始计时，显色 30s～3min，染色时间因一抗而异，显色时间需要绝对精确。每次操作 2 个切片，且为不同组，这样可以对照。到时间后立即用大量去离子水洗涤切片，最后平放于桌面，标本上方需保留一滴水。

（17）用去离子水洗涤 2 次，每次 5min。操作如下：将切片放在切片架上，然后将切片架浸入加有去离子水的切片缸中。

（18）将切片放于苏木精溶液中 30s～2min，一般 1min 即可，无须精确计时，到时间后用大量自然水冲洗切片（见下一步）。苏木精溶液首次使用时需要进行过滤除菌,并放于室温下;超过 1 个月需再次过滤除菌。苏木精溶液可以反复使用,将其放入 50ml 离心管中,2 个切片背靠背放入,计时 1min,然后用镊子取出,再用自然水冲洗。

(19) 立刻用自然水冲洗:先冲洗一片,然后冲洗另一片,后面一片在上,冲洗的水流到另外一片,然后再交换。

(20) 将切片分别在 70％乙醇、96％乙醇Ⅱ和 96％乙醇Ⅰ中各放置 1min。操作如下:将以上 3 种溶液分别倒入切片缸中,再将载有切片的切片架浸入其中即可。各种溶液使用完毕立刻倒回容器中(即使浓度、成分相同,也不能混用或混装),可重复使用。

(21) 将切片分别在 100％乙醇Ⅱ和 100％乙醇Ⅰ中各放置 3min。操作如下:将以上 2 种溶液分别倒入切片缸中,再将载有切片的切片架浸入其中即可。各种溶液使用完毕立刻倒回容器中(即使浓度、成分相同,也不能混用或混装),可重复使用。

(22) 在通风柜中操作。将切片分别在 100％二甲苯Ⅱ和 100％二甲苯Ⅰ中各放置 5min。操作如下:将以上 2 种溶液分别倒入切片缸中,再将载有切片的切片架浸入其中即可。各种溶液使用完毕立刻倒回容器中(即使浓度、成分相同,也不能混用或混装),可重复使用。

注意:以上 7 种溶液为前面 7 种溶液的逆序使用,溶液本身是相同的。

(23) 先用 200μl 的移液枪滴入二甲苯,需完全覆盖组织;然后用 20～200μl 的枪头伸入封片剂(PROTOCOLTM Xylene Mounting Media,Fisher Scientific:245691)中,不需加压,取出后自然滴入标本正上方即可;最后盖上盖玻片。

(24) 水平放置于实验桌上过夜,待干燥后收起保存。

5. 注意事项

(1) 当初次使用某种一抗时,需要进行预实验以确定抗体合适的稀释度。

(2) ABC 法和 SP 法都比较成熟,有很多商品化的试剂盒可供使用,不一定使用 Vector Laboratories 公司的试剂盒。

(3) 二甲苯、DAB 均为有毒试剂,故操作时必须戴手套。在用二甲苯浸洗组织切片时,建议放入通风柜中(风向为从外向内,可吸走毒性物质)操作。

(4) 必须设置阴性对照,以排除假阳性,因为 DAB 显色可以产生背景颜色。没有对照染色的免疫组化染色结果是不可信的。

(5) DAB 的作用时间必须精确到秒,因为颜色深浅随作用时间不同而有较大的差别。

(6) 第(5)步"抗原修复"为可选,可先跳过不做,如不能显色,则可试做抗原修复。

(7) 建议采用石蜡切片,因为其保存时间很长。如不能检测抗原,则可试用冰冻切片,冰冻切片染色后也需要－20℃保存。

(8) 抗原必须表达在特定部位才能定义为阳性。例如,LCA 应定位在细胞膜上,CK 应定位在细胞质内,PCNA 及 p53 蛋白应定位在细胞核内,等等。对于不在抗原所在部位的阳性着色,一概不能视为阳性。

(9) 阴性结果不能视为抗原不表达。检测方法灵敏度有高低之分,故有时可因染色方法灵敏度不够而导致阴性反应,判断时应加以注意。

(10) 实验切片的阳性抗原定位应准确,呈色鲜明,背景着色浅或无;而对照切片染色的结果也应符合要求,即阴性对照结果为阴性,阳性对照结果为阳性。

(11) 假阳性指实验切片呈阳性,阴性组织对照或阴性试剂对照也呈阳性的结果。其原因与内源性干扰、试剂不纯、交叉反应等有关。出现假阳性的常见原因有抗原弥散、抗原异位表达、瘤细胞吞噬、病变中正常组织残留、抗体交叉反应和内源性物质着色等。

6. IHC 结果分析概述

A) 染色的判断

(1) 定位:可分为细胞阳性和间质阳性。细胞阳性根据靶抗原不同而呈现胞核型、胞质型、胞膜型或复合型。间质阳性表现为细胞外着色,呈局限性或弥散性。

(2) 染色的不均一性:阳性细胞的染色分布不均,呈片状或点状散在分布,染色强弱不等。颜色深浅及染色面积大小反映抗原量。

(3) 排除人为造成的非特异性染色:组织的断裂、损伤;切片的折叠、刀痕、色素沉着,组织细胞坏死。

B) 结果的定量或半定量分析

(1) 阳性强度法:在 20×10 视野下,随机选取 5 个视野,测 100 个阳性细胞的平均光密度即为此片的阳性强度。

(2) 阳性细胞百分比法:计数 100 个瘤细胞,计算其中阳性细胞的比例。

(3) 阳性面积百分比法:在 40×10 视野下,统一选取 5 个视野,计算阳性区域面积占整个参考面积的百分比。

(4) 血管计数(Weidner 法):CD34 染色中孤立的棕黄色的条索状细胞簇代表一条微血管。先在低倍镜下找到组织内密度最高的区域,再在 40×10 视野下计数微血管数。

C) 综合分析

IHC 的综合分析包括定性、定位和定量三个方面。显色强度和阳性细胞密度与抗原含量有关,是定性、定量指标,常采用强度和密度相结合的方法进行综合计量;阳性细胞的着色形态及组织分布特点主要是定位指标,与抗原功能有关。

(1) 阳性标记免疫特征:免疫荧光法(以 FITC 为例)表现为浅绿色荧光、明显绿色荧光和亮绿色耀眼荧光;免疫酶标记(DAB 法)显色则表现为淡黄色细颗粒、棕黄色颗粒和褐黄色粗颗粒。

(2) 阳性标记细胞学特征:可细分为以下 5 型,即①胞膜型;②胞核型;③胞质型;④间质型;⑤复合型(胞膜-胞质兼有,胞核-胞质兼有,或间质-胞质兼有)。这与抗原所在部位相关,但应注意排除因组织固定不佳引起的抗原弥散假象,尤其是复合型图像。

（3）阳性标记组织学特征：IHC 染色阳性细胞在组织中的分布排列形式可以有以下 7 种，即①局灶型；②弥漫型；③片块型；④网状型；⑤腺管型；⑥腔缘型；⑦菊团型。这主要取决于抗原、抗体复合物在细胞内的分布和阳性细胞在组织内的群体分布特点。

（4）阳性标记强度特征：按照细胞阳性着色程度（抗原含量）以及阳性细胞数量，可进行定量或半定量计算。可以随机选取 5～10 个视野，也可以选取覆盖所有所需组织标本的全部视野（若 3 个视野能覆盖所需染色组织，则选取 3 个；若 20 个视野才能覆盖所需染色组织，则选取 20 个）。可使用的软件有 ImageJ（具体方法见下一节）和 Image-Pro Plus 等。

7. ImageJ 定量分析 IHC 染色

ImageJ 图像分析软件是美国国家健康研究所（National Institutes of Health）开发的一款免费的科学图像分析工具，现被广泛应用于生物学研究领域。该软件可计算选定区域内分析对象的一系列几何特征，分析指标包括长度、角度、周长、面积、长轴、短轴、圆度、最佳椭圆拟合、最小外接矩形拟合以及质心坐标等。ImageJ 是一个开放结构的软件，源代码免费提供下载。该软件支持用户自定义插件和宏；自带编辑器，并且导入了 Java 的编译器，用户可根据自身需求用 Java 语言编写各种几何特征分析程序。下面使用的导入软件版本是"ImageJ 1.50i；Java 1.6.0_20"。

（1）软件下载：打开 https://imagej.nih.gov/ij/download.html，有 Windows（区分 32 位还是 64 位系统）、MacOS、Linux 等多个版本提供下载，也有跨平台的"Platform Independent"（见图 8-1-4）。

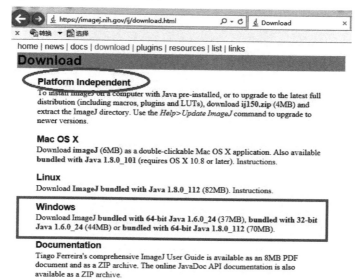

图 8-1-4　ImageJ 下载

（2）Windows 系统的 32 位和 64 位版本在下载后解压即可使用，使用时打开"ImageJ.exe"，出现如图 8-1-5 所示界面。

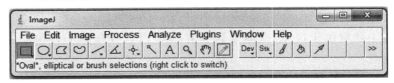

图 8-1-5 打开 ImageJ

（3）选择阳性对照或实验组中染色较深的图片（可从本书网盘本章目录下下载文件"15ko ang1-7.tif"），拖拽到 ImageJ 的软件界面（见图 8-1-6），即可打开需要分析的图片（见图 8-1-7）。图片的获取通常有以下两种方法，一是通过光学显微镜拍照获得，二是扫描获得。由于光学显微镜拍照的光照等条件不易完全统一，可能导致误差，因此推荐使用扫描的方法。可使用"Aperio Scanscope AT Turbo"（Leica，USA）在 20 倍下扫描，然后用"Aperio ImageScope v12.1 software"（Leica，USA）拍照获取图片。在采用这两种方法获取图片时，推荐拍摄能正好覆盖所需组织的所有照片。

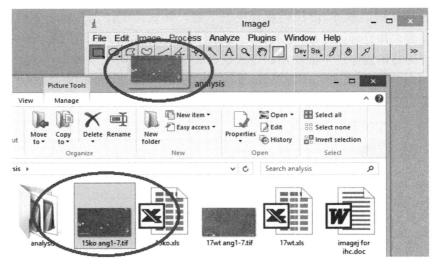

图 8-1-6 用 ImageJ 打开图片

（4）用大键盘上向上的箭头或"＋"号，以及小键盘上的"＋"号，均可放大图片；相反，用大键盘上向下的箭头或"－"号，以及小键盘上的"－"号，均可缩小图片。图片放大后用鼠标滚轮可上下移动图片；选择软件界面的手形工具后，可用鼠标上下左右移动图片。鼠标箭头移到染色阳性区域，取得"value"的值（3 个数字），需要记录多组（至少 3 组）（见图 8-1-8）。

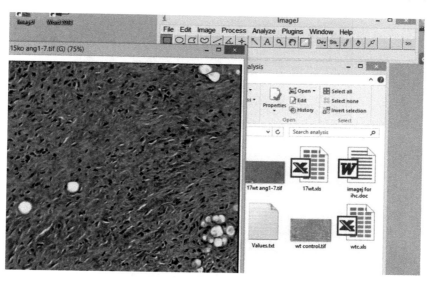

图 8-1-7 左下方为打开的 IHC 图片

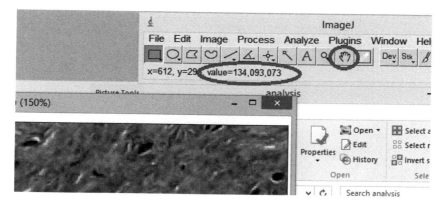

图 8-1-8 获取阳性区域的数值

（5）用"记事本"软件打开预先录制的宏文件（可从本书网盘本章目录下下载文件"Ang 1-7 Tan from jorge. ijm"，文件名可任意更改，但后缀". ijm"不能更改，见图 8-1-9），编辑其中的 3 对数值（见图 8-1-10）。如获取的 3 组"value"分别为"100,70,55""135,100,80"和"120,90,70"，则设定第 1 对数值的范围应包含这 3 组数中每组的第 1 个，即最小值"min[0]"≤100（图 8-1-10 中选为"95"），最大值"max[0]"≥135（图 8-1-10 中选为"140"）；第 2 对数值的范围应包含这 3 组数中每组的第 2 个，即最小值"min[1]"≤70，最大值"max[1]"≥100；第 3 对数值的范围应包含这 3 组数中每组的第 3 个，即最小值"min[2]"≤55，最大值"max[2]"≥80。

（6）不要关闭步骤（3）中打开的图片，依次用鼠标点击"Plugins"—"Macros"—"Run"，在弹出的对话框中选择在上一步骤中编辑的" *.ijm"宏文件（该文件实际是用"Run"下方的"Record"按钮录制的，方法是依次点击"Plugins"—"Macros"—"Record"）（见图 8-1-11）。

```
Ang 1-7 Tan from jorge.ijm - 记事本

文件(F)  编辑(E)  格式(O)  查看(V)  帮助(H)

//run("Threshold...");
// Color Thresholder 1.46r
// Autogenerated macro, single images only!
min=newArray(3);
max=newArray(3);
filter=newArray(3);
a=getTitle();
run("RGB Stack");
run("Convert Stack to Images");
selectWindow("Red");
rename("0");
selectWindow("Green");
rename("1");
selectWindow("Blue");
rename("2");
min[0]=95;
max[0]=140;
filter[0]="pass";
min[1]=65;
max[1]=105;
filter[1]="pass";
min[2]=50;
max[2]=85;
filter[2]="pass";
for (i=0;i<3;i++){
  selectWindow(""+i);
  setThreshold(min[i], max[i]);
  run("Convert to Mask");
  if (filter[i]=="stop")  run("Invert");
}
imageCalculator("AND create",  "0","1");
imageCalculator("AND create",  "Result of 0","2");
for (i=0;i<3;i++){
  selectWindow(""+i);
  close();
}
selectWindow("Result of 0");
close();
selectWindow("Result of Result of 0");
rename(a);
// Colour Thresholding-------------
run("Measure");
```

图 8-1-9 打开的宏文件全文

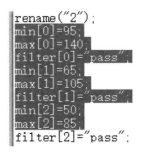

图 8-1-10 需要修改的 3 对数值

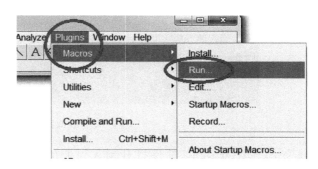

图 8-1-11 打开并运行宏

（7）运行宏后得到图片的选择范围和结果（见图 8-1-12）。结果中的"Area"为图片的总面积（不是运行宏文件后标记的黑色区域面积），"IntDen"就是所选范围的光密度的总和，用"IntDen"的数值除以"Area"的数值，得到的就是平均光密度"Mean"；"％Area"为阳性面积百分比。

（8）打开原图，适当放大，与 ImageJ 软件选择范围逐点进行对比（见图 8-1-13）。如有的阳性区域没有选入，则需要针对该点取值，修改宏文件［步骤（5）］，使该点的 3 个值包含在宏文件的范围内；如有的阴性区域反而选入，则需要针对该点取值，修改宏文件［步骤（5）］，排除该点。

（9）重复步骤（5）（6）（7）和（8），直到步骤（8）的图片对比中选择的范围包含所有的阳性区域，且不包含阴性区域。

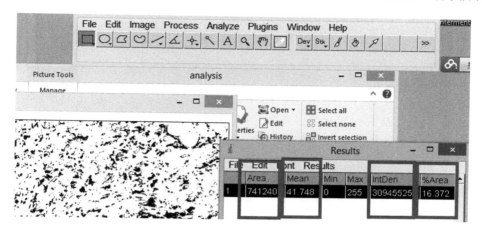

图 8-1-12　图片的选择范围结果

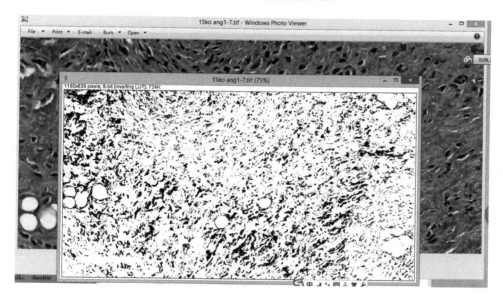

图 8-1-13　选择范围进行对比

（10）重复步骤（3）打开图片，依照步骤（6）和（7）打开、运行宏文件并得到结果。

（11）将结果复制导入 Excel 以做进一步的计算和分析，最后结果采用平均光密度（"Mean"）或阳性面积百分比（"％Area"）来进行分析均可。

（12）Excel 中的数据可用 SPSS 或 GraphPad Prism 计算各组间的统计学差异，并用 GraphPad Prism 或 Excel 作图。

▶▶▶ 第九章

慢病毒载体

慢病毒(lentivirus)载体是基于 HIV-1 发展起来的应用载体。慢病毒载体与包装质粒、包膜质粒共同包装形成慢病毒。慢病毒不仅能感染分裂期细胞,而且可以感染非分裂期细胞,同时还可以将基因整合到宿主基因组上,具有感染效率高、感染细胞种类广和适用于筛选稳定表达的细胞株等特点。对于神经元细胞、淋巴细胞及干细胞等非常难转染的细胞,通过慢病毒的感染也可以实现细胞内基因的过表达或敲减。

慢病毒载体根据功能可以分为过表达慢病毒载体和 shRNA 慢病毒载体,分别用于基因的过表达和敲减。本章以过表达慢病毒载体 pLV-EF1α-EGFP-N 和 shRNA 慢病毒载体 pLKO.1 为例,并以人的甲胎蛋白(α-fetoprotein,AFP)作为插入基因来讲述慢病毒载体的构建。

第一节　过表达慢病毒载体的构建

1. 主要仪器及试剂

(1)pLV-EF1α-EGFP-N 载体(北京英茂盛业,VL3311)。

(2)DNAMAN 软件(Lynnon Biosoft,USA)。

(3)KOD-plus(TOYOBO,KOD-201)。

(4)PCR 仪。

(5)琼脂糖(regular agarose G-10,BIOWEST,111860)。

(6)50×TAE 溶液(生工,B548101)。

(7)溴化乙锭溶液(天根,RT203)。

(8)λ-*Eco*T14 I digest(TAKARA,D3401B)。

(9)琼脂糖凝胶回收试剂盒(天根,DP209)。

(10)*Not* I 限制性内切酶(NEB,R0189S)。

(11)*Bam*H I 限制性内切酶(NEB,R0136S)。

(12)水浴锅。

(13)T4 DNA 连接酶(NEB,M0202S)。

(14)DH5α 感受态细胞(天根,CB101-02)。

(15)超净台。

(16)LB 培养基。

(17)含氨苄青霉素的 LB 平板。

(18)恒温摇床。

(19)氨苄青霉素钠盐(天根,RT501)。

(20)生化培养箱。

(21)Premix Ex Taq™ Version 2.0 (Loading dye mix)(TAKARA,RR902A)。

(22)无内毒素质粒大提试剂盒(天根,DP117)。

2. 操作流程(英文)

A) Design overexpression lentivirus vector(take vector pLV-EF1α-EGFP-N and protein AFP for example)

(1)pLV-EF1α-EGFP-N vector map information is in the Figure 9-1-1. EF1α promoter，EGFP tag，Puromycin resistance，Ampicillin resistance，Multiple cloning site：*Eco*R I，*Sma* I，*Xma* I，*Bam*H I and *Not* I.

(2) Search AFP coding sequence in NCBI，analyze restriction sites in DNAMAN. No *Eco*R I，*Sma* I，*Xma* I，*Bam*H I and *Not* I sites are found on AFP coding sequence. So all the enzymes could be used. Choose *Bam*H I and *Not* I to insert AFP to pLV-EF1α-EGFP-N and get AFP overexpression lentivirus vector pLV-EF1α-*Bam*H I-AFP-*Not* I-EGFP.

(3)Design primers.

*Bam*H I-AFP：5' <u>GCG</u> <u>GGATCC</u> ATGAAGTGGGTGGAATC 3'

AFP-*Not* I：5' <u>TAT</u> <u>GCGGCCGC</u> <u>G</u> AACTCCCAAAGCAGCA 3'

Synthesised by Sangon Biotech.

B) Construct AFP overexpression lentivirus vector pLV-EF1α-*Bam*H I-AFP-*Not* I-EGFP

(1)Amplify sequence *Bam*H I-AFP-*Not* I by PCR.

PCR system 20 μl：

10×PCR buffer：2 μl

2 mmol/L dNTPs：2 μl

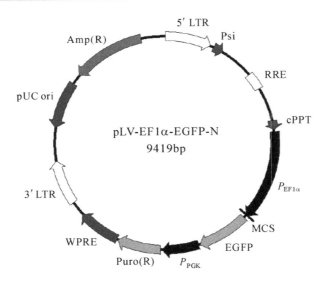

Multiple Cloning Site

Sma I
Xma I

EcoR I
GAT CTC GAG CTC AAG CTT CGA ATT CTG CAG TCG ACG GTA CCG CGG GCC CGG

BamH I Not I   Start of EGFP
GAT CCA CGC GGC CGC ACC ATG GTG AGC

Figure 9-1-1   pLV-EF1α-EGFP-N vector map

25 mmol/L MgSO$_4$:1.2 μl

Sense primer (BamH I -AFP):0.5 μl

Antisense primer (AFP-Not I):0.5 μl

Template:0.5 μl

KOD-plus enzyme:0.4 μl

ddH$_2$O:12.9 μl

Set PCR procedure: 95 ℃, 5 min; 95 ℃ 30 s, 50 ℃ 30 s, 68 ℃ 2 min, 35 cycles; 68 ℃ 10 min.

PCR products run in 1.5% agarose gel. Extract 1848 bp DNA fragment.

(2)BamH I and Not I double digest DNA fragment BamH I -AFP-Not I and vector pLV-EF1α-EGFP-N.

Digest system 20 μl:

10×NEBuffer 3.1:2 μl

Not I restriction enzyme:1 μl

BamH I restriction enzyme:1 μl

DNA fragment or vector:1 μg

Add ddH$_2$O to 20 μl. Digest at 37 ℃ for 2-4 hours. Then run in 1% agarose gel and extract 1835 bp DNA fragment and 9419 bp vector pLV-EF1α-EGFP-N.

（3）T4 DNA ligase ligates digested fragment *Bam*H Ⅰ-AFP-*Not* Ⅰ and vector pLV-EF1α-EGFP-N.

Ligation system 20 μl：

10×T4 DNA Ligase Reaction Buffer：2 μl

Digested DNA fragment：12 μl

Digested vector：5 μl

T4 DNA ligase：1 μl

Mix and incubate at 16 ℃ for 4-20 hours.

（4）Transform to DH5α. Add 10 μl ligation mixture to 100 μl competent cells DH5α，mix gently incubate on ice for 30 min，heat-shock the cells for 90 s in a 42 ℃ waterbath. Place on ice for 2 min，add 400 μl warm LB broth. Recover for 45 min at 37 ℃ with 100 r/min gentle shaking. Coat on LB plate containing ampicillin，incubate plate overnight at 37 ℃.

（5）Pick clones and test by PCR. Pick clones to PCR tubes，add 5 μl 2×Ex Taq™ premix，0.25 μl sence primer（*Bam*H Ⅰ-AFP），0.25 μl antisense primer （AFP-*Not* Ⅰ） and 4.5 μl ddH$_2$O. Mix and perform the procedure in PCR instrument as follows，95 ℃ 5 min；95 ℃ 30 s，50 ℃ 30 s，72 ℃ 2 min，30 cycles；72 ℃ 10 min. PCR products run in 1.5% agarose gel. If DNA fragment is 1848 bp，the clone should be chosen and cultured in LB broth containing ampicillin at 37 ℃ with 200 r/min shaking.

（6）Sequencing. Send 500 μl bacteria to Sangon Biotech to sequence the inserted DNA fragment.

（7）Use endotoxin-free Plasmid Maxi Kit to extract the vector of the right sequencing clone.

3. 词汇表

alpha：英［ˈælfə］ 美［ˈælfə］ n. 希腊字母的第一个字母；开端；最初

fetoprotein：英［fiːtəˈprəʊtin］ 美［ˌfiːtəˈproʊtin］ n. 胎儿球蛋白，甲胎蛋白，胎蛋白

AFP：abbr. alpha fetoprotein 甲胎蛋白

promoter：英［prəˈməʊtə］ 美［prəˈmotɚ］ n. 促进者；发起人；催化剂；促进剂；启动子*

puromycin：英［pjʊrəʊˈmaɪsɪn］ 美［ˌpjʊrəˈmaɪsɪn］ n.［药］嘌呤霉素

resistance：英［rɪˈzɪst（ə）ns］ 美［rɪˈzɪstəns］ n. 阻力；电阻；抵抗；反抗；抵抗力*

puromycin resistance：嘌呤霉素抗性

ampicillin：英［æmpɪˈsɪlɪn］　美［æmpɪˈsɪlɪn］　n.［药］氨苄青霉素，氨比西林

ampicillin resistance：氨苄青霉素抗性

multiple：英［ˈmʌltɪpl］　美［ˈmʌltəpl］　adj. 多重的；多样的；许多的＊；n. 倍数；［电］并联

cloning：英［ˈklɒnɪŋ］　美［ˈkloʊnɪŋ］　n. 克隆＊；v. 无性繁殖（clone 的 ing 形式）

site：英［saɪt］　美［saɪt］　n. 地点；位置＊；场所；vt. 设置；为……选址

multiple cloning site：多克隆位点

restriction：英［rɪˈstrɪkʃ(ə)n］　美［rɪˈstrɪkʃən］　n. 限制＊；约束；束缚

restriction sites：限制性位点

enzyme：英［ˈenzaɪm］　美［ˈenzaɪm］　n.［生化］酶

over：英［ˈəʊvə］　美［ovə］　adv. 结束；越过；从头到尾；prep. 越过；在……之上＊；遍于……之上；adj. 结束的；上面的；vt. 越过；n.（Over）人名；（俄、西、土）奥韦尔

expression：英［ɪkˈspreʃn］　美［ɪkˈspreʃən］　n. 表现，表示，表达＊；表情，脸色，态度，腔调，声调；式；符号；词句，语句，措辞，说法

overexpression：英［əʊvərɪkspˈreʃn］　美［oʊvərɪkspˈreʃn］　n. 过表达

lentivirus：英［ˈlentɪˌvaɪərəs］　美［ˈlentɪˌvaɪərəs］　n. 慢病毒属；慢病毒＊

vector：英［ˈvektə］　美［ˈvektə］　n. 矢量；带菌者；航线；载体＊；vt. 用无线电导航

lentivirus vector：慢病毒载体

primer：英［ˈpraɪmə］　美［ˈpraɪmə］　n. 初级读本；识字课本；原始物引物；引物＊

buffer：英［ˈbʌfə］　美［ˈbʌfə］　n.［计］缓冲区；缓冲器，［车辆］减震器，［化］缓冲剂；缓冲液＊；vt. 缓冲

template：英［ˈtempleɪt；-plɪt］　美［ˈtemplet］　n. 模板＊，样板

agarose：英［ˈɑ:gərəʊs］　美［ˈɑgəˌroʊs］　n.［有化］琼脂糖

gel：英［dʒel］　美［dʒel］　vi. 胶化；n.［物化］凝胶＊，胶体；n.（Gel）人名；（德、捷）格尔

agarose gel：琼脂糖凝胶

ligase：英［ˈlɪgeɪz］　美［ˈlaɪges］　n.［生化］连接酶

transform：英［trænsˈfɔ:m］　美［trænsˈfɔrm］　vt. 改变，使……变形；转换；vi. 变换，改变，转化＊

competent：英［ˈkɒmpɪt(ə)nt］　美［ˈkɑmpɪtənt］　adj.［生］（胚胎）有反应能力的，胜任的；活性的，适合的；（对抗原决定因素产生抗体）有适应力的＊

cell：英［sel］　美［sel］　n. 细胞＊；电池；蜂房的巢室；单人小室；vi. 住在牢房或小室中；n.（Cell）人名；（英）塞尔

competent cells：[生物工艺学]感受态细胞

heat-shock：热应激

waterbath：n. 水浴，恒温槽

LB broth：Luria-Bertani broth　LB 培养基

broth：英[brɒθ]　美[brɑθ]　n. 肉汤；液体培养基

sequencing：英[ˈsiːkwənsɪŋ]　美[ˈsɪkwənsɪŋ]　n.[计]排序；[计]定序；排列程序；v.[计]测序*，定序（sequence 的-ing 形式）；使按顺序排列测序

endotoxin：英[ˈendəʊˌtɒksɪn]　美[ˌɛndoˈtɑksɪn]　n.[病理]内毒素

endotoxin-free：无内毒素

4. 操作流程（中文）

A）过表达慢病毒载体的设计（以载体 pLV-EF1α-EGFP-N 和蛋白 AFP 为例）

（1）pLV-EF1α-EGFP-N 载体图谱信息见图 9-1-1，基因启动子 EF1α（表达量比 CMV 启动子低，但表达范围广，能在大多数细胞中表达）；荧光标签 EGFP，真核细胞筛选抗性嘌呤霉素（Puromycin），原核抗性氨苄青霉素（Ampicillin），多克隆酶切位点有 EcoRⅠ、SmaⅠ、XmaⅠ、BamHⅠ、NotⅠ。

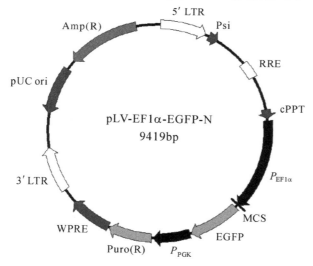

多克隆位点

```
                                                              Sma I
                                                              Xma I
                         EcoR I                              ￣￣
GAT CTC GAG CTC AAG CTT CGA ATT CTG CAG TCG ACG GTA CCG CGG GCC CGG
￣                      ￣
 BamH I        Not I       EGFP翻译起始
GAT CCA CGC GGC CGC ACC ATG GTG AGC
```

图 9-1-1　pLV-EF1α-EGFP-N 载体图谱

（2）NCBI 上查得 AFP 编码序列，用 DNAMAN 软件分析限制性酶切位点，发

现 AFP 编码序列上没有 $EcoR$ Ⅰ、Sma Ⅰ、Xma Ⅰ、$BamH$ Ⅰ、Not Ⅰ酶切位点，表明 pLV-EF1α-EGFP-N 载体上的多克隆酶切位点都可以用。选择 $BamH$ Ⅰ和 Not Ⅰ酶切位点，将 AFP 编码序列插入 pLV-EF1α-EGFP-N 载体，得到 AFP 过表达慢病毒载体 pLV-EF1α-$BamH$ Ⅰ-AFP-Not Ⅰ-EGFP。

（3）设计引物。

$BamH$ Ⅰ-AFP：5′ GCG GGATCC ATGAAGTGGGTGGAATC 3′
　　　　　　　　保护碱基　$BamH$ Ⅰ

AFP-Not Ⅰ：5′ TAT GCGGCCGC G AACTCCCAAAGCAGCA 3′
　　　　　　　保护碱基　　Not Ⅰ　添加碱基

交由生工生物工程（上海）股份有限公司合成。

B）AFP 过表达慢病毒载体 pLV-EF1α-$BamH$ Ⅰ-AFP-Not Ⅰ-EGFP 的构建

（1）用 PCR 扩增插入片段 $BamH$ Ⅰ-AFP-Not Ⅰ。

PCR 体系 $20\mu l$：

10×PCR 缓冲液：$2\mu l$

2mmol/L dNTPs：$2\mu l$

25mmol/L $MgSO_4$：$1.2\mu l$

上游引物（$BamH$ Ⅰ-AFP）：$0.5\mu l$

下游引物（AFP-Not Ⅰ）：$0.5\mu l$

模板：$0.5\mu l$

KOD-plus 高保真酶：$0.4\mu l$

ddH_2O：$12.9\mu l$

PCR 仪上设置程序：95℃，5min；95℃ 30s，50℃ 30s，68℃ 2min，35 个循环；68℃，10min。

PCR 产物用 1.5%琼脂糖凝胶电泳，回收 1848bp DNA 片段，该片段即为插入片段 $BamH$ Ⅰ-AFP-Not Ⅰ。

（2）$BamH$ Ⅰ和 Not Ⅰ双酶切插入片段 $BamH$ Ⅰ-AFP-Not Ⅰ和 pLV-EF1α-EGFP-N 载体。

酶切体系 $20\mu l$：

10×NEBuffer 3.1：$2\mu l$

Not Ⅰ限制性内切酶：$1\mu l$

$BamH$ Ⅰ限制性内切酶：$1\mu l$

插入片段或载体：$1\mu g$

加 ddH_2O 至总体积 $20\mu l$。37℃酶切 2～4h，然后用 1%琼脂糖凝胶电泳，分别回收酶切产物 $BamH$ Ⅰ-AFP-Not Ⅰ（1835bp）和 pLV-EF1α-EGFP-N（9419bp）。

（3）T4 DNA 连接酶连接插入片段 $BamH$ Ⅰ-AFP-Not Ⅰ和 pLV-EF1α-EGFP-N 载体。

连接体系 $20\mu l$：

10×T4 DNA 连接酶反应缓冲液:2μl

酶切后插入片段:12μl

酶切后载体:5μl

T4 DNA 连接酶:1μl

混合后,16℃连接 4～20h。

(4)连接产物转化到 DH5α 感受态细胞中。取 10μl 连接产物到 100μl DH5α 感受态细胞中,轻轻混匀,冰上静置 30min,42℃ 水浴锅中热击 90s,冰上搁置 2min,在超净台中操作,加入 400μl 的 LB 培养基。37℃,100r/min 摇床中复苏 45min,然后涂板于含有氨苄青霉素的 LB 平板中,37℃培养箱中过夜长克隆。

(5)挑克隆,PCR 检测。挑取单克隆到 PCR 管中,加入 5μl 2×Ex Taq™预混液、0.25μl 上游引物(BamH Ⅰ-AFP)、0.25μl 下游引物(AFP-Not Ⅰ)和 4.5μl ddH₂O。混匀后,置 PCR 仪中,进行如下程序:95℃,5min;95℃ 30s,50℃ 30s,72℃ 2min,30 个循环;72℃,10min。PCR 产物进行 1.5% 琼脂糖凝胶电泳,若 1848bp 处有明亮的条带,则为阳性克隆。将阳性克隆接种至含氨苄青霉素的 LB 培养基中,37℃,200r/min 摇床上培养。

(6)阳性克隆测序。取 500μl 阳性克隆菌液送至生工生物工程(上海)股份有限公司测序。

(7)测序正确的阳性克隆用无内毒素质粒大提试剂盒进行质粒大提。

5. 注意事项

(1)在设计引物时,注意载体的翻译起始位置和终止位置,pLV-EF1α-EGFP-N 载体由于要融合 EGFP,因此在设计时要将编码序列的终止密码子去掉,并且 Not Ⅰ为 8 个碱基的酶切位点,而翻译是以 3 个碱基为一组,故需要在引物上加入一个碱基使之凑成 3 的倍数,才不会使 EGFP 翻译出错。

(2)引物上的 3 个保护碱基是帮助限制性内切酶识别酶切位点的,可以加任意碱基,但往往会考虑到平衡两条引物的 T$_m$ 值。

(3)PCR 扩增编码序列,必须使用高保真性酶进行扩增,以提高测序的正确率。

第二节　shRNA 慢病毒载体的构建

1. 主要仪器及试剂

(1)pLKO.1 载体。

(2)Age Ⅰ限制性内切酶(NEB,R0552S)。

(3)EcoR Ⅰ限制性内切酶(NEB,R0101S)。

(4)水浴锅。

(5)琼脂糖(regular agarose G-10，BIOWEST，111860)。

(6)50×TAE 溶液(生工，B548101)。

(7)溴化乙锭溶液(天根，RT203)。

(8)λ-*Eco*T14Ⅰ digest(TAKARA，D3401B)。

(9)50bp DNA Ladder(TAKARA，3421A)。

(10)琼脂糖凝胶回收试剂盒(天根，DP209)。

(11)Nanodrop ND-2000 蛋白核酸分析仪。

(12)T4 DNA 连接酶(NEB，M0202S)。

(13)DH5α 感受态细胞(天根，CB101-02)。

(14)超净台。

(15)LB 培养基。

(16)含氨苄青霉素的 LB 平板。

(17)恒温摇床。

(18)氨苄青霉素钠盐(天根，RT501)。

(19)生化培养箱。

（20）Premix Ex Taq™ Version 2.0 （Loading dye mix）（TAKARA，RR902A）。

(21)无内毒素质粒大提试剂盒(天根，DP117)。

2. 操作流程(英文)

A) Design shRNA lentivirus vector，take vector pLKO.1 and protein AFP for example.

(1)pLKO.1 vector map information is in the Figure 9-2-1.

(2)Design insertion fragment as follow：

5′ CCGG(sense 21 bp)CTCGAG(antisense 21 bp)TTTTTG 3′

3′(antisense 21 bp)GAGCTC(sense 21 bp)AAAAACTTAA 5′

The 21 bp base sequence is privotal for knockdown. Choosing the 21 bp has some principle. Here we introduce a simple way to get 21 bp base sequence from Sigma corporation. Of course you can buy shRNA lentivirus vector directly from Sigma corporation.

(3)Search 21 bp base sequence for AFP in Sigma website.

(4)Synthesis sequence as follow by Sangon Biotech.

Forward sequence：

5′ CCGG(sense 21 bp)CTCGAG(antisense 21 bp)TTTTTG 3′　58 bp

Reverse sequence：

5′ AATTCAAAAA(sense 21 bp)CTCGAG(antisense 21 bp) 3′　58 bp

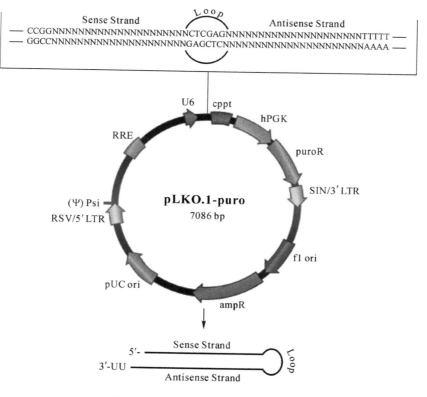

Figure 9-2-1　pLKO. 1 vector map

B) Construct AFP shRNA lentivirus vector.

(1)Complement synthesised sequences.

Mix as follow：

20 μmol/L forward sequence：5 μl

20 μmol/L reverse sequence：5 μl

10×T4 DNA Ligase Reaction Buffer：5 μl

ddH$_2$O：35 μl

Boil in beaker for 4 min. Cool slowly to room temperture in beaker. It may take several hours. Slow cooling is very important for complementation.

(2)*Age* Ⅰ and *Eco*R Ⅰ digest vector pLKO. 1.

Age Ⅰ digest system：

pLKO. 1：6 μg

10×NEBuffer 1：5 μl

Age Ⅰ restriction enzyme：1 μl

Add ddH$_2$O to 50 μl.

Digest at 37 ℃ for 2 h. Then run in 1% agarose gel and extract 7052 bp pLKO. 1 in 40 μl ddH$_2$O.

*Eco*R Ⅰ digest system:

Age Ⅰ digested pLKO. 1:40 μl

10×NEBuffer *Eco*R Ⅰ:5 μl

*Eco*R Ⅰ restriction enzyme:1 μl

Add ddH$_2$O to 50 μl.

Digest at 37 ℃ for 2 h. Then run in 1% agarose gel and extract 7028 bp pLKO. 1 in 30 μl ddH$_2$O. Measure concentration by Nanodrop ND-2000.

(3)Ligation.

Ligation system 20 μl:

annealed sequence:2 μl

Age Ⅰ and *Eco*R Ⅰ digested pLKO. 1:20 ng

10×T4 DNA Ligase Reaction Buffer:2 μl

T4 DNA ligase:1 μl

Add ddH$_2$O to 20 μl.

Mix and incubate at 16 ℃ for 4-20 h.

(4)Transform to DH5α. Add 10 μl the ligation mixture to 100 μl competent cells DH5α, incubate on ice for 30 min, heat-shock the cells for 90 s in a 42 ℃ waterbath. Place on ice for 2 min, add 400 μl of warm LB broth. Recover for 45 min at 37 ℃ with 100 r/min gentle shaking. Coat on LB plate containing ampicillin, incubate plate overnight at 37 ℃.

(5)Pick clones and test by PCR. (The control vector is important)

Pick clones to PCR tubes, add 5 μl 2×Ex Taq^{TM} premix, 0. 25 μl sence primer(pLKO. 1 Forward), 0. 25 μl antisense primer(pLKO. 1 Reverse) and 4. 5 μl ddH$_2$O. Mix and perform the procedure in PCR instrument as follows, 95 ℃ 5 min; 95 ℃ 30 s, 50 ℃ 30 s, 72 ℃ 30 s, 30 cycles; 72 ℃ 10 min. PCR products run in 1. 5% agarose gel. If DNA fragment is 448 bp, a little longer than the products of contol vector which are 414 bp or 390 bp, the clone should be chosen and cultured in LB broth containing ampicillin at 37 ℃ with 200 r/min shaking.

PCR primers pLKO. 1 Forward:

5′ ATACGATACAAGGCTGTT 3′   18 bp

pLKO. 1 Reverse:

5′ GCTGTCCCTGTAATAAAC 3′   18 bp

(6) Sequencing. Send 500 μl bacteria to Sangon Biotech to sequence the inserted DNA fragment.

Sequencing primer pLKO. 1 Forward: 5′   ATACGATACAAGGCTGTT   3′

Sequencing results: The synthesised forward oligo insteads of the red sequence.

TTTCTTGGGT	AGTTTGCAGT	TTTAAAATTA	TGTTTTAAAA	TGGACTATCA
TATGCTTACC	GTAACTTGAA	AGTATTCGA	TTTCTTGGCT	TTATATATCT
TGTGGAAAGG	ACGAAACACC	GGTCCGCAGG	TATGCACGCG	TGAATTCTCG
ACCTCGAGAC	AAATGGCAGT	ATTCATCCAC	AATTTAAAA	GAAAAGGGGG
GATTGGGGGG	TACAGTGCAG	GGGAAAGAAT	AGTAGACATA	ATAGCAACAG

（7）Use endotoxin-free plasmid maxi kit to extract the vector of the right sequencing clone.

3. 词汇表

shRNA：abbr. short hairpin RNA　短发夹 RNA

knockdown：英['nɒkdaʊn] 美['nɑk,daʊn] adj. 击倒的；可拆卸的；廉价的；n. 把人打倒的一击；可拆卸的东西；降价；敲减；[生]敲减*，基因沉默

oligo：英[ɒ'liːgəʊ] 美[ɒ'lɪgoʊ] n. 低聚糖；益生元；寡核苷酸*

complement：英['kɒmplɪm(ə)nt] 美['kɑːmplɪment] n. 补语；余角；补足物；vt. 补足，补助；互补*

beaker：英['biːkə] 美['bɪkɚ] n. 烧杯*；大口杯

cooling：英['kuːlɪŋ] 美['kulɪŋ] adj. 冷却的；n. 冷却*；n.（Cooling）人名；（英）库林

concentration：英[kɒns(ə)n'treɪʃ(ə)n] 美['kɑnsn'treʃən] n. 浓度*；集中；浓缩；专心；集合

fragment：英['frægm(ə)nt] 美['frægmənt] n. 碎片；片段*或不完整部分；vt. 使成碎片；vi. 破碎或裂开

clone：英[kləʊn] 美[klon] n. 克隆*；无性系；无性繁殖；靠营养生殖而由母体分离繁殖的植物；vt. 无性繁殖，复制

incubate：英['ɪnkjʊbeɪt] 美['ɪnkjʊbet] vt. 孵化；培养*；温育；逐渐发展；vi. 孵化；酝酿；n. 孵育物

4. 操作流程（中文）

A) shRNA 慢病毒载体的设计（以载体 pLKO.1 和蛋白 AFP 为例）

（1）pLKO.1 载体图谱见图 9-2-1。

（2）需设计的插入序列如下：

5′ CCGG（正义链 21bp）CTCGAG（反义链 21bp）TTTTTG 3′

3′（反义链 21bp）GAGCTC（正义链 21bp）AAAAACTTAA 5′

shRNA 对基因的敲减效果如何，关键是这 21bp 碱基序列的选择。对于这 21bp 的选择应遵循一定的规律，本书介绍一种直接从 Sigma 公司查询得到这 21bp 的方法，也可以直接从 Sigma 公司购买已构建完成的 shRNA 慢病毒载体。

（3）以敲减 AFP 为例，在 Sigma 公司网站（http://www.sigmaaldrich.com/china-mainland/zh/life-science/functional-genomics-and-rnai/shrna/individual-genes.html）输入 AFP，可以找到如图 9-2-2 所示界面。

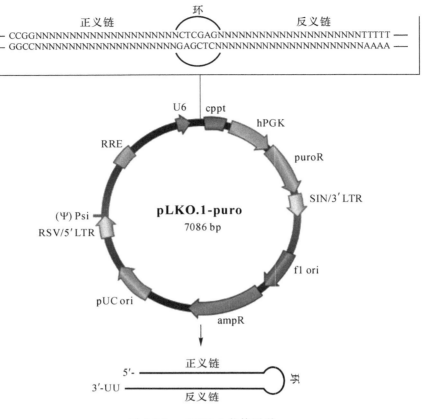

图 9-2-1　pLKO.1 载体图谱

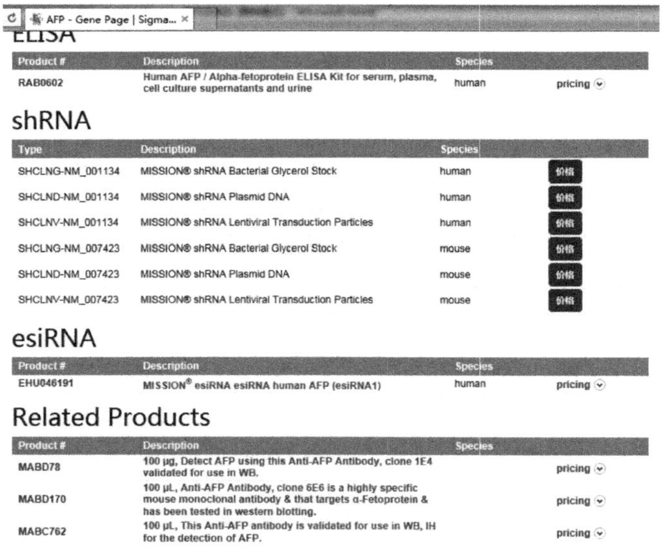

图 9-2-2　查找 AFP

点击"价格"会出现如图 9-2-3 所示界面。

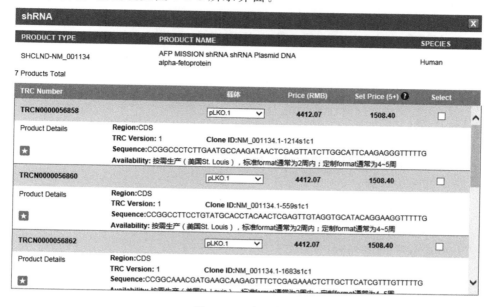

图 9-2-3　碱基序列

在"Sequence"（碱基序列）中就可以找到用于构建 shRNA 慢病毒载体的 21bp 碱基序列。

AFP 序列查找情况如下：下划线部分就是正义链 21bp 和反义链 21bp，这几条 21bp 碱基序列都在 AFP 编码序列上且无重复，故将这 7 条 21bp 碱基序列构建成 7 个 shRNA 慢病毒载体，以确保有两个以上的慢病毒载体成功敲减 AFP。

TRCN0000056858

序列：CCGGCCCTCTTGAATGCCAAGATAA CTCGAG TTATCTTGGCATTCAAGAGGG TTTTTG

TRCN0000056859

序列：CCGG CCTGCCTTTCTGGAAGAACTT CTCGAG AAGTTCTTCCAGAAAGGCAGG TTTTTG

TRCN0000056860

序列：CCGG CCTTCCTGTATGCACCTACAA CTCGAG TTGTAGGTGCATACAGGAAGG TTTTTG

TRCN0000056861

序列：CCGG CCATATTGGATTCTTACCAAT CTCGAG ATTGGTAAGAATCCAATATGG TTTTTG

TRCN0000056862

序列：CCGG CAAACGATGAAGCAAGAGTTT CTCGAG AAACTCTTGCTTCATCGTTTG TTTTTG

TRCN0000371231

序列：CCGG TTTGGAGAAGTACGGACATTC CTCGAG GAATGTCCGTACTTCTCCAAA TTTTTG

TRCN0000371234

序列：CCGG GCTGACCTGGCTACCATATTT CTCGAG AAATATGGTAGCCAGGTCAGC TTTTTG

（4）获得 21bp 碱基序列后，按以下格式将 21bp 碱基序列套入，并交由生工生物工程（上海）股份有限公司合成。

正向序列：

5′ CCGG(正义链 21bp)CTCGAG(反义链 21bp)TTTTTG 3′　58bp

反向序列：

5′ AATTCAAAAA(正义链 21bp)CTCGAG(反义链 21bp) 3′　58bp

例如，21bp 碱基序列 CCCTCTTGAATGCCAAGATAA，需合成的序列如下。

正向序列：

5′ CCGG <u>CCCTCTTGAATGCCAAGATAA</u> CTCGAG <u>TTATCTTGGCATTCAAGAGGG</u> TTTTG 3′

反向序列：

5′ AATTCAAAAA <u>CCCTCTTGAATGCCAAGATAA</u> CTCGAG <u>TTATCTTGGCATTCAAGAGGG</u> 3′

B) AFP shRNA 慢病毒载体的构建

(1)互补合成序列。

将合成序列先用 ddH$_2$O 配制成 100μmol/L，然后取部分稀释成 20μmol/L，按以下体系混合。

20μmol/L 正向序列：5μl

20μmol/L 反向序列：5μl

10×T4 DNA 连接酶反应缓冲液：5μl

ddH$_2$O：35μl

混合后，在烧杯沸水浴中煮沸 4min，然后连同烧杯一起缓慢降温至室温，这个过程可能需要几小时，缓慢降温对于合成序列正确互补配对非常重要。

(2)*Age* Ⅰ 和 *Eco*R Ⅰ 酶切质粒 pLKO.1。

Age Ⅰ 酶切体系：

pLKO.1 质粒：6μg

10×NEBuffer 1：5μl

Age Ⅰ 核酸内切酶：1μl

加 ddH$_2$O 至 50μl。

混合后，37℃ 酶切 2h。然后用 1% 琼脂糖凝胶电泳，回收 7052bp，用 40μl ddH$_2$O 洗脱。

*Eco*R Ⅰ 酶切体系：

Age Ⅰ酶切 pLKO.1 产物：40μl

10×NEBuffer *Eco*R Ⅰ：5μl

*Eco*R Ⅰ 核酸内切酶：1μl

加 ddH$_2$O 至 50μl。

混合后，37℃ 酶切 2h。然后用 1% 琼脂糖凝胶电泳，回收 7028bp，用 30μl ddH$_2$O 洗脱。取 2μl 测浓度。

(3)连接体系。

退火后序列：2μl

Age Ⅰ、*Eco*R Ⅰ酶切 pLKO.1 产物：20ng

10×T4 DNA 连接酶反应缓冲液：2μl

T4 DNA 连接酶：1μl

加 ddH$_2$O 至 20μl。

混合后，16℃连接 4～20h。

(4)转化到 DH5α 感受态细胞中。取 10μl 连接产物到 100μl DH5α 感受态细胞中，轻轻混匀，冰上静置 30min，42℃水浴锅中热击 90s，冰上搁置 2min，在超净台中操作，加入 400μl 的 LB 培养基。37℃，100r/min 摇床上复苏 45min，然后涂板于含有氨苄青霉素的 LB 平板中，37℃培养箱中过夜长克隆。

(5)挑克隆，PCR 检测(注意加对照质粒 pLKO.1)。挑取单克隆到 PCR 管中，加入 5μl 2×Ex Taq™预混液、0.25μl 正向引物(pLKO.1 Forward)、0.25μl 反向引物(pLKO.1 Reverse)和 4.5μl ddH$_2$O。混匀后，置 PCR 仪中，进行如下程序：95℃ 5min；95℃ 30s，50℃ 30s，72℃ 30s，30 个循环；72℃ 10min。PCR 产物进行 1.5%琼脂糖凝胶电泳，若条带略大于对照质粒 pLKO.1 PCR 产物，约 448bp，则为阳性克隆，而对照质粒 pLKO.1 和假阳性质粒的条带为 414bp 或 390bp。该 PCR 检测时必须加对照质粒 pLKO.1，否则很难判断阳性克隆。将阳性克隆接种至含氨苄抗生素的 LB 培养基中，37℃，200r/min 摇床上培养。

PCR 引物 pLKO.1 Forward：

5′ ATACGATACAAGGCTGTT 3′ 18bp

pLKO.1 Reverse：

5′ GCTGTCCCTGTAATAAAC 3′ 18bp

(6)阳性克隆测序。取 500μl 阳性克隆菌液送至生工生物工程(上海)股份有限公司测序。

测序引物为 pLKO.1 Forward：5′ ATACGATACAAGGCTGTT 3′

测序结果：下划线部分换成合成的正向序列。

TTTCTTGGGT AGTTTGCAGT TTTAAAATTA TGTTTTAAAA TGGACTATCA
TATGCTTACC GTAACTTGAA AGTATTTCGA TTTCTTGGCT TTATATATCT
TGTGGAAAGG ACGAAACACC GGTCCGCAGG TATGCACGCG TGAATTCTCG
ACCTCGAGAC AAATGGCAGT ATTCATCCAC AATTTTAAAA GAAAAGGGGG
GATTGGGGGG TACAGTGCAG GGGAAAGAAT AGTAGACATA ATAGCAACAG

(7)测序正确的克隆，用无内毒素质粒大提试剂盒进行质粒大提。

5. 注意事项

(1)在查到 21bp 序列后，应在编码序列上确定该 21bp 的位置，以免出错。

(2)将查到的 21bp 序列尽量都构建成 shRNA 慢病毒载体，因为并不一定都有敲减效果，而实验结果必须有两个以上的敲减效果才会被认可。

(3)在 PCR 检测阳性克隆时，必须加一管以 pLKO.1 质粒为模板的对照，否则很难判断阳性克隆是否成功。

第三节 慢病毒颗粒的包装

1. 主要仪器及试剂

（1）包膜质粒 pMD2. G。

（2）包装质粒 psPAX2。

（3）HEK 293T 细胞。

（4）100mm×20mm 细胞培养皿（Corning,430167）。

（5）DMEM 高糖培养基（GIBCO,11995-073）。

（6）胎牛血清（GIBCO,10099-141）。

（7）双抗（Penicillin Streptomycin,Life Technologies,15140122）。

（8）胰酶［0.25% Trypsin-EDTA（1×）,GIBCO,25200-072］。

（9）RPMI1640 培养基（GIBCO,11875-119）。

（10）增强型磷酸钙转染试剂（迈晨,CTK001）。

（11）漩涡振荡器。

（12）生物安全柜。

（13）CO_2 培养箱。

（14）0.45μm 一次性针头滤器（Millipore,SLHA033SB）。

2. 操作流程（英文）

（1）Prepare lentivirus vector, and pMD2. G and psPAX2.

（2）Plate HEK 293T cells at 60% cell density. The cells are cultured for 12-24 h then transfected.

（3）Mix 1 ml HBS and 3 Plasmids（7.5 μg lentivirus vector, 5 μg pMD2. G and 10 μg psPAX2）in 1.5 ml tube, add 67 μl $CaCl_2$ and vortex immediately（Table 9-3-1）. Place at room temperature for 15 min.

Table 9-3-1 Packageing of Lentivirus Particles

Dish	HBS	pMD2. G	psPAX2	Lentivirus vector	$CaCl_2$	Medium
100 mm	1 ml	5 μg	10 μg	7.5 μg	67 μl	10 ml

（4）After 15 min, pipet the liquid for 3-5 times and then add them into the medium of HEK 293T cells. Mix well and cultue at 37 ℃ with 5% CO_2.

（5）After 12 h, change the medium with 10 ml fresh medium.

（6）Continue culturing for 24-36 h. Then collect the medium including lentivirus by 0.45 μm filter.

3. 词汇表

density：英［'densɪti］　美［'dɛnsəti］　n. 密度

transfect：英［træns'fekt］　美［træns'fekt］　vt. 使转染*；使细胞感染病毒核酸

vortex：英［'vɔːteks］　美［'vɔrtɛks］　n.［航］［流］涡流*；漩涡；（动乱、争论等的）中心；旋风

plasmid：英［'plæzmɪd］　美［'plæzmɪd］　n.［遗］质粒*；质体

pipet：英［pɪ'pet］　美［paɪ'pet］　n. 吸量管，球管；［分化］移液管；vt. 用移液管移*；过去式：pipetted；复数：pipets；过去分词：pipetted；现在分词：pipetting；第三人称单数：pipets

filter：英［'fɪltə］　美［'fɪltɚ］　vi. 滤过；渗入；慢慢传开；n. 滤波器；［化工］过滤器*；筛选；滤光器；vt. 过滤；渗透；用过滤法除去；n.（Filter）人名；（德）菲尔特

4. 操作流程（中文）

（1）准备好完成大提的慢病毒载体质粒以及两个辅助质粒：包膜质粒（pMD2.G）和包装质粒（psPAX2）。

（2）准备好 HEK 293T 细胞，60％的密度接种至 100mm 培养皿，贴壁生长 12～24h 后即可转染。

（3）转染。按照表 9-3-1 中的量，在 1.5ml 离心管中加入 1ml HBS 和各质粒，混匀后，加入 67μl CaCl$_2$，迅速用漩涡振荡器混匀，混匀后室温静置 15min。

表 9-3-1　慢病毒颗粒的包装

培养皿	HBS	pMD2.G	psPAX2	载体质粒	CaCl$_2$	培养基
100mm	1ml	5μg	10μg	7.5μg	67μl	10ml

（4）15min 后，用 1ml 移液器吹吸 3～5 次后，均匀加到待转染的细胞培养基中，轻轻晃动培养皿使其混匀，置于 37℃，5％ CO$_2$ 培养箱中培养。

（5）12h 后倒掉培养基，换入 10ml 新鲜培养基。

（6）继续培养 24～36h，然后用针筒和 0.45μm 滤器将培养基过滤收集，即得到含慢病毒颗粒的培养基。

5. 注意事项

（1）转染时必须有一管空载体作为对照。

（2）在第（6）步后，可以再次加入新鲜培养基培养，并进行第二次收集，且收集慢病毒的培养基最好与后面需感染的细胞培养基一致。

（3）pLKO.1 shRNA 慢病毒载体相对较小，包装效率高，可将含慢病毒颗粒的培养基分装，冻存于 -80℃，供多次使用。

（4）pLV-EF1α-EGFP-N 载体较大，再加上插入基因的序列，使得慢病毒包装效率较低，故建议将一次收集的慢病毒直接过滤到后面待感染的细胞中。

(5)转染后,换下的培养基必须经高压灭菌方可丢弃,以免污染环境。

第四节　慢病毒感染目的细胞

1. 主要仪器及试剂

(1)生物安全柜。

(2)CO_2 培养箱。

(3)聚凝胺(迈晨,MC032)。

(4)嘌呤霉素(迈晨,MA009)。

2. 操作流程(英文)

(1)Add 9 ml lentivirus including medium and 1 ml fresh medium to target cells with 5 μg/ml polybrene (add 6.25 μl polybrene (8 mg/ml)) for infection.

(2)After 12 h, 4 ml medium is taken out, then 4 ml fresh medium and 2.5 μl polybrene are added to keep the final concentration of polybrene at 5 μg/ml.

(3)After 24 h, all medium is taken out, then 10 ml fresh medium and 3 μl puromycin (10 mg/ml) are added to make the final concentration of puromycin at 3 μg/ml.

(4)After another 24 h, replace with 10 ml fresh medium including 1 μg/ml puromycin. Then cells could be used when they reach confluence (about 80%-90%).

3. 词汇表

target cell:靶细胞,目的细胞

infection:英[ɪnˈfekʃ(ə)n]　美[ɪnˈfekʃən]　n. 感染＊;传染;影响;传染病

polybrene:英[pəlɪbˈriːn]　美[pəlɪbˈrɪn]　n. 聚凝胺,溴化己二甲铵

puromycin:英[pjʊrəʊˈmaɪsɪn]　美[ˌpjʊrəˈmaɪsɪn]　n.[药]嘌呤霉素

4. 操作流程(中文)

(1)将过滤收集到的约9ml含慢病毒颗粒的培养基加入到目的细胞中,再加入1ml新鲜培养基和6.25μl聚凝胺(8mg/ml),使其终浓度为5μg/ml,帮助转染。

(2)12h后,取出4ml培养基,加入4ml新鲜培养基,并加入2.5μl聚凝胺,使其终浓度维持在5μg/ml。

(3)24h后,倒掉所有培养基,加入10ml新鲜培养基,并加入3μl 10mg/ml的嘌呤霉素使其终浓度为3μg/ml,对细胞进行筛选。

(4)24h后,倒掉含有死细胞的培养基,换入10ml新鲜培养基,并加入1μl 10mg/ml的嘌呤霉素使其终浓度维持在1μg/ml,待细胞长满即可实验。

5．注意事项

（1）无须测慢病毒滴度，直接感染细胞，但必须有对照。

（2）pLKO.1 shRNA 慢病毒由于包装效率高，因此可以不用 9ml 这么多，取分装的 1ml 慢病毒即可，其余用新鲜培养基补足。

（3）嘌呤霉素的浓度会因细胞的不同而不同。

（4）当细胞密度不高时，可以先用新鲜培养基培养 12h，然后再进行筛选。

（5）所有操作废液都应经高压灭菌方可丢弃，以免污染环境。

第十章

常用统计方法和统计软件

第一节 统计方法的选择

随着医学科学的不断发展,国内外医学期刊也越来越重视统计方法的正确应用,而且医学研究者早已认识到医学统计学在医学研究中的重要作用。然而,也有部分医学研究者对统计方法的应用仍存在一定的困惑,经常出现用错统计方法的情况。对于医学生来说,学习统计学的主要目的是树立统计观念,培养医学统计思维,学会运用统计学理论和方法来充分挖掘数据材料中蕴含的信息,进行恰当的理性概括,并据此撰写出严谨的研究报告和学术论文。只有选择了正确的统计方法,所得出的结论才是可信可靠的。下面我们仅简单介绍科研活动中最常用的几种统计方法,掌握使用这些方法,足以应对大部分医学实验的数据分析工作。

1. 统计方法的选择原则

当对临床数据进行分析时,选择恰当的统计分析方法是非常重要的。如果分析方法选择不当,那么计算结果就不能体现数据材料的真实趋势。选择统计分析方法应当遵循以下原则。

(1)明确指标的类型:不同类型的资料,其分析方法均是不同的。因此,在进行临床数据分析时,应明确资料的类型。

(2)分析研究是否存在混杂或偏倚:混杂或偏倚往往会对结果产生不良影响。如存在混杂或偏倚,则应进行分层分析或校正混杂对结果的影响。

(3)分析方法由浅入深:对临床数据进行分析,应首先选择简单的统计分析方法。例如,先进行描述性统计,然后选择恰当的显著性检验方法。又如,先进行单因素分析,然后进行多因素分析等。

2. 常用统计方法的介绍

A) 均值的计算

均值即平均数,是描述一组定量资料集中趋势的统计指标,常用于说明该组数据的平均水平。均值的统计学意义包括:①反映随机变量样本的大小特征。②均值对应于随机变量总体的数学期望——总体的数学期望客观上决定着样本的均值;反之,通过计算样本的均值可以描述总体的数学期望。常用的均值有算术均值、几何均值和中位数等。

均值的选择原则如下:

(1)当随机变量服从正态分布时,可用样本的算术均值描述随机变量的大小特征。

(2)在随机变量不服从正态分布且通过假设检验判断随机变量服从对数正态分布后,可用几何均值描述随机变量的大小均值。

(3)如果随机变量既不服从正态分布也不服从对数正态分布,那么可用中位数来描述变量的大小特征。

B) t 检验

t 检验(Student's t test),指用 t 分布理论来估算差异发生的概率,从而比较两个平均数的差异是否显著。t 检验主要用于样本量较小(如 $n < 30$),总体标准差 σ 未知的正态分布资料。t 检验虽然适用于两个均数之间的比较,但如果对多个(3个或 3 个以上)均数两两进行 t 检验,就会使犯第一类错误的概率升高,故多个均数的比较应采用方差分析。

常用 t 检验的使用情况如下。

(1)单样本 t 检验:单样本 t 检验是用样本均数代表的未知总体均数与已知总体均数进行比较,来判断此组样本与总体是否存在差异性。例如,研究浙江省 10 岁男童平均体重(未知总体平均数)是否高于全国 10 岁男童平均体重(已知总体平均数)。在浙江省 10 岁男童中随机抽查 20 名(样本),以其平均体重与已知的全国 10 岁男童平均体重进行比较,即可使用单样本 t 检验。

(2)独立样本 t 检验:独立样本 t 检验可对两个样本来自的两独立总体的均值是否有显著差异进行推断。进行两独立样本 t 检验的条件是两样本的总体相互独立且符合正态分布。例如,研究 A 省 10 岁男童平均体重(独立总体的平均数)与 B 省 10 岁男童平均体重(独立总体的平均数)。在 A、B 两省 10 岁男童中分别随机抽查 20 名(独立样本),以这些男童的平均体重分别代表 A、B 两省所有 10 岁男童平均体重并进行比较,即可使用独立样本 t 检验。

(3)配对 t 检验:配对 t 检验采用配对设计方法观察以下几种情形。①两个同质受试对象分别接受两种不同的处理,如随机抽取同一年级的 40 名学生,随机分为两组,分别接受慢跑和跳绳两种锻炼,比较 3 周后体重变化;②同一受试对象接受两种不同的处理,如随机抽取 20 名患者作为样本,分别采用 A、B 两种机器测定其血糖,比较两种机器的血糖测试结果是否存在不同;③同一受试对象处理前后,如随机抽取同一年级的 40 名学生,接受慢跑训练 3 周,比较训练前后体重变化。以上情形中①称为同源配对,②③为自身配对。

C) 方差分析

方差分析(ANOVA),又称变异数分析或 F 检验,适用于对多个平均值进行总体的假设检验,以检验实验所得的多个平均值是否来自相同总体。

基本思想:方差分析的基本思想是将出现在所有测量值上的总变异按照其变异的来源分解为多个部分(即"组"),然后进行比较,评价由某种因素所引起的变异是否具有统计学意义。

(1) 单因素方差分析(one-way ANOVA):即完全随机设计或成组设计的方差分析,用于完全随机设计的多个样本均数间的比较,其统计推断是推断各样本所代表的各总体均数是否相等。举例:A、B 两种药物可抑制瘢痕形成。根据使用药物的不同,分为使用 A 药的甲组、使用 B 药的乙组,以及使用安慰剂的丙组。进行实验并记录大鼠瘢痕愈合时间和 3 周后的瘢痕宽度,比较哪种药物抑制瘢痕形成最为有效。此类实验的数据处理应使用"单因素方差分析"。由于本例存在"瘢痕愈合时间"和"3 周后瘢痕宽度"两个变量,故准确地说,应使用单因素方差分析中的"单因素多变量方差分析"进行统计学分析。

(2) 双因素方差分析(two-way ANOVA):即配伍组设计的方差分析,用于随机区组设计的多个样本均数比较,其统计推断是推断各样本所代表的各总体均数是否相等。随机区组设计考虑了个体差异的影响,可分析处理因素和个体差异对实验效应的影响,故又称两因素实验设计,比完全随机设计的检验效率高。举例:A、B 两种药物可通过不同通路抑制瘢痕形成。A 取 3 种不同浓度,B 取 2 种浓度,在不同浓度组合下进行实验,记录 3 周后大鼠瘢痕的宽度,试选择 A、B 两种药物的最佳组合。此类实验的数据处理应使用双因素方差分析。

需要注意的是:①完全随机设计(completely random design),即指不考虑个体差异的影响,仅涉及一个处理因素,但可以有两个或多个水平,故又称单因素实验设计。在实验研究中,按随机化原则将受试对象随机分配到一个处理因素的多个水平中去,形成分组,然后观察各组的实验效应;在观察研究(调查)中,可按某个研究因素的不同水平分组,比较该因素的效应。②方差分析的条件之一为方差齐,即各总体方差相等。因此,在方差分析之前,应首先检验各样本的方差是否具有齐性。方差齐性检验(test for homogeneity of variance)一般是用方差最大组的方差比最小组的方差,如果比值显著不等于 1,那么就是方差不齐性。通常用方差齐性检验来推断各组总体方差是否相等,方法有布朗-福塞斯检验(Brown-Forsyth test)、巴特尼特检验(Bartlelt's test)和列文检验(Levine's test)3 种方法,如果 $P >$ 0.05,那么可以认为方差齐。当方差不齐时,原则上不能进行后续的方差分析,原因是在均值检验(t 检验、方差分析等)中各个实验处理的效应被认为是一种固定效应;也就是说,处理的作用就是给每个对象在原来的水平基础上加一个相同的常数,这样每个被试组原来是什么方差,实验处理后还是什么方差;如果不同被试组的方差不齐,即方差之比显著不等于1,那么说明被试对象之间原本差异就很大,这样方差分析就得不到准确的结论,无法知道究竟是实验处理造成了不同被试组间的差异,还是其中混淆了个体差异。但是,SPSS中的方差分析是在最小二乘法的框架下进行的,与一般统计学教材中介绍的方差分析的分析方式有所不同,好处是这样的方差分析对方差齐性的问题不敏感,即使方差不齐,也还是能使用方差分析,结果仍是比较可信的;在 SPSS 中,方差齐性并不是方差分析的必要条件(在论文写作时,一般也不需要报告方差齐性检验)。实际上,大多数医学实验的样本量很小,此时只是一个抽样,抽样的方差不齐并不是总体样本的方差不齐。③对于方差齐性的问题,如果仍不满意,那么可以对方差进行数据转换,使其接近齐性,如box-cox 转换、对数转换等。④"多变量数据"与"多因素试验"概念辨析。"因素"即干预因素,也是解释变量。多变量数据中的"变量"即反应变量,也就是被解释变量。在"双因素方差分析"实例中,不同浓度的 A、B 两种药物为两个解释变量,大鼠瘢痕"愈合时间"和"瘢痕宽度"为两个被解释变量。

D) 卡方检验

卡方检验,又称 χ^2 检验,是一种用途非常广的假设检验方法,主要用于分类资料的统计推断,根据样本数据推断两个(多个)样本总体率或构成比之间有无差别,或多个样本率之间的多重比较来推断两个分类变量有无关联性。

基本思想:首先假设 H_0 成立,计算出 χ^2 值,它表示观察值与理论值之间的偏离程度。根据 χ^2 分布、χ^2 统计量及自由度可以确定在 H_0 成立的情况下获得当前统计量及更极端情况的概率 P_0。如果 P 很小,那么说明观察值和理论值之间的偏离程度太大,应当拒绝原假设,表示比较资料之间有显著性差异;反之,就不能拒绝原假设,尚不能认为样本所代表的实际情况与理论假设有差别。

卡方检验适用于以下情况:①检验某个连续变量的分布是否与某种理论分布一致,如是否符合正态分布、Possion 分布等。②检验某个分类变量各类的出现概率是否等于指定概率。③检验两种方法的结果是否一致,如由中国人和美国人判别两张韩国女艺人头像是否为同一人,其判断正确率是否一致。④检验两个分类变量是否存在关联,如是否擅长第一人称射击游戏与腔镜手术的熟练程度是否存在关联。⑤检验控制某种或某几种分类变量因素的作用后,另两个分类变量是否独立,如④例子中在控制年龄、性别后,检验是否擅长第一人称射击游戏与腔镜手术的熟练程度是否相关。

第二节 Excel 基本统计功能的应用

Microsoft Excel 是一款由美国微软公司开发的 Windows 系统下的电子表格软件,它是目前应用最为广泛的办公表格处理软件之一。随着版本的不断提高,

Excel 软件强大的数据处理功能和操作的简易性逐渐达到了一个新的境界。Excel 具有强大的数据库管理功能、丰富的宏命令和函数，以及强有力的决策支持工具、图表绘制功能、宏语言功能、样式功能、对象连接和嵌入功能、连接和合并功能，并且操作简便，这些特性使 Excel 成为现代办公软件重要的组成部分。虽然在本书设计的数据统计分析系统中，统计分析主要采用了 SPSS 和 GraphPad Prism，但使用 Excel 的一些基本功能进行统计还是十分方便的。

1. 最常用的函数

如图 10-2-1 所示（可从本书网盘本节目录下下载文件"Excel 基本统计功能的应用.xls"）为 4 组数据（矩形框内），每组 6 个（$n=6$）数据，总和、平均值、标准差（SD）、标准误（SE）的计算方法如下。

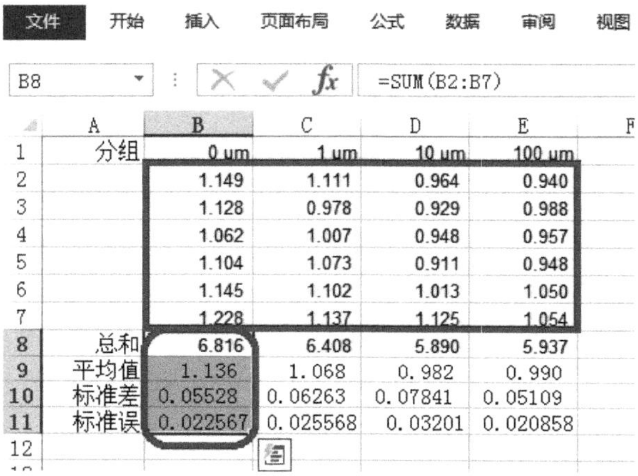

图 10-2-1　最常用的函数

总和：在 B8 中输入"＝sum(B2：B7)"，其中"B2：B7"的输入也可采用框选的形式，效果是相同的，括号需要另外输入，"sum"大小写均可（下同）。

平均值：在 B9 中输入"＝average(B2：B7)"。

标准差：在 B10 中输入"＝stdev(B2：B7)"。

标准误：在 B11 中输入"＝stdev(B2：B7)/sqrt(6)"。这是因为 Excel 中只有计算 SD 的公式"＝stdev()"，而没有计算 SE 的公式；但是，SE＝SD/sqrt(样本数)，因此我们可以使用一个改良的函数来计算标准误：＝STDEV(range of values)/SQRT(number)，其中"range of values"区域的值是要计算标准误的数据，"number"是这些数据的个数，而"sqrt"是开平方的函数。经过测试，这个计算 SD 和 SE 的方法是正确的，与 SPSS 结果完全一致。

最后，复制"B8：B11"（见圆角矩形框内）的数据，粘贴到其他各组的相应位置即可。

2. 其他常用函数

MAX：返回最大值[计算一组数据的最大值，选择一个单元，用来计算最大值数据,在 f_x 公式输入栏中输入"＝MAX(D2：D4)",其中 D2 到 D4 为要计算的数据范围]。

MIN:返回最小值[计算一组数据的最小值,选择一个单元,用来计算最小值数据,在 f_x 公式输入栏中输入"＝MIN(D2：D4)",其中 D2 到 D4 为要计算的数据范围]。

POWER:返回数的乘幂结果。

SIN:返回给定角度的正弦值。

COS:返回数的余弦值。

LOG:返回数的指定底数的对数。

LOG10:返回以 10 为底数的对数。

ABS:返回数的绝对值。

DEGREES:将弧度转换为度。

LCM:返回最小公倍数。

MEDIAN:返回中位数。

GEOMEAN:返回几何平均数。

HARMEAN:返回调和平均数。

RAND:返回 0 和 1 之间的随机数。

RANDBETWEEN:返回指定数之间的随机数。

ROMAN:将阿拉伯数字转换为文本形式的罗马数字。

3．开启统计分析功能

实际上,Excel 的数据处理功能非常强大,除了上述常用函数外,其还有两个统计分析功能——"数据分析"和"规划求解",但这两个功能必须加载相应的宏后才能使用。操作步骤如下:"文件"—"选项",出现一个对话框,点击"加载项",然后在对话框左下方的"Excel 加载项"右边点击"转到",勾选"分析工具库"和"规划求解加载项",然后点击"确定";在点击"确定"后,在"数据"菜单栏内即会出现这两个分析功能。

第三节　常用统计软件 SPSS 的应用

SPSS 的英文全称为 statistical product and service solutions,中文即"统计产品与服务解决方案"。SPSS 是 IBM 公司推出的一款用于统计学分析运算、数据挖掘、预测分析和决策支持任务的软件产品。本章使用 SPSS 21.0 版本,并结合范例介绍 SPSS 的操作流程,各显著性检验的原始数据文件和结果文件均附于网盘资料本节目录下,且其文件名已按检验的名称明确标注。

1．软件界面

(1)点击 SPSS 图标,便进入"数据编辑器"。数据编辑器类似于 Excel,实际上，数据编辑器支持包括 Excel 在内的多种文件的导入，同时支持诸如"删除""添加"等通用的操作方式。

（2）通常情况下，SPSS 的数据分析步骤如下：打开 SPSS 自动进入"数据编辑器"界面—输入或者打开数据—编辑变量名称及属性—在"分析"菜单中选择合适的统计方法—自动进入"查看器"查看统计结果—导出结果至 Word 文档（"查看器"中还能保存当前结果为专用格式".SPV"，以便下次编辑）。

（3）如图 10-3-1 所示，在"数据编辑器"中，常用的两个菜单分别是"文件"和"分析"。在"文件"菜单中，可以打开新的数据，也可以将已经输入的数据保存为 SPSS 专用的".SAV"格式，以便下次进行数据分析。"分析"菜单包含 SPSS 所能实现的大部分统计功能，包括"描述性统计""比较均值""线性模型"等。

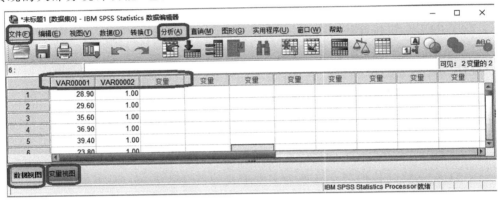

图 10-3-1　SPSS 的数据视图

（4）"数据编辑器"有两个视图，默认打开的类似 Excel 界面的是"数据视图"（见图 10-3-1）。在"数据视图"中可以输入数据，不同的变量需输入到不同的"列"中。然后打开"变量视图"，对刚才输入的变量的属性进行定义，如图 10-3-2 上面方框所示的"名称""类型""小数""度量标准"都是经常需要设置的属性。变量的属性设置不正确，就无法得到正确的统计结果。**"名称"**即指所输入的变量的名称，如在图 10-3-1 中第一列输入的是"体重（kg）"，第二列输入的是"组别"。那么，在变量视图中可以将默认出现的"VAR00001"改为"体重（kg）"，将"VAR00002"改为"组别"。在之后的操作步骤中，变量 1 和变量 2 都会以"体重（kg）"和"组别"来显示。**"类型"**即指变量数据的类型，一般情况下"组别"和"体重"都可以以"数值"来表示，少数情况下如"性别""国别"等也可以以字符串（如"男/女""中国/美国"）来表示。**"宽度"**和**"小数"**指变量的最大整数位数和小数位，字符串变量是没有小数位的。"标签"常用于对变量进行详细描述，以免遗忘或混淆，相当于"备注"，会部分显示在结果中。**"值"**用于对输入的变量进行定义。例如，在输入"地区"变量时，为了输入简便，用"1"代替"A 地区"，用"2"代替"B 地区"。为了使结果中的数据显示更加直观，可以点击"值"中的单元格，为其添加"值标签"，将变量在结果中还原为"A 地区"和"B 地区"（见图 10-3-3）。**度量标准**用于对变量的值的类型进行分类。不同的度量标准适用于不同的统计模型,因此"度量标准"需要准确定义,其中度量(scale)表示变量的取值可以是连续的、无限的,如"身高""体重"等;序号(ordinal)表示变量的值是离散的,且值与值之间存在顺序关系,如月收入水平有"0～3000""3000～5000""5000～10000"等,这些值之间存在顺序关系;名义(nominal)表示变量的值是离散的,变量个数是有限的,且值与值之间不存在顺序关系,如"性别""国别"。

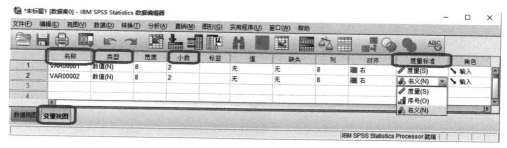

图 10-3-2　SPSS 的变量视图

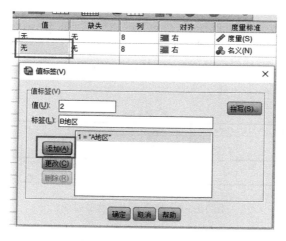

图 10-3-3　"值标签"的添加

2. t 检验

例　在 A、B 两个地区的 10 岁男童中分别随机抽查 20 名,试通过这些男童的平均体重对 A、B 两地所有 10 岁男童的平均体重进行比较。

根据第一节内容可知,该统计应使用独立样本 t 检验。

(1)在"数据视图"变量 1 中输入 40 名男童的体重(kg),变量 2 中用"1""2"表示 A、B 两个地区。如图 10-3-4 所示,点击上方框中的"分析"—"比较均值"—"独立样本 t 检验",在"独立样本 t 检验"子菜单中将"体重"放入"检验变量"中,将"地区"放入"分组变量"中。

(2)点击图 10-3-4 中"独立样本 t 检验"子菜单框内的"定义组",将代表 A 地区的"1"定义为 1 组,代表 B 地区的"2"定义为 2 组。此外,"独立样本 t 检验"子菜单

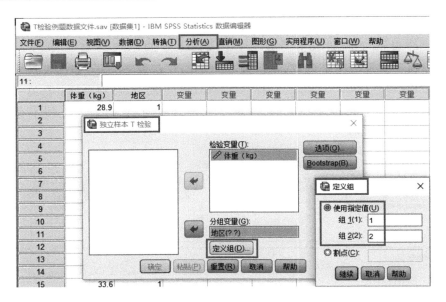

图 10-3-4 "独立样本 t 检验"子菜单的设置

中的"选项"还可以设置"置信区间",默认为"95％"。点击"确定"即可自动进入"查看器"查看统计结果。

（3）结果包含两个表格，前表为"各组统计量"，包括样本量、均数、标准差、标准误等信息；后表如图 10-3-5 所示。

独立样本检验

		方差方程的 Levene 检验		均值方程的 t 检验					
								差分的 95% 置信区间	
		F	Sig.	t	df	Sig.(双侧)	均值差值	标准误差值	下限	上限
体重（kg）	假设方差相等	.390	.536	-.962	38	.342	-1.03500	1.07624	-3.21373	1.14373
	假设方差不相等			-.962	37.467	.342	-1.03500	1.07624	-3.21475	1.14475

图 10-3-5 独立样本 t 检验结果

（4）独立样本 t 检验需要检测方差齐性，即"各个样本所在总体的方差是否相等"。如图 10-3-5 所示结果中，SPSS 自带方差齐性检验，其结果即为图中间方框中的"Sig."。方差齐性检验的"Sig."$=0.536(P>0.05)$，说明方差齐。在方差齐的情况下，本次 t 检验的结果参见"假设方差相等"一行的结果（图 10-3-5 中已框出），其中"Sig.（双侧）"$=0.342(P>0.05)$，说明本例中 A、B 两地 10 岁男童的平均体重比较，差异无统计学意义。

（5）单样本 t 检验（one-samples t test）是将样本所在总体均数与已知总体均数进行比较。在"单样本 t 检验"的 SPSS 操作中，"单样本 t 检验"子菜单中的"检验值"是指"已知总体平均数"。例如，用 A 地区 10 岁男童的平均体重（未知总体平均数）与已知的全国 10 岁男童的平均体重（已知总体平均数）进行比较，假设全国 10 岁男童的平均体重为 30kg，那么这里的"检验值"就填写 30。

3. 单因素方差分析

例 A、B两种药物可抑制大鼠瘢痕形成。根据使用药物的不同,将大鼠分为使用A药的甲组、使用B药的乙组和使用安慰剂的丙组,每组6只。进行实验并记录3周后的瘢痕宽度,比较哪种方法抑制瘢痕形成最为有效。该统计应采用"单因素方差分析"。

(1)如图10-3-6所示,首先在"数据视图"变量"Width"中输入各组大鼠瘢痕的宽度(mm),变量"Group"中用"1""2""3"标记每个宽度数据所对应的组别(甲、乙、丙)。

(2)如图10-3-7所示,点击"分析"—"比较均值"—"单因素ANOVA",在弹出的子菜单中,将检验的变量"Width"添加至"因变量列表"中,将分组变量"Group"添加至"因子"中(见图10-3-8)。

(3)根据实际需要,一般在图10-3-8"两两比较"中选择一种(或几种)均数两两比较的方法(这里以最常用的LSD法为例)对各组的均值进行两两对比,可以得到A与B、A与C、B与C之间瘢痕宽度差异的显著性对比(见图10-3-9)。在图10-3-8"选项"子菜单中一般勾选"描述性"和"方差同质性检验"两项(见图10-3-10),前者可计算各组的均数、标准差及95%置信区间,后者可进行方差齐性检验,如果方差不齐,那么原则上不能进行方差分析。勾选完毕后点击"继续",进入"查看器"对分析结果进行判读。

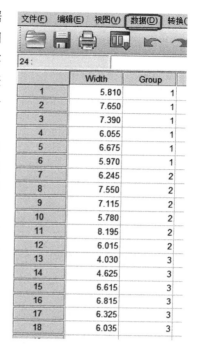

图10-3-6 数据录入

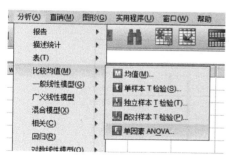

图10-3-7 打开"单因素ANOVA"子菜单

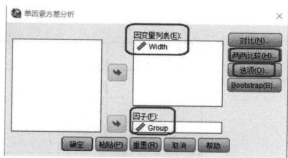

图10-3-8 添加"因变量"和"因子"

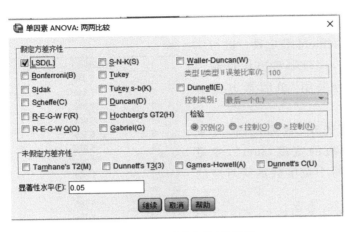

图 10-3-9 "两两比较"的设置

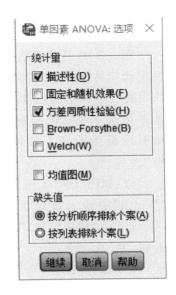

图 10-3-10 "选项"子菜单

"单因素方差分析"结果如图 10-3-11 所示,显著性水平(P 值)大于 0.05,可以认为各组的瘢痕宽度比较,差异不具统计学意义。LSD 法的"多重比较"结果如图 10-3-12 所示,甲、乙、丙三组两两比较,差异都不具统计学意义($P>0.05$)。

单因素方差分析

Width

	平方和	df	均方	F	显著性
组间	3.864	2	1.932	2.050	.163
组内	14.138	15	.943		
总数	18.002	17			

图 10-3-11 单因素方差分析结果

多重比较

因变量: Width

LSD

(I) Group	(J) Group	均值差 (I-J)	标准误	显著性	95% 置信区间	
					下限	上限
甲组	乙组	-.225000	.560523	.694	-1.41973	.96973
	3	.850833	.560523	.150	-.34389	2.04556
乙组	甲组	.225000	.560523	.694	-.96973	1.41973
	3	1.075833	.560523	.074	-.11889	2.27056
3	甲组	-.850833	.560523	.150	-2.04556	.34389
	乙组	-1.075833	.560523	.074	-2.27056	.11889

图 10-3-12 LSD 法的"多重比较"结果

单因素多变量方差分析方法简述如下。

例 抽取 40 只大鼠,随机分为使用 A 药的甲组和使用安慰剂的乙组。进行实验并记录大鼠瘢痕愈合的时间和 3 周后的瘢痕宽度,判断 A 药是否具有抑制瘢痕形成的作用。

该例中的数据包含两个"因变量",分别是"瘢痕愈合时间"和"3周后瘢痕宽度",应使用"多变量方差分析"。步骤简述如下:录入数据并分为3列,分别为"组别""愈合时间""瘢痕宽度"。点击"分析"—"一般线性模型"—"多变量"。在子菜单中,将"愈合时间"和"瘢痕宽度"加入"因变量"中,将"组别"加入"固定因子"中。在"选项"子菜单中勾选"描述统计""方差齐性""检验效能"。点击"确定",进入"查看器"查看统计结果。在"多元方差分析结果"中,"组别"后面为四种检验方法,其结果大都相同。如果 $P < 0.05$,那么表示A药与安慰剂相比,疗效有显著差异。

4. 双因素方差分析

例 两组大鼠,每组6只。在制作成瘢痕模型后,按不同的给药处理分为A、B两组,然后分别在5个时间点测量瘢痕的宽度,试比较不同的时间和不同的给药处理对大鼠瘢痕宽度的影响(见表10-3-1)。

表 10-3-1 不同时间和不同给药处理的大鼠瘢痕宽度

时间	瘢痕宽度	
	A 组	B 组
时间点 1	6 个瘢痕数据	6 个瘢痕数据
时间点 2	6 个瘢痕数据	6 个瘢痕数据
时间点 3	6 个瘢痕数据	6 个瘢痕数据
时间点 4	6 个瘢痕数据	6 个瘢痕数据
时间点 5	6 个瘢痕数据	6 个瘢痕数据

此类实验的数据处理应使用双因素方差分析,其操作步骤与单因素方差分析大同小异。

(1)如图10-3-13所示,将60个数据按照不同分组录入SPSS(数据未完全列出)。

(2)如图10-3-14所示,选择"分析"—"一般线性模型"—"单变量"。如图10-3-15

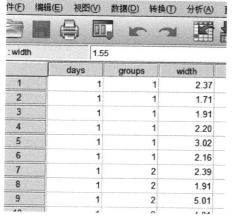

图 10-3-13 数据录入情况

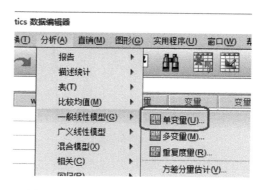

图 10-3-14 在"一般线性模型"子菜单中
选择"单变量"

所示,在子菜单中将"width"加入"因变量"中,将"days"和"groups"加入"固定因子"中。

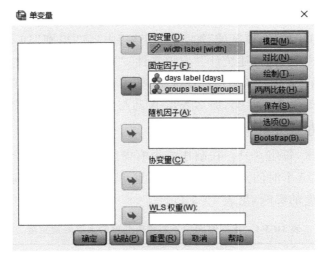

图 10-3-15 "一般线性模型"—"单变量"的设置界面

(3)如图 10-3-16 所示,点击"单变量"菜单中的"模型",选择"设定"。首先应考虑交互效应,在"构建项"类型中选择"交互",将"days"和"groups"加入"模型"中。然后按住键盘上的 Shift 将"days"和"groups"都选中,然后点击向右的箭头,将交互项"days * groups"加入"模型"中。随后点击"继续"回到变量菜单,点击"确定"先进行一次运算,检验两个固定因子是否存在交互效应。如图 10-3-17 所示,交互项"days * groups"的 P 值大于 0.05,说明本例的两个固定因子交互效应不明显。

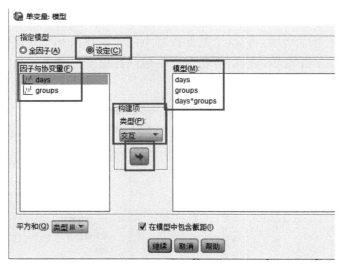

图 10-3-16 "模型"的设置界面

主体间效应的检验

因变量： width label

源	III 型平方和	df	均方	F	Sig.
校正模型	31.496[a]	9	3.500	10.740	.000
截距	198.944	1	198.944	610.553	.000
days	22.232	4	5.558	17.057	.000
groups	6.737	1	6.737	20.675	.000
days * groups	2.528	4	.632	1.939	.118
误差	16.292	50	.326		
总计	246.733	60			
校正的总计	47.789	59			

a. R 方 = .659（调整 R 方 = .598）

图 10-3-17　检验提示两个固定因子之间交互效应不明显

（4）如果交互效应不明显，那么需在"构建项"类型中选择"主效应"，然后将"days"和"groups"加入"模型"中（将原有的"days * groups"通过向左的箭头放回"因子与协变量"框中，见图 10-3-18）。点击"继续"回到"单变量"菜单，点击"两两比较"，如图 10-3-19 所示，将两个因子添加到"两两比较检验"，并在下方选择合适的比较方法（通常选择 LSD 法）。点击"继续"回到"单变量"菜单，尚可在"选项"中勾选需要的描述性统计量，如"描述统计""方差齐性检验"等。

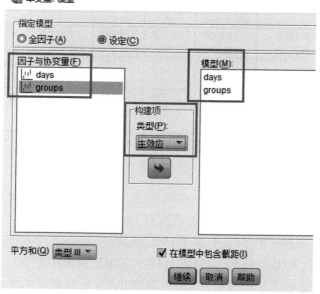

图 10-3-18　在"构建项"中选择"主效应"

（5）随后点击"确定"，进入"查看器"查看统计结果（见图 10-3-20）。由结果可知，时间及给药处理对瘢痕宽度均存在显著影响（$P<0.05$）。

（6）需要注意的是，SPSS 在双因素方差分析时，只能得出处理因素的影响有无显著性，而无法确定具体两个小组之间的差异是否显著，这与 GraphPad Prism 所

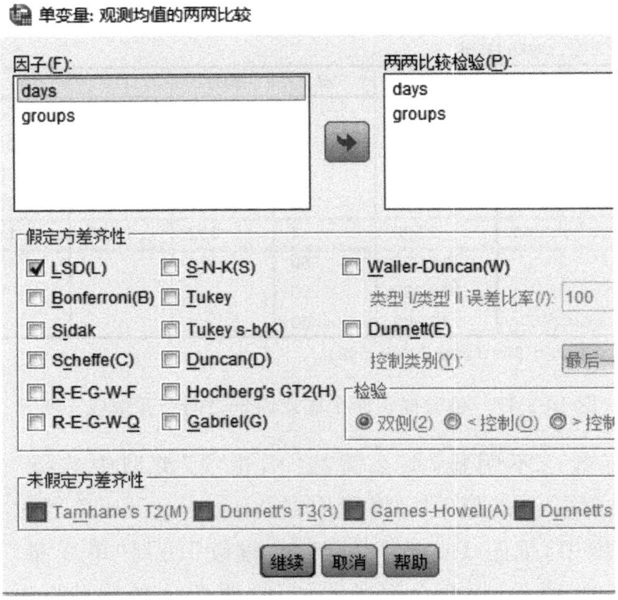

图 10-3-19 "两两比较"的设置界面

主体间效应的检验

因变量： width label

源	III 型平方和	df	均方	F	Sig.
校正模型	28.969[a]	5	5.794	16.624	.000
截距	198.944	1	198.944	570.829	.000
days	22.232	4	5.558	15.947	.000
groups	6.737	1	6.737	19.330	.000
误差	18.820	54	.349		
总计	246.733	60			
校正的总计	47.789	59			

a. R 方 = .606（调整 R 方 = .570）

图 10-3-20 统计结果

做的双因素方差分析结果相比是一大缺点。在本例中，如要求出瘢痕宽度最小的"时间"和"给药处理"的组合，则只能将所有"时间"和"给药处理"的排列组合一一列出（在本例中，"时间"存在 5 个水平，"给药处理"存在 2 个水平，共有 $5 \times 2 = 10$ 种组合，即 A1B1、A1B2、A1B3、A1B4、A1B5、A2B1、A2B2、A2B3、A2B4 和 A2B5），然后再用 SPSS 做单因素方差分析，进行两两比较，此时所得的 P 值即为双因素方差分析的 P 值。即使固定行比较列，或者固定列比较行，仍需要用以上 10 组做单因素方差分析，得到的 P 值才是双因素方差分析的 P 值。反之，如果固定一个因素进行另一个因素（此时为单因素）的比较，那么所得的 P 值是单因素方差分析的 P 值或 t 检验的 P 值，这在数值上与双因素方差分析是有较大差别的。另外，这种双因素方差分析的两两比较也可用 GraphPad Prism 来自动进行，具体方法参见本章第四节。

5. 卡方检验

下面将卡方检验分"2×2"和"R×2"两种情形进行阐述。

A) 2×2 的卡方检验

例 有中国人、美国人各 100 人,请他们分别判别两张亚洲人头像照片是否为同一人,结果见表 10-3-2,试比较中国人、美国人对亚洲人头像的辨识能力。

表 10-3-2 中、美两国人对亚洲人头像的判别结果

项目	判别结果		合计/人
	正确	错误	
中国人/人	77	23	100
美国人/人	55	45	100
合计/人	132	68	200

该表中的变量只有两行两列,一个为行变量,一个为列变量,对该表格数据进行统计学检验,称为独立样本四格表的卡方检验。

判断对同一研究对象进行两种处理的阳性率是否相等,或者将每份标本平均分成 2 份,然后分别用两种方法进行检验,比较这两种检验方法的结果是否有显著不同,这样的统计学方法称为配对样本四格表的卡方检验。

(1)如图 10-3-21 所示,录入数据。因为需要录入的数据量较少,所以可以直

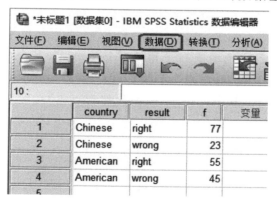

图 10-3-21 数据录入

接将变量的名称以"名义"的形式写入,而不再使用数字 1、2、3 等代替,具体输入方法见该检验的数据文件;此外,也可以用常规方法输入,即在"country"一列中,以值"1"表示"Chinese",以值"2"表示"American";在"result"一列中,以值"1"表示"right",以值"0"表示"wrong"(参见网盘资料本节目录下文件"卡方检验 R×2 数据文件.sav")。

(2)点击"数据"—"加权个案"(见图 10-3-22),在弹出的对话框中将频率变量"f"添加到"加权个案"—"频率变量",点击"确定"后回到数据编辑器(见图 10-3-23)。

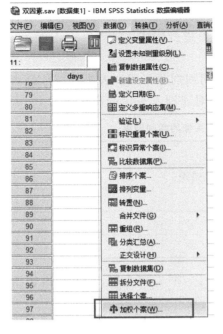

图 10-3-22　在"数据"子菜单中找到
"加权个案"

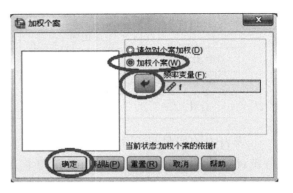

图 10-3-23　添加"频率变量"

（3）选择"分析"—"描述统计"—"交叉表"（见图 10-3-24），将"country"加入"行"中，将"result"加入"列"中（见图 10-3-25）。点击图 10-3-25 中的"统计量"，弹出"统计量"界面，如图 10-3-26 所示，勾选"卡方"［注意：如果是配对样本四格表的卡方检验，那么此处需改选图中右下角的"McNemar"，其余相同］，然后点击"继续"；点击图 10-3-25 中的"单元格"，弹出"单元格"界面，如图 10-3-27 所示，勾选"观察值""期望值""行"，其余维持默认设置，然后点击"继续"。最后点击图 10-3-25 中的"确定"开始统计。

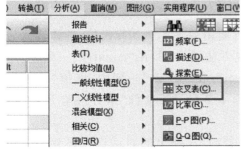

图 10-3-24　在"分析"子菜单中找到"交叉表"

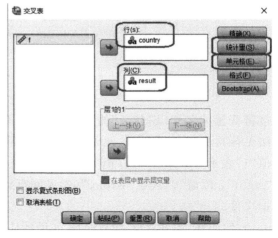

图 10-3-25　交叉表

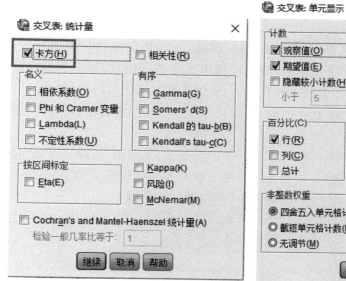

图 10-3-26 "统计量"子菜单设置

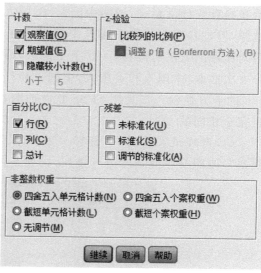

图 10-3-27 "单元格"子菜单设置

（4）卡方检验结果见图 10-3-28，$P=0.001$，表示中国人、美国人对该亚洲人头像的辨识能力比较，差异有统计学意义。

卡方检验

	值	df	渐进 Sig.（双侧）	精确 Sig.（双侧）	精确 Sig.（单侧）
Pearson 卡方	10.784[a]	1	.001		
连续校正[b]	9.826	1	.002		
似然比	10.931	1	.001		
Fisher 的精确检验				.002	.001
有效案例中的 N	200				

a. 0 单元格(0.0%) 的期望计数少于 5。最小期望计数为 34.00。

b. 仅对 2x2 表计算

图 10-3-28 卡方检验结果的判读

B) R×2 的卡方检验和两两比较

采用与上例类似的数据和条件：有中国人 100 人、美国人 100 人和日本人 96 人，请他们判别两张亚洲人头像照片是否为同一人，结果见表 10-3-3，试比较中国人、美国人、日本人对亚洲人头像的辨识能力有无显著性差异，且需要找出存在显著性差异的国家。

表 10-3-3 中、美、日三国人对亚洲人头像的判别结果

项目	判别结果		合计/人
	正确	错误	
中国人/人	77	23	100
美国人/人	55	45	100
日本人/人	33	63	96
合计/人	165	131	296

解决该问题的统计步骤如下：先进行常规的卡方检验，如果 $P<0.05$，那么表示差异有统计学意义，说明中国人、美国人、日本人对亚洲人头像的辨识能力存在差异，但是并不能分辨出哪几个国家存在差异；因此，下一步需要进行两两比较。两两比较的方法有两种，一是手工抽取，即每次抽出 2 组进行比较，如表 10-3-3 可分 3 次抽取：中国人和美国人，中国人和日本人，美国人和日本人，这样就转化为"2×2 的卡方检验"；二是用 SPSS 软件抽取，下面介绍该方法。两种方法得到的结果是完全相同的。

（1）常规录入数据（见图 10-3-29 和图 10-3-30）。注意：无须把"正确率"（或"错误率"）按照升序或降序进行排列，排列是否有序不影响两两比较的 P 值。

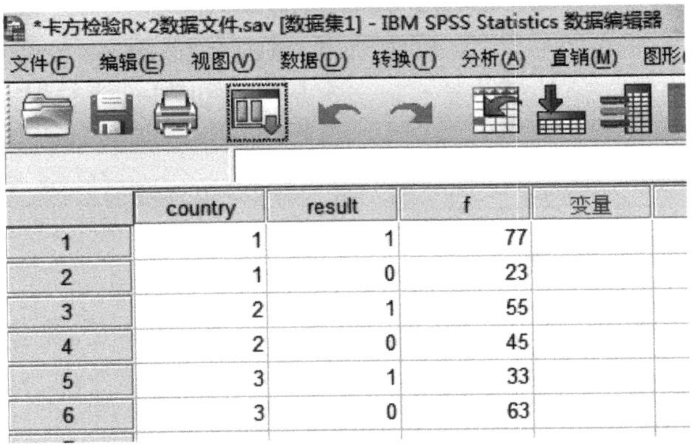

图 10-3-29　数据视图

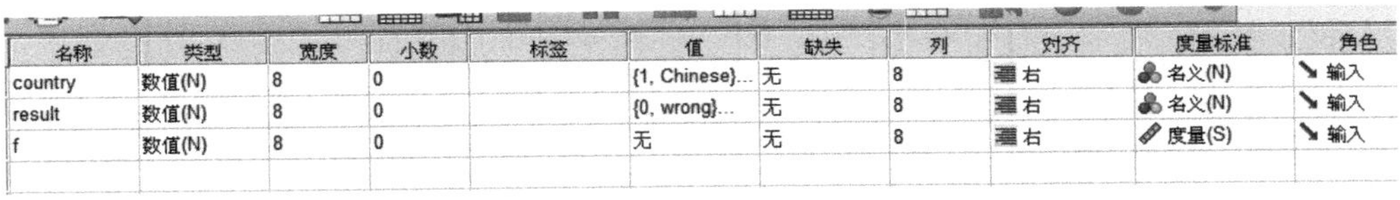

名称	类型	宽度	小数	标签	值	缺失	列	对齐	度量标准	角色
country	数值(N)	8	0		{1, Chinese}...	无	8	靠右	名义(N)	输入
result	数值(N)	8	0		{0, wrong}...	无	8	靠右	名义(N)	输入
f	数值(N)	8	0		无	无	8	靠右	度量(S)	输入

图 10-3-30　变量视图

（2）加权处理同"2×2 的卡方检验"。点击"数据"—"加权个案"（参见图 10-3-22），在弹出的对话框中将频率变量"f"添加到"加权个案"—"频率变量"中，点击"确定"后回到数据编辑器（参见图 10-3-23）。

（3）卡方检验的方法同"2×2 的卡方检验"。选择"分析"—"描述统计"—"交叉表"（参见图 10-3-24），将"country"加入"行"中，将"result"加入"列"中（参见图 10-3-25）。点击"统计量"（参见图 10-3-25），弹出"统计量"界面，勾选"卡方"，然后点击"继续"（参见图 10-3-26）；点击"单元格"（参见图 10-3-25），弹出"单元格"界面，勾选"观察值""期望值""行"，其余维持默认设置，然后点击"继续"（参见图 10-3-27）。最后点击"确定"开始统计（参见图 10-3-25）。

（4）卡方检验结果如图 10-3-31 所示，$P=0.000$，表示在中国人、美国人和日本人中至少有两个国家的人对该亚洲人头像的辨别能力存在统计学差异。下面进行两两检验。

卡方检验

	值	df	渐进 Sig.（双侧）
Pearson 卡方	36.106ᵃ	2	.000
似然比	37.396	2	.000
线性和线性组合	35.971	1	.000
有效案例中的 N	296		

a. 0 单元格(0.0%) 的期望计数少于 5。最小期望计数
为 42.49。

图 10-3-31　卡方检验结果的判读

（5）如果紧接上面的卡方检验进行两两检验，那么不需要重复加权处理，点击
"确定"后可见加权处理已经完成（见图 10-3-32）；若重新开始两两检验，则需要先
进行加权处理，方法同步骤（2）。

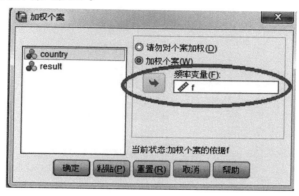

图 10-3-32　复查频率变量是否已加权

（6）选择需要比较的两组。点击"数据"—"选择个案"（见图 10-3-33），在新对
话框中选择"如果条件满足"，然后点击其下方的"如果"，出现新对话框；双击
"country"后自动输入到右上方的输入框中，接着在其后依次手工输入"＝1""空
格""or"和"空格"，然后双击"country"，并继续手工输入"＝2"；完成后输入框中可
见"country＝1 or country＝2"，随后先点击"继续"，再点击"确定"（见图 10-3-34）；
此后可见数据中多出"filter_＄"这一变量（见图 10-3-35）。

（7）卡方检验的方法同"2×2 的卡方检验"。选择"分析"—"描述统计"—"交
叉表"（参见图 10-3-24）。如果两两检验是紧接上面的卡方检验进行，那么各项设
置都同前，而不需要重复设置，即图 10-3-35 中椭圆形框内的各项都是现成的，不
需要做任何更改（可分别复查），此时直接点击图 10-3-35 中的"确定"（唯一方框）
即可得到结果（见图 10-3-36）。对比 2×2 的卡方检验（见图 10-3-28）结果，可见两
者完全相同，即 R×2 的卡方检验后的两两比较可采用多个 2×2 的卡方检验来进
行。否则，需要重复以下步骤：将"country"加入"行"中，将"result"加入"列"中（参
见图 10-3-25）；点击"统计量"（参见图 10-3-25），弹出"统计量"界面，勾选"卡方"，
然后点击"继续"（参见图 10-3-26）；点击"单元格"（参见图 10-3-25），弹出"单元格"

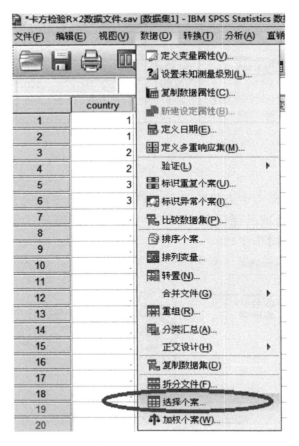

图 10-3-33　选择个案

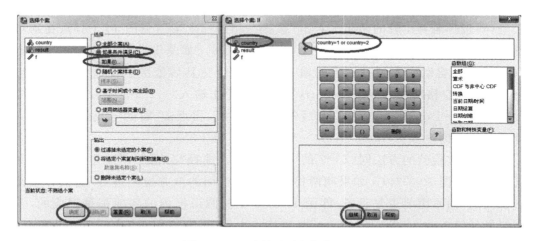

图 10-3-34　选择两两比较的两组

界面,勾选"观察值""期望值""行",其余维持默认设置,然后点击"继续"(参见图 10-3-27);最后点击"确定"开始统计(参见图 10-3-25)。

　　(8)更改需要比较的两组,方法同步骤(6)(见图 10-3-37)。

(9)再次进行卡方检验。选择"分析"—"描述统计"—"交叉表",然后点击"确定",即可得到结果(参见图 10-3-36)。

(10)重复步骤(8)和(9)直到完成所有的两两比较。

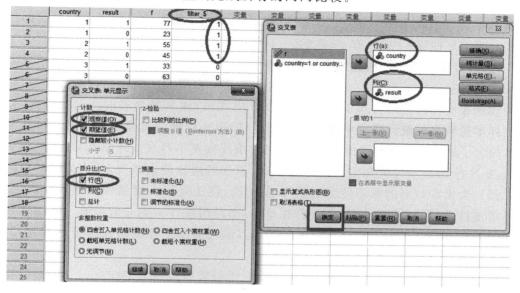

图 10-3-35　卡方检验

卡方检验

	值	df	渐进 Sig.(双侧)	精确 Sig.(双侧)	精确 Sig.(单侧)
Pearson 卡方	10.784[a]	1	.001		
连续校正[b]	9.826	1	.002		
似然比	10.931	1	.001		
Fisher 的精确检验				.002	.001
线性和线性组合	10.730	1	.001		
有效案例中的 N	200				

a. 0 单元格(0.0%)的期望计数少于 5。最小期望计数为 34.00。

b. 仅对 2x2 表计算

图 10-3-36　其中两组比较的卡方检验结果

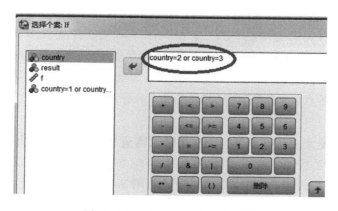

图 10-3-37　更改需要比较的两组

6. 注意事项

（1）置信区间（confidence interval）的意义如下：以 95％ 置信区间为例，如果 P 值正好等于 0.05，那么即代表当前重复抽样 20 次，有 19 次（95％）仍维持同样结果，1 次出现其他结果。置信区间越大，统计结果越可靠。如 99％ 的置信区间即代表当前重复抽样 100 次，有 99 次（99％）仍维持同样结果，1 次出现其他结果。

（2）**方差分析中两两比较方法的选择**：SPSS 提供的两两比较方法很多，不同方法之间存在一定的差异。我们在此简单介绍几种常用的两两比较方法的特点，以便读者在使用时进行合理的选择。①LSD 法：LSD 法是最灵敏的两两比较方法。**在样本量较小的统计研究中推荐首先使用**，但该法犯第一类错误（假阳性）的可能性较大。使用该法如未得出差异，则可考虑组间确实不存在统计学差异。②S-N-K 法：S-N-K 法是一种常用的两两比较方法，但当两两比较次数极多时（多组的组间比较），会出现较高的假阳性率。③Turkey 法：该法对第一类错误控制较好，假阳性可能性小，如经 Turkey 法检验存在差异，则说明统计结果非常可靠。该法在使用时要求各组间样本量相同。④Scheffe 法：该法适用于各组间样本量不等时，其检验结果相对保守、可靠。

（3）**主效应**指由单一自变量在各水平上所引起的因变量的变化。交互效应指一个自变量的效果在另一个自变量的各水平上表现（真实效应）不一致的现象，这一作用导致单纯研究一个变量的作用没有意义。在统计分析中，一般是先分析两因素的交互效应，如果交互效应明显，就再分析简单效应；如果不明显，就改为分析因素的主效应。例如，A、B 两因素各有两个水平，如果分析认为存在交互效应，那就是 A_1 分别在 B_1 和 B_2 上的效果对因变量的影响；如果不存在交互效应，那就是 A 的两个水平 A_1 和 A_2 对因变量的影响。

（4）**关于正态分布和方差齐性的检验**：动物实验数据在进行正态性检验和方差齐性检验时，常常由于样本量过小导致无法得到较好的检验结果。通常小样本（样本量＜50）只是总体样本的一个抽样，无法通过小样本检验总体，故不需要进行正态分布检验。在 SPSS 等统计软件中，当方差不齐时，软件仍会继续进行两两比较的显著性检验。现在这些软件的计算方法也有所改进，与传统教材中的方法不尽相同，对样本是否正态分布、其方差是否齐性等问题已经变得不敏感，即不符合正态分布或方差齐性对显著性检验结果的影响并不大，此时检验的准确性还是很高的。

（5）**方差同质性检验**：如图 10-3-10 所示，勾选"方差同质性检验"可进行方差齐性检验，勾选后点击"确定"，进入"查看器"对分析结果进行判读，若 $P＞0.05$，则说明方差齐。

（6）**医学实验大多为小样本实验，此时无需进行正态分布的检验**。当样本量较大时，可采用 S-W 检验或者 K-S 检验来检验样本是否正态分布，以 50 为界，样本量＞50 的，使用 K-S 检验，样本量＜50 的，采用 S-W 检验。

首先按组拆分数据，点击图 10-3-38 中的"数据"—"拆分文件"—"按组组织输出"，将变量"group"选入"分组方式"中，然后点击"确定"。

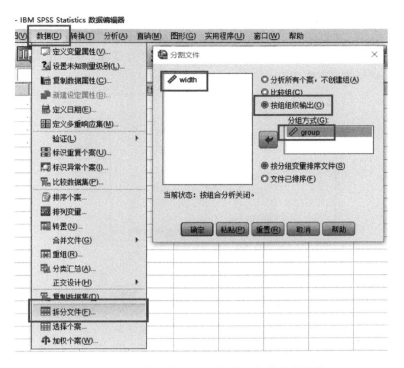

图 10-3-38 将变量"group"按分组方式进行拆分

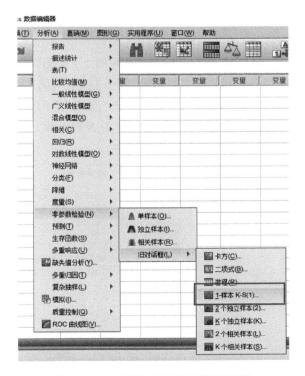

图 10-3-39 "单样本 K-S 检验"的选择

当样本量＞50时，使用 K-S 检验。步骤如下：如图 10-3-39 所示，回到"数据编辑器"，依次打开"分析"—"非参数检验"—"旧对话框"—"1-样本 K-S"（即"单样本 K-S 检验"），可见如图 10-3-40 所示子菜单，将检验的变量"Width"添加至"检验变量列表"中，然后点击"确定"。

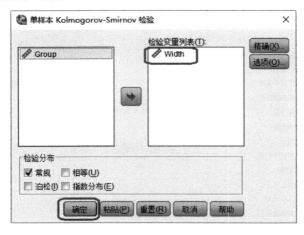

图 10-3-40　K-S 检验的设置界面

随后在"查看器"中得到各组的单样本 K-S 检验结果，最后一行"渐近显著性（Asymp. Sig.）"即 P 值，$P＞0.05$，即符合正态分布。正态分布检验完成后，在进行下一步统计计算之前，需要回到"数据"—"拆分文件"—选择"分析所有个案，不创建组"—点击"确定"以取消先前的"文件拆分"。

当样本量≤50时，则使用 S-W 检验。步骤如下：如图 10-3-41 所示，回到"数据编辑器"界面，依次打开"分析"—"描述统计"—"探索"，将"宽度"加入"因变量列表"中，点击"绘制"选择"带检验的正态图"，点击"继续"返回上一级菜单，然后点击"确定"。如图 10-3-42 所示，在统计结果查看器中查看结果，S-W 检验 $P＞0.05$ 说明数据符合正态分布，可以进行下一步统计分析。

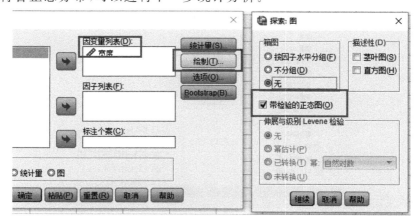

图 10-3-41　"探索"菜单的设置

正态性检验[a]

	Kolmogorov-Smirnov[b]			Shapiro-Wilk		
	统计量	df	Sig.	统计量	df	Sig.
宽度	.235	6	.200*	.938	6	.646

*. 这是真实显著水平的下限。

图 10-3-42 S-W 检验结果显示样本符合正态分布

第四节 GraphPad Prism 统计功能的应用

GraphPad Prism 是一款常用的生物和医学绘图软件，其统计功能非常强大，与绘图功能相结合，不仅准确度与 SPSS 完全一致，而且使用简单、方便、直观。下面举例介绍其多重 t 检验（2 组）、单因素方差分析和双因素方差分析（3 组或 3 组以上）的过程。

1. 多重 t 检验

（1）输入数据，点击“Table format”可更改数据排列方式和数据个数；这些数据是用游标卡尺测量得到的瘢痕宽度（单位为毫米），并分为两组，每组按测量时间不同分为 10～18 天 5 个时间点（见网盘资料本节目录下文件“多重 t 检验. pzfx”）；然后点击“Analyze”（见图 10-4-1）。

		Group A WT to KO						Group B WT to WT					
		A:Y1	A:Y2	A:Y3	A:Y4	A:Y5	A:Y6	B:Y1	B:Y2	B:Y3	B:Y4	B:Y5	B:Y6
1	Day 10	2.37	1.71	1.91	2.19	3.02	2.16	2.39	1.90	5.01	4.01	5.09	3.75
2	Day 12	2.08	1.32	1.47	1.49	1.83	1.55	1.90	1.35	2.30	2.07	3.78	2.00
3	Day 14	1.51	1.11	0.95	1.21	1.25	1.13	1.70	1.17	1.62	1.65	2.69	1.60
4	Day 16	1.42	0.98	1.14	1.52	1.46	1.12	1.71	1.40	1.75	1.35	2.34	1.71
5	Day 18	1.39	0.93	0.83	1.27	1.24	1.02	1.38	1.02	1.50	1.32	1.76	1.49
6	Title												

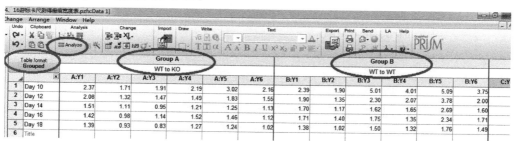

图 10-4-1 数据列表

（2）选择比较方法“Multiple t tests-one per row”[不要选择“t tests (and nonparametric tests)”，该选项为单个 t 检验；如果本例只有一个时间点，那么选该项进行普通的 t 检验；在进行普通 t 检验时，后续的各个选项可参照多重 t 检验设置；关于普通 t 检验的内容本书不再赘述，具体见本书网盘资料本章节目录下文件“普通（单个）t 检验. pzfx”]，选择需要比较的组，点击“OK”（见图 10-4-2）。

（3）各项选择见图 10-4-3，然后点击“OK”。

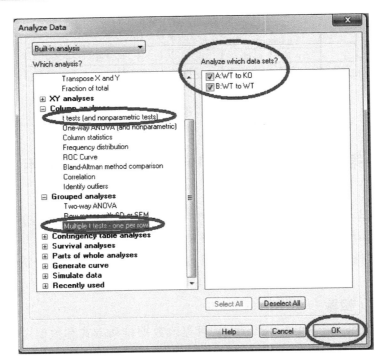

图 10-4-2　统计方法的选择

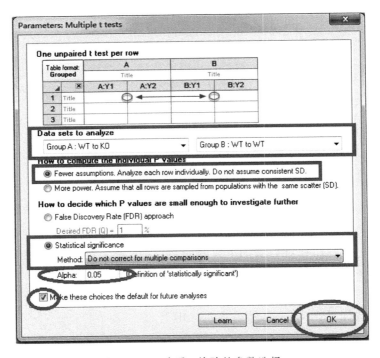

图 10-4-3　多重 t 检验的参数选择

（4）图 10-4-4 中的"P value"就是多重 t 检验中显著性检验的 P 值，椭圆形框中的 3 个值用 SPSS 计算得到的结果分别为 0.028，0.116 和 0.047，几乎完全相同。

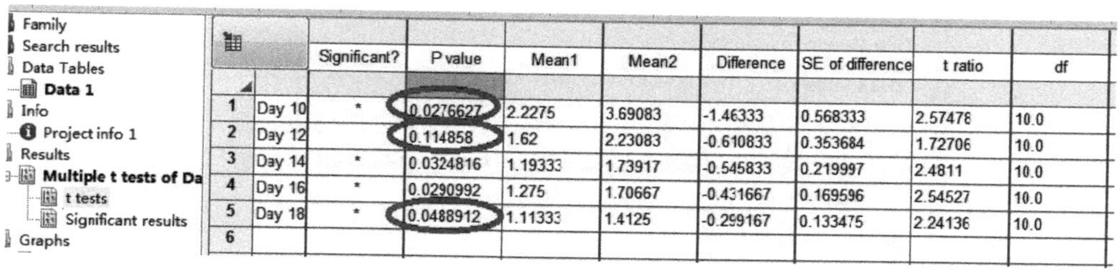

		Significant?	P value	Mean1	Mean2	Difference	SE of difference	t ratio	df
1	Day 10	*	0.0276627	2.2275	3.69083	-1.46333	0.568333	2.57478	10.0
2	Day 12		0.114858	1.62	2.23083	-0.610833	0.353684	1.72706	10.0
3	Day 14	*	0.0324816	1.19333	1.73917	-0.545833	0.219997	2.4811	10.0
4	Day 16	*	0.0290992	1.275	1.70667	-0.431667	0.169596	2.54527	10.0
5	Day 18	*	0.0488912	1.11333	1.4125	-0.299167	0.133475	2.24136	10.0
6									

图 10-4-4　多重 t 检验的结果

2. 单因素方差分析

（1）为分析表 10-4-1 中 5 组数据差异的显著性，可用图 10-4-5 中横向的数据排列方式［见本书网盘资料本节目录下文件"单因素方差分析（横）. pzfx"］；此外，也可点击"Table Format"（见图 10-4-6），选择"Column"，点击"OK"后改成竖向的数据排列方式（见图 10-4-7）［见本书网盘资料本节目录下文件"单因素方差分析（竖）. pzfx"］。两种数据排列方式的后续操作相同。

表 10-4-1　5 组小鼠 HE 染色的瘢痕横截面面积

组　别	瘢痕横截面面积（μm^2）					
KO 组	0.759	1.393	0.729	0.645	0.890	1.283
雷米普利（Ramipril）组	0.872	1.357	0.621	0.608	0.918	0.903
氯沙坦（Losartan）组	1.162	0.801	0.993	1.029	0.605	0.662
肼屈嗪（Hydralazine）组	1.420	1.104	1.299	1.923	1.966	1.243
对照（Blank）组	1.544	1.793	1.053	1.482	1.131	1.256

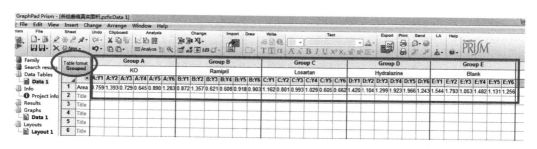

图 10-4-5　5 组小鼠瘢痕横截面面积的横向数据表

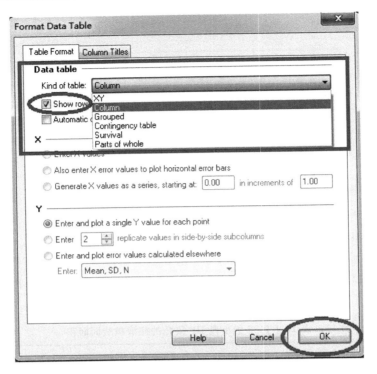

图 10-4-6　更改数据表

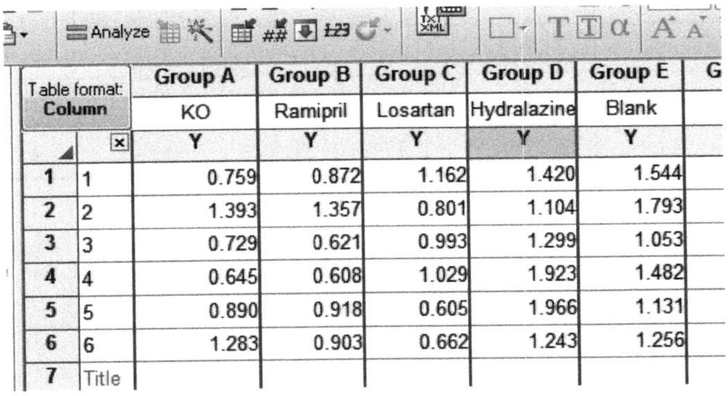

Table format: Column	Group A	Group B	Group C	Group D	Group E	G
	KO	Ramipril	Losartan	Hydralazine	Blank	
	Y	Y	Y	Y	Y	
1　1	0.759	0.872	1.162	1.420	1.544	
2　2	1.393	1.357	0.801	1.104	1.793	
3　3	0.729	0.621	0.993	1.299	1.053	
4　4	0.645	0.608	1.029	1.923	1.482	
5　5	0.890	0.918	0.605	1.966	1.131	
6　6	1.283	0.903	0.662	1.243	1.256	
7　Title						

图 10-4-7　5 组小鼠瘢痕横截面面积的竖向数据表

（2）点击"Analyze"，选择"One-way ANOVA（and nonparamatric）"，然后点击"OK"（见图 10-4-8）。

（3）选择实验设计相关的参数，图 10-4-9 上方椭圆形框选择"No matching or pairing"（无配对），其下方选项"Each row represents matched，or repeated measures，data"在数据配对时勾选，当不确定数据是否配对时可查看图示；图 10-4-9 下方椭圆形框选择"Yes，Use ANOVA"（使用单因素方差分析）。

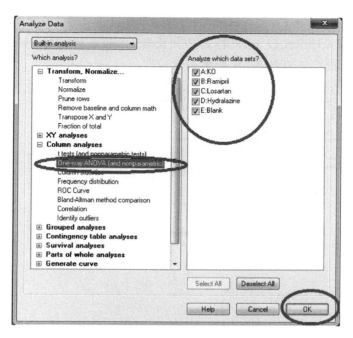

图 10-4-8　统计方法选择

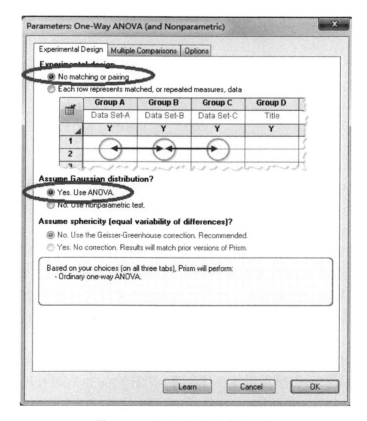

图 10-4-9　实验设计相关参数选择

（4）点击"Multiple Comparisons"，选择多重比较的方法，依次是：不比较，每列两两比较，每列和对照比较，选择特定的列比较，比较线性趋势（见图 10-4-10）；这里按需要选择，此次选择的是"每列两两比较"。

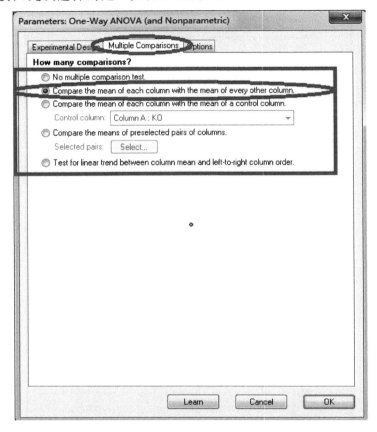

图 10-4-10　多重比较的选择

（5）点击"Opitions"，显著性检验的相关选项如图 10-4-11 所示，应选择"Fisher's LSD test"，因为这与 SPSS 的两两比较中最灵敏的方法——"LSD（L）"的结果完全一致；然后点击"OK"。

（6）在弹出的界面中（见图 10-4-12，再次查看需点击"ANOVA"），椭圆形框中的 F 和 P 值是说明组间有无差异的，$P < 0.05$，说明组间比较存在差异（本例为 0.0015，说明差异非常显著），可以两两之间再进行差异的显著性检验；下方出现的 F 和 P 值的检验都是方差齐性检验：布朗-福塞斯检验、巴特尼特检验以及列文检验。本例中 3 种方法得到的 $P > 0.05$，可以认为方差齐。点击"Multiple comparisons"，出现两两比较结果（见图 10-4-13），$P < 0.05$，说明差异显著。点击"Descriptive Statistics"，出现描述统计结果（见图 10-4-14），最有用的指标是平均值、标准差（SD）和标准误（SE）。（注意：将本例中这些结果与 SPSS 的相应项逐一对比，没有任何差别，完全一致！）

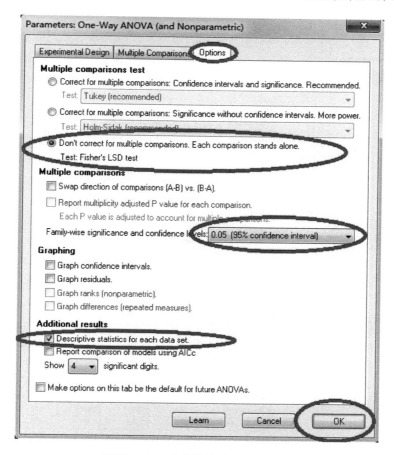

图 10-4-11 显著性检验的相关选项

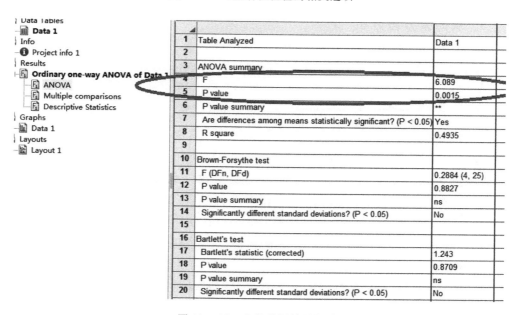

图 10-4-12 方差分析结果概览

4							
5	Uncorrected Fisher's LSD	Mean Diff.	95% CI of diff.	Significant?	Summary	Individual P Value	
6							
7	KO vs. Ramipril	0.0700	-0.2796 to 0.4196	No	ns	0.6836	A-B
8	KO vs. Losartan	0.0745	-0.2751 to 0.4241	No	ns	0.6645	A-C
9	KO vs. Hydralazine	-0.5427	-0.8923 to -0.1931	Yes	**	0.0037	A-D
10	KO vs. Blank	-0.4267	-0.7763 to -0.07707	Yes	*	0.0188	A-E
11	Ramipril vs. Losartan	0.004500	-0.3451 to 0.3541	No	ns	0.9791	B-C
12	Ramipril vs. Hydralazine	-0.6127	-0.9623 to -0.2631	Yes	**	0.0013	B-D
13	Ramipril vs. Blank	-0.4967	-0.8463 to -0.1471	Yes	**	0.0072	B-E
14	Losartan vs. Hydralazine	-0.6172	-0.9668 to -0.2676	Yes	**	0.0013	C-D
15	Losartan vs. Blank	-0.5012	-0.8508 to -0.1516	Yes	**	0.0068	C-E
16	Hydralazine vs. Blank	0.1160	-0.2336 to 0.4656	No	ns	0.5007	D-E
17							

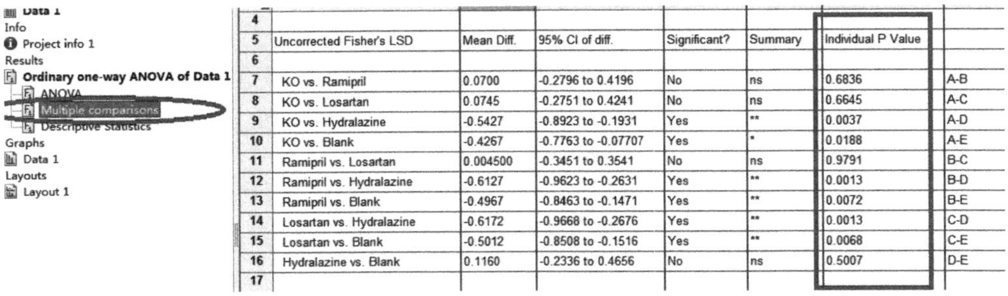

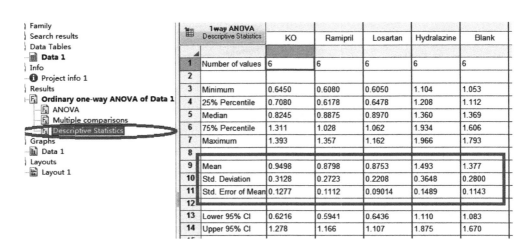

图 10-4-13　两两比较显著性检验结果

	1way ANOVA Descriptive Statistics	KO	Ramipril	Losartan	Hydralazine	Blank
1	Number of values	6	6	6	6	6
2						
3	Minimum	0.6450	0.6080	0.6050	1.104	1.053
4	25% Percentile	0.7080	0.6178	0.6478	1.208	1.112
5	Median	0.8245	0.8875	0.8970	1.360	1.369
6	75% Percentile	1.311	1.028	1.062	1.934	1.606
7	Maximum	1.393	1.357	1.162	1.966	1.793
8						
9	Mean	0.9498	0.8798	0.8753	1.493	1.377
10	Std. Deviation	0.3128	0.2723	0.2208	0.3648	0.2800
11	Std. Error of Mean	0.1277	0.1112	0.09014	0.1489	0.1143
12						
13	Lower 95% CI	0.6216	0.5941	0.6436	1.110	1.083
14	Upper 95% CI	1.278	1.166	1.107	1.875	1.670

图 10-4-14　描述统计结果

3. 双因素方差分析

(1)为了简化叙述和进行对比，这里采用与“多重 t 检验”完全一样的数据(见网盘资料本节目录下文件“双因素方差分析多种多重比较. pzfx”)，点击“Analyze”进入下一步(见图 10-4-1)。

(2)在弹出的对话框中，选择“Two-way ANOVA”，然后点击“OK”(见图 10-4-15)。

(3)选择实验设计相关的参数(见图 10-4-9)，本例选择的是“No matching or pairing”(无配对)，在勾选其他选项时最好检查一下下方的图示形框并选择无配对，必须准确选择；“Factor names”可以不做更改。此外，“重复测量”(repeated measures)指对一些个体在短时间内进行多次、同类型的测量。在医学实验中，重复测量是十分常见的。例如，不同剂量组的个体在使用支气管扩张药后，每小时测定一次呼吸功能，共 3 次，则为 3 次重复测量；又如，对一批患者连续 5 天测量血压，则为 5 次重复测量。但是，不是不同时点多次测量就是重复测量，如有的实验安排时间点 1 处死一批动物，时间点 2 再处死一批动物等，则不属于重复测量。例如，关于小鼠的瘢痕模型，如每种处理下有 6 只小鼠，每只小鼠的瘢痕宽度测量 3 次后取平均值，得到 6 个平均值，则这 6 个平均值不是重复测量，而“测量 3 次”所

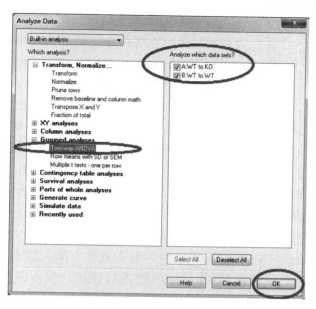

图 10-4-15　统计方法选择

得的这 3 个值属于重复测量。从同一个体获得的短时间的序列可能有某种趋势并
与随机波动相伴，并且个体间也存在变异，对于这类资料，因为各时刻随机波动并
不独立，所以不能简单套用一般统计方法。处理重复测量资料的统计方法有特殊
模型下的方差分析、正交多项式回归、多元分析等，而用 Graphpad Prism 做双因素
方差分析时，则只需简单地选择"Repeated measures by both factors"即可（见图
10-4-16）。

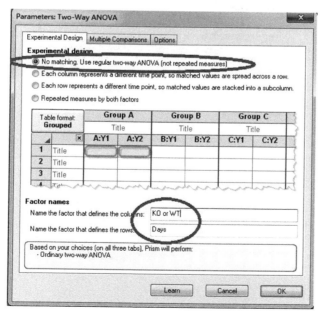

图 10-4-16　实验设计相关参数选择

（4）点击"Multiple Comparisons"，选择多重比较的方法（见图 10-4-17），依次是：不比较；比较行（主要比较行的效果）；在每列中比较行的效果（简单比较列内的行的效果）；比较行内每组的效果；不管行和列的差别，比较每组的效果。在网盘资料"双因素方差分析多种多重比较.pzfx"中，我们对上述每种选择都进行了多重比较，依次标记为"1"至"5"。这些方法可以按需选择，本例选的是"比较每组的效果时不管行和列的差别"（此选项一般意义不大，通常上述第三、四个选项的意义较大），此时不需要选择下方的"两两比较"或"与对照组比较"（其他选项仍要选）；多重比较的图示见图 10-4-18。需要指出的是：①选择第三、四、五个选项时，对于相同的两个组，比较所得的 P 值是完全一样的。②选择第三个选项"在每列中比较行的效果"以及选择第四个选项"比较行内每组的效果"，多重比较所得的 P 值都是双因素方差分析的 P 值，而不是单因素方差分析或 t 检验的 P 值；在本例中，如选择第三个选项"在每列中比较行的效果"，看似做 2 个单因素方差分析，但与单因素方差分析所得的 P 值不同（对相同的两组进行比较）；在本例中，如选择第四个选项"比较行内每组的效果"，虽然看似是多重 t 检验，但是得到的 P 值与做多重 t 检验的 P 值不同（对相同的两组进行比较）。③如果将本例中"WT to KO"的 5 个组与"WT to WT"的 5 个组合在一起（共 10 个组）做单因素方差分析，则相同的两组比较所得的 P 值与双因素方差分析所得的 P 值是完全相同的。

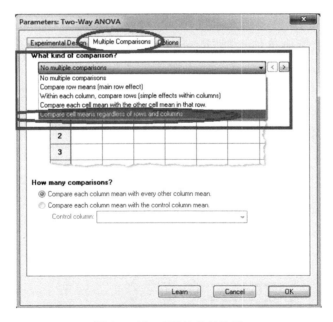

图 10-4-17　多重比较的选择

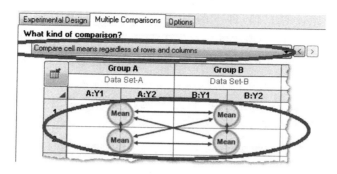

图 10-4-18　多重比较图示

（5）点击"Opitions"，显著性检验的相关选项如图 10-4-19 所示〔注意：应选择 "Fisher's LSD test"，因为这与 SPSS 的两两比较中最灵敏的方法——"LSD（L）" 的结果完全一致〕，然后点击"OK"。

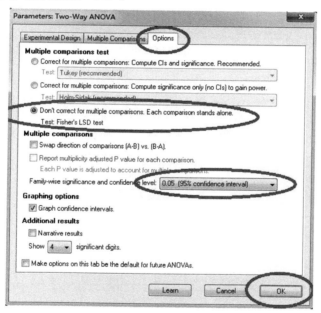

图 10-4-19　显著性检验相关选项

（6）在弹出的界面中（见图 10-4-20，再次查看需点击"Tubular results"），方框 中的 F 和 P 值是依次说明交叉因素、行、列间有无差异的，$P<0.05$，说明存在差异 （本例为 $P=0.1148$、$P<0.0001$ 和 $P<0.0001$，行和列的差异非常显著，可以两两 之间再进行差异的显著性检验，但是交叉因素没必要再进行显著性检验）。点击 "Multiple comparisons"，得到两两比较结果（见图 10-4-21），$P<0.05$，说明差异显 著；至于非常有用的描述性统计结果，如平均值、标准差（SD）和标准误（SE）等，需 要点击"Multiple comparisons"才会出现。注意：①在本例中，这些结果与 SPSS 的 相应项逐一对比，结果没有任何差别，完全一致。②当用 SPSS 做双因素方差分析 时，"一般线性模型"只能得到 2 个因素的"主效应""交互效应"，以及多重比较时 2

个因素各自水平比较的 P 值(即本例中"WT to KO"与"WT to WT"两组的 P 值,或"Day 10""Day 12""Day 14""Day 16"和"Day 18"两两比较的 P 值,而不能得到"各个小组",即 Graphpad Prism 中的"cell mean"之间比较的 P 值,如"Day 10:WT to KO"与"Day 16:WT to WT"比较的 P 值等),当需要用 SPSS 做各小组间的两两比较时,无论是比较每行内的各列,还是比较每列内的各行,都需要将"WT to KO"的 5 个组与"WT to WT"的 5 个组合在一起,即 10 个组来做单因素方差分析,才能取得双因素方差分析框架下的 P 值(即使只需得到每行内的各列或每列内的各行相互两两比较的 P 值,也要这么做,虽然很多 P 值是不需要的);如果只是固定列(或行)的因素,然后转化为单因素方差分析或 t 检验,那么所得的结果只是单因素方差分析或 t 检验的 P 值,与双因素方差分析的 P 值是不同的。

	3	Two-way ANOVA	Ordinary				
Results	4	Alpha	0.05				
2way ANOVA of Data 1	5						
Tabular results	6	Source of Variation	% of total variation	P value	P value summary	Significant?	
Multiple comparisons	7	Interaction	5.290	0.1184	ns	No	
CIs for graphing	8	Row Factor	46.52	< 0.0001	****	Yes	
Graphs	9	Column Factor	14.10	< 0.0001	****	Yes	
Data 1	10						
CIs for graphing: 2way ANO'	11	ANOVA table	SS	DF	MS	F (DFn, DFd)	P value
CIs for graphing: 2way ANO	12	Interaction	2.528	4	0.6320	F (4, 50) = 1.939	P = 0.1184
Layouts	13	Row Factor	22.23	4	5.558	F (4, 50) = 17.06	P < 0.0001
Layout 1	14	Column Factor	6.737	1	6.737	F (1, 50) = 20.68	P < 0.0001
	15	Residual	16.29	50	0.3258		
	16						

图 10-4-20　统计结果概览

	7	Uncorrected Fisher's LSD	Mean Diff.	95% CI of diff.	Significant?	Summary	Individual P Value
Data 1	8						
fo							
Project info 1	9	Day 10:WT to KO vs. Day 10:WT to WT	-1.463	-2.125 to -0.8014	Yes	****	< 0.0001
esults	10	Day 10:WT to KO vs. Day 12:WT to KO	0.6075	-0.05445 to 1.269	No	ns	0.0712
2way ANOVA of Data 1	11	Day 10:WT to KO vs. Day 12:WT to WT	-0.003333	-0.6653 to 0.6586	No	ns	0.9920
Tabular results	12	Day 10:WT to KO vs. Day 14:WT to KO	1.034	0.3722 to 1.696	Yes	**	0.0029
Multiple comparisons	13	Day 10:WT to KO vs. Day 14:WT to WT	0.4883	-0.1736 to 1.150	No	ns	0.1447
CIs for graphing	14	Day 10:WT to KO vs. Day 16:WT to KO	0.9525	0.2905 to 1.614	Yes	**	0.0057
raphs	15	Day 10:WT to KO vs. Day 16:WT to WT	0.5208	-0.1411 to 1.183	No	ns	0.1203
Data 1	16	Day 10:WT to KO vs. Day 18:WT to KO	1.114	0.4522 to 1.776	Yes	**	0.0014
CIs for graphing: 2way ANO'	17	Day 10:WT to KO vs. Day 18:WT to WT	0.8150	0.1530 to 1.477	Yes	*	0.0168
CIs for graphing: 2way ANO	18	Day 10:WT to WT vs. Day 12:WT to KO	2.071	1.409 to 2.733	Yes	****	< 0.0001
.ayouts	19	Day 10:WT to WT vs. Day 12:WT to WT	1.460	0.7980 to 2.122	Yes	****	< 0.0001
Layout 1							

图 10-4-21　显著性检验结果

▶▶▶ **第十一章**

常用图表的制作

第一节　Excel 的图表功能

Excel 是三大办公软件之一，专门用于各种数据的处理、统计和分析。但是，单一的数据难免会使人感到枯燥和乏味；而与单纯的数据相比，图表显得更加生动和形象。下面讲述 Excel 2013 图表制作的一般功能和如何制作呈现所有数据的自定义散点图。

1. 创建图表

（1）按照表格范围选择数据，包括表格的数据和文字；然后点击"插入"，在图表区可选择合适的图表插入，这里以折线图为例（可从本书网盘本节目录下下载"折线图.xlsx"数据文件），左键单击折线图图标后出现下拉菜单，选择"更多折线图"（见图 11-1-1）。

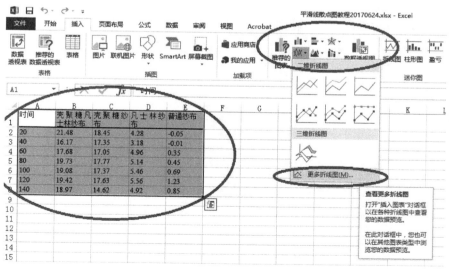

图 11-1-1　选择数据插入图表

（2）选择合适的折线图，点击后可预览，然后点击"确定"即可创建图表（见图11-1-2）。

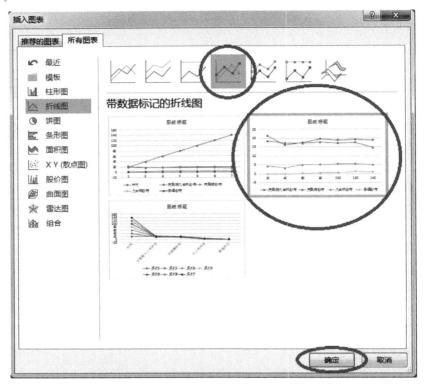

图 11-1-2　图表的选择

（3）如图 11-1-3 所示为初步创建完成的图表。

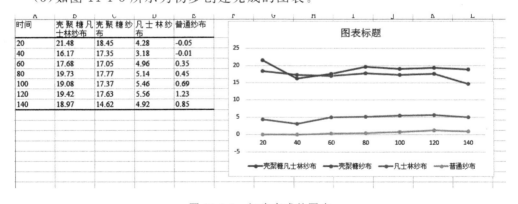

时间	壳聚糖凡士林纱布	壳聚糖纱布	凡士林纱布	普通纱布
20	21.48	18.45	4.28	-0.05
40	16.17	17.35	3.18	-0.01
60	17.68	17.05	4.96	0.35
80	19.73	17.77	5.14	0.45
100	19.08	17.37	5.46	0.69
120	19.42	17.63	5.56	1.23
140	18.97	14.62	4.92	0.85

图 11-1-3　初步完成的图表

2. 在图表区编辑图表

图表区和菜单区均可编辑图表,这两个区域大部分功能是相同的。首选在图表区编辑,如不能达到要求或一时找不到某项功能,则也可在菜单区编辑。

(1)图表右侧偏上方有 3 个按钮,最上方的"＋"号的功能为图表元素的选择,可按照需要增减图表元素(见图 11-1-4)。

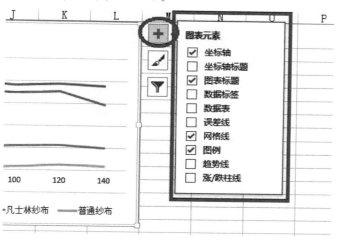

图 11-1-4　图表元素的增减

(2)中间按钮用于修改图表的样式(见图 11-1-5)和颜色(见图 11-1-6)。

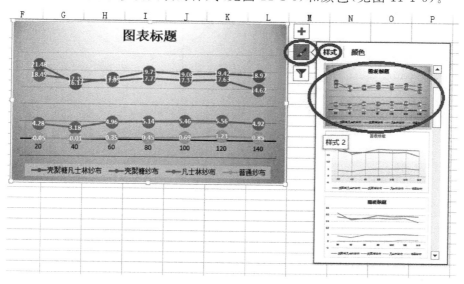

图 11-1-5　选择图表样式

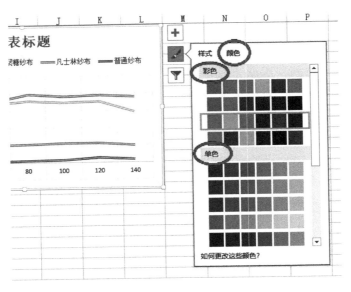

图 11-1-6　选择图表颜色

（3）下方按钮称为"图表筛选器"，既可对系列和类别进行筛选（见图 11-1-7），也可对系列和类别的名称进行更改（见图 11-1-8），点击"应用"保存修改；点击"选择数据"出现"选择数据源"对话框，可进一步编辑系列和分类的名称以及数据源等，点击"确定"保存修改（见图 11-1-9）。

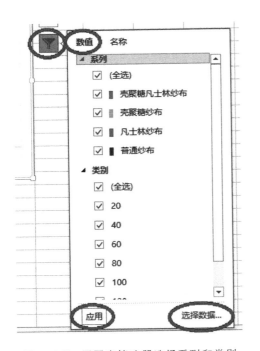

图 11-1-7　用图表筛选器选择系列和类别

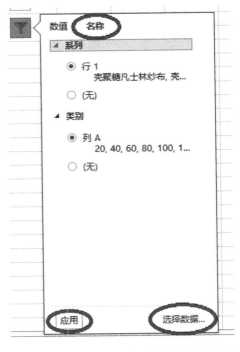

图 11-1-8　用图表筛选器修改系列和类别的名称

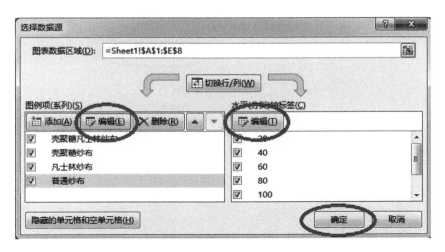

图 11-1-9　选择数据

（4）在图表区域，基本上都是单击某项，右侧即会出现某项的格式设置，如不出现，则双击或单击右键后选取。如图 11-1-10 所示，点击图例后出现"设置图例格式"，下拉"图例选项"出现各项图表元素的选择菜单，需要修改哪项选取后即可修改。

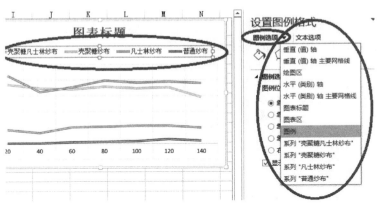

图 11-1-10　图例格式菜单中的可选项

（5）点击 X 轴后出现"设置坐标轴格式"（见图 11-1-11）；在"坐标轴选项"的右侧为"文本选项"，可对文本的填充、效果和边框进行修改；两者的下方为"坐标轴选项"的 4 个功能按钮，从左至右依次为"填充线条""效果""大小属性"和"坐标轴选项"，其下各有多个选项；当选择其余图表元素时，以上这些选项都是类似的。

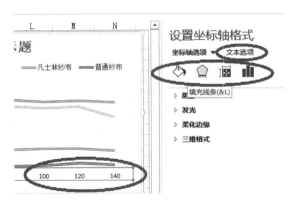

图 11-1-11　坐标轴格式菜单中的可选项

3. 从菜单区编辑图表

（1）点击图表，出现"图表工具"的菜单，其下只有"设计"和"格式"两个子菜单。

（2）点击"设计"，最左侧为"添加图表元素"（见图 11-1-12），很多是常用的元素，如误差线等，这与图 11-1-4 类似。位于中间的几个按钮（见图 11-1-13）可以更改图表的样式和颜色，这与图 11-1-5 和图 11-1-6 类似。最右侧的 4 个按钮（见图 11-1-14），如点击"切换行/列"可以对换坐标轴上的数据；点击"选择数据"则弹出"选择数据源"对话框（见图 11-1-9）；点击"更改图表类型"则弹出"插入图表"对话框（见图 11-1-2）；点击"移动图表"则弹出"移动图表"对话框（见图 11-1-15），可将图表移动到新文件或原文件的其他工作簿。

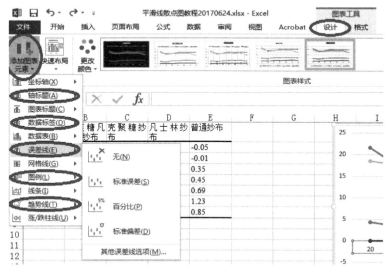

图 11-1-12　添加图表元素

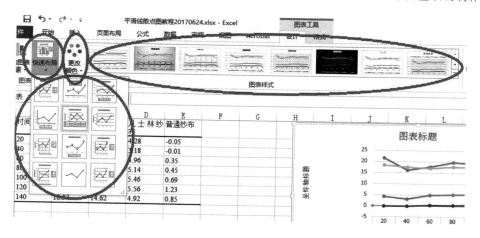

图 11-1-13　更改图表的样式和颜色

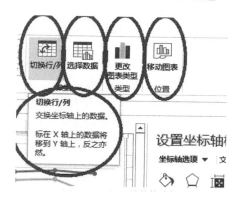

图 11-1-14　"设计"的其他功能

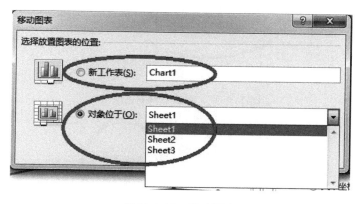

图 11-1-15　移动图表

　　(3)点击"格式",最左侧为图表元素的选择和设置(见图 11-1-16),这与图 11-1-10 类似;上述功能的右侧为"插入形状"(见图 11-1-16),可选择插入各种形状框。插入椭圆形框并将其选定后,出现编辑按钮(见图 11-1-17),其下有"编辑形状""文本框"选项。选择"形状样式",并更改其"形状填充""形状轮廓"和"形状效果";再往右为艺术字的编辑(见图 11-1-17),可编辑"艺术字样式",并对"文本填充""文本轮廓"和"文本效果"进行更改。最右侧有 3 列功能项（见图 11-1-18），左侧在有两张图表时才有效，选定后可进行"上移一层"或"下移一层"；中间可进行选定对象的对齐、组合和旋转；右侧可更改对象的高度和宽度。

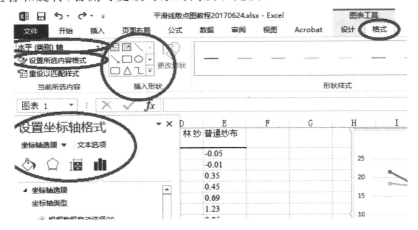

图 11-1-16　设置所选内容的格式和插入形状

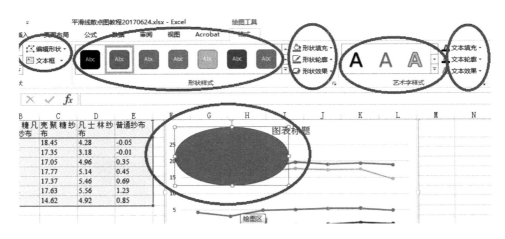

图 11-1-17　编辑形状和艺术字

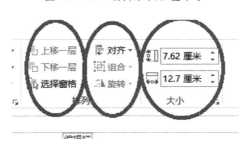

图 11-1-18　"格式"的其他功能

4. 显示所有数据的自定义散点图

目前很多期刊要求发表的文章中的图片能够直观反映所有数据,包括有几个重复及每个测量值、平均值、SE 或 SD(国外大部分采用 SE,小部分采用 SD),这样审稿专家和读者可以一目了然地了解研究的内容。这里以表 11-1-1(可从本书网盘资料本节下下载"显示所有数据的自定义散点图. xlsx"数据文件)为例,制作符合上述要求的图表。

表 11-1-1　　CCK-8 法检测不同 Lisinopril 浓度下 NIH 3T3 细胞增殖情况

Lisinopril	$0\mu m$	$1\mu m$	$10\mu m$	$100\mu m$
吸光度	1.149	1.111	0.964	0.940
	1.128	0.978	0.929	0.988
	1.062	1.007	0.948	0.957
	1.104	1.073	0.911	0.948
	1.145	1.102	1.013	1.050
	1.228	1.137	1.125	1.054

* TGF-β_1 :1ng/ml。

(1)在 Excel 中计算得到平均值、SD 和 SE。

(2)选择数据区(不包括平均值、SD、SE),创建仅仅出现数据点(无连接线)的散点图(见图 11-1-19)。

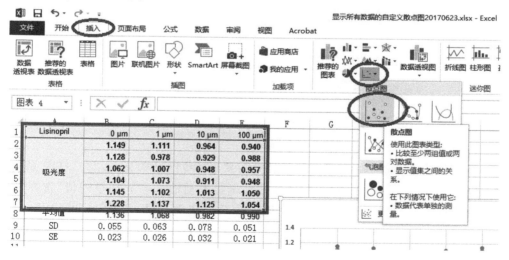

图 11-1-19　创建散点图

(3)右键单击图表空白处,点击"选择数据"(见图 11-1-20)。

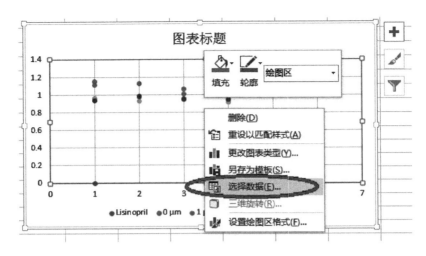

图 11-1-20　选择数据

（4）在出现的"选择数据源"对话框中，删除不需要的系列（见图 11-1-21）。

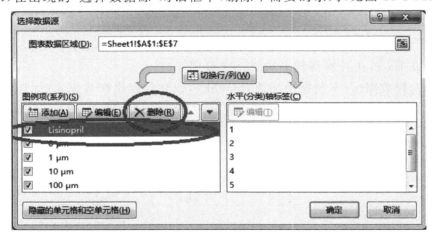

图 11-1-21　删除不需要的系列

（5）在"选择数据源"对话框中，编辑需要的系列（见图 11-1-22），注意系列 1（$0\mu m$）的"X 轴系列值"为"1,1,1,1,1,1"且需要手动输入，"Y 轴系列值"选择表格中"$0\mu m$"的 6 个值（见图 11-1-23）；其他 3 个系列依次类推（见图 11-1-24、图 11-1-25 和图 11-1-26），然后点击"确定"。

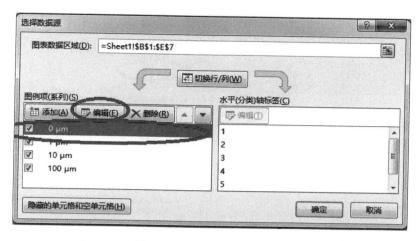

图 11-1-22　编辑需要的系列

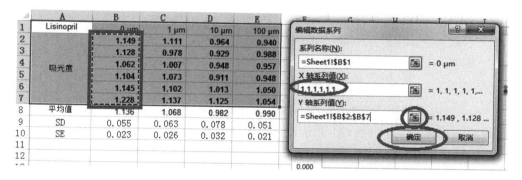

图 11-1-23　编辑系列 1

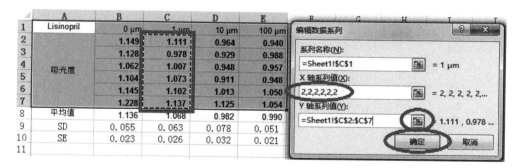

图 11-1-24　编辑系列 2

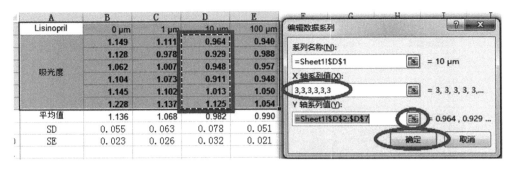

图 11-1-25　编辑系列 3

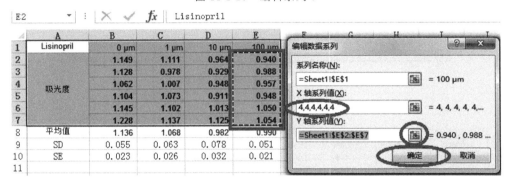

图 11-1-26　编辑系列 4

（6）在"选择数据源"对话框中，还需要添加各平均值的系列，按"添加"按钮，出现"编辑数据系列"对话框，对于系列 1（$0\mu m$）各数据的平均值，"系列名称"输入"$0\mu m$ average"，"X 轴系列值"输入"1.1"（紧靠系列 1），"Y 轴系列值"选择表格中"$0\mu m$"的平均值（见图 11-1-27）；其他 3 个系列依次类推（见图 11-1-28、图 11-1-29和图 11-1-30），然后点击"确定"。

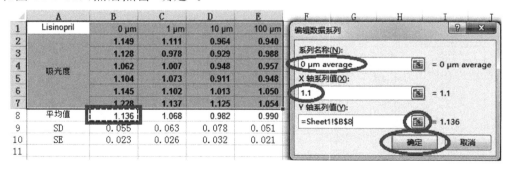

图 11-1-27　添加系列 1 的平均数为新系列

（7）随后在"选择数据源"对话框中出现 8 个系列（见图 11-1-31），点击"确定"后出现具有 8 个系列的新的散点图（见图 11-1-32）。

（8）单击或双击 Y 轴或其左侧的数据标签后，出现"设置坐标轴格式"对话框，按照数据范围设置"坐标轴选项"（见图 11-1-33）、"刻度线标记"（见图 11-1-34）和"线条"（见图 11-1-35），具体设置见图示。

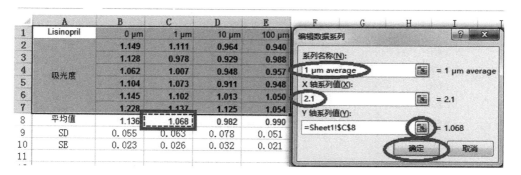

图 11-1-28　添加系列 2 的平均数为新系列

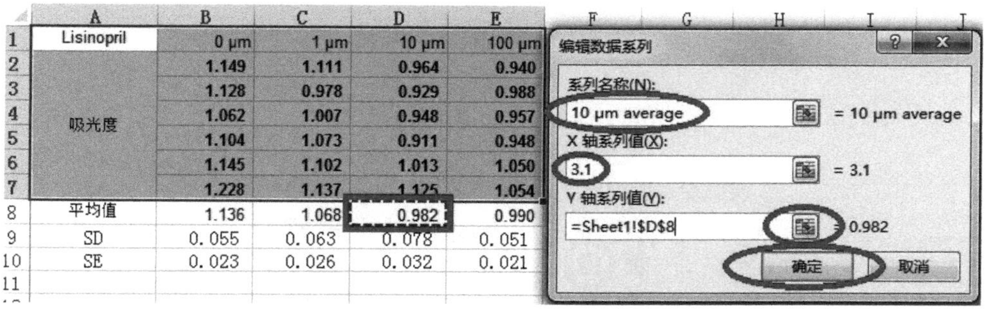

	A	B	C	D	E
1	Lisinopril	0 μm	1 μm	10 μm	100 μm
2		1.149	1.111	0.964	0.940
3		1.128	0.978	0.929	0.988
4	吸光度	1.062	1.007	0.948	0.957
5		1.104	1.073	0.911	0.948
6		1.145	1.102	1.013	1.050
7		1.228	1.137	1.125	1.054
8	平均值	1.136	1.068	0.982	0.990
9	SD	0.055	0.063	0.078	0.051
10	SE	0.023	0.026	0.032	0.021
11					

图 11-1-29　添加系列 3 的平均数为新系列

	A	B	C	D	E
1	Lisinopril	0 μm	1 μm	10 μm	100 μm
2		1.149	1.111	0.964	0.940
3		1.128	0.978	0.929	0.988
4	吸光度	1.062	1.007	0.948	0.957
5		1.104	1.073	0.911	0.948
6		1.145	1.102	1.013	1.050
7		1.228	1.137	1.125	1.054
8	平均值	1.136	1.068	0.982	0.990
9	SD	0.055	0.063	0.078	0.051
10	SE	0.023	0.026	0.032	0.021
11					

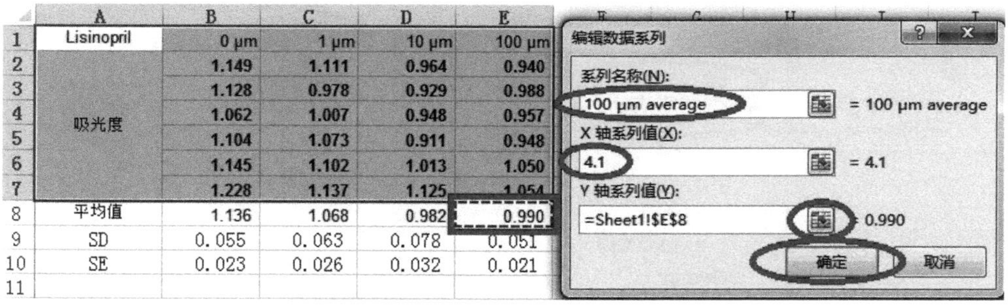

图 11-1-30　添加系列 4 的平均数为新系列

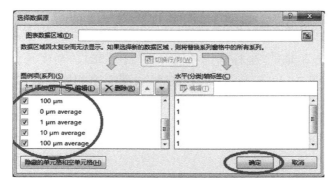

图 11-1-31　所有 8 个系列

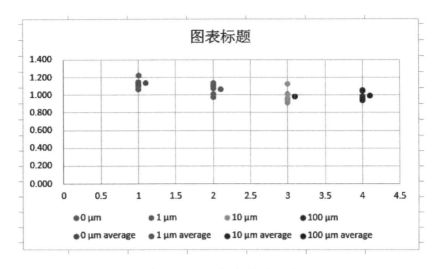

图 11-1-32　8 个系列的新图表

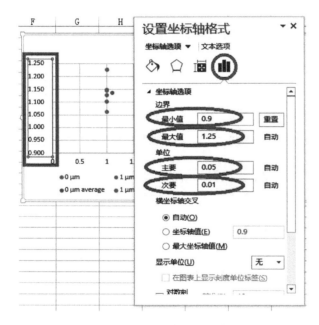

图 11-1-33　设置 Y 轴的坐标轴选项

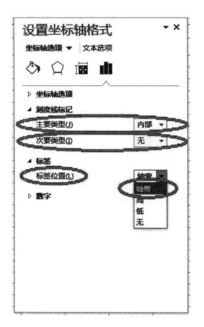

图 11-1-34　设置 Y 轴的刻度线标记

　　(9)同法设置 X 轴的"坐标轴选项"(见图 11-1-36)、"刻度线标记"(见图 11-1-37)和"线条"(见图 11-1-35,与 Y 轴的"线条"设置完全相同),具体设置见图示。

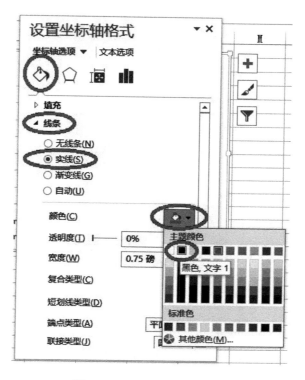

图 11-1-35　设置 Y 轴的线条

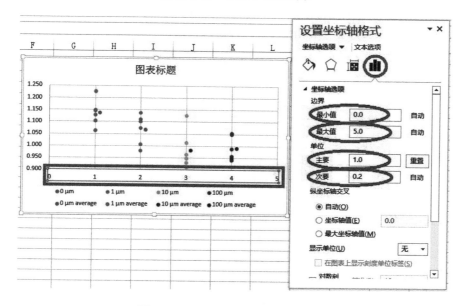

图 11-1-36　设置 X 轴的坐标轴选项

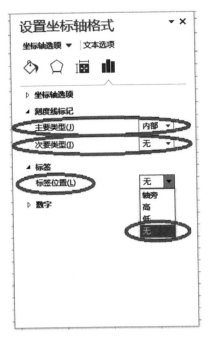

图 11-1-37　设置 X 轴的刻度线标记

(10)右键单击数据系列 $1(0\mu m)$,选择"设置数据系列格式"(见图 11-1-38),在新对话框中设置"数据标记选项"(见图 11-1-39)、"填充"(见图 11-1-40)和"边框"(见图 11-1-41),具体设置见图示;系列 $2(1\mu m)$、系列 $3(10\mu m)$、系列 $4(100\mu m)$以及以上 4 个系列的平均值系列(平均值系列都选择横线标记,见图 11-1-42)的格式设置类似,区别是选择的标记的形状不同。

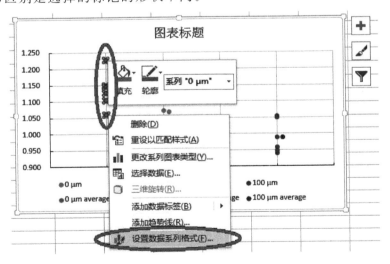

图 11-1-38　设置数据系列格式

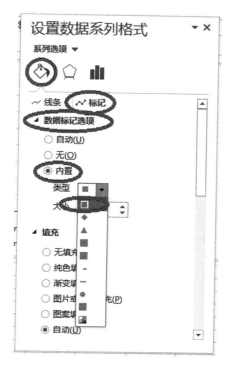

图 11-1-39　设置数据标记选项

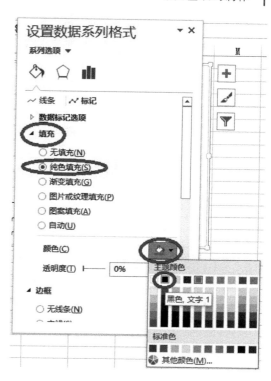

图 11-1-40　设置填充

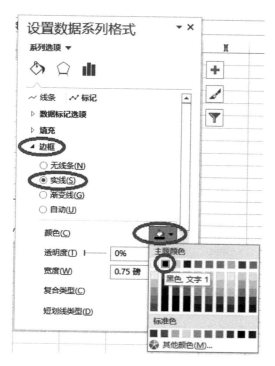

图 11-1-41　设置边框

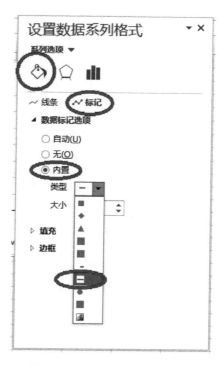

图 11-1-42　设置平均数系列的
数据标记选项

　　(11)左键单击"0 μm average"这个系列,依次选择"图表元素"—"误差线"—"更多选项"(见图 11-1-43),在弹出的对话框"设置误差线格式"中设置"垂直误差线"(见图 11-1-44),"误差量"取固定值,自行输入,一般输入 SD 或 SE,本次输入的是"0 μm"组的 SD 值,国外期刊大多采用 SE。右键单击横向的误差线,选择"设置错误栏格式"(见图 11-1-45),在弹出的"水平误差线"对话框中,将"误差量"设为"0"(见图 11-1-46)。同法设置其他 3 个平均值系列。

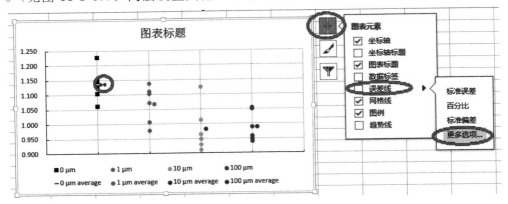

图 11-1-43　设置误差线

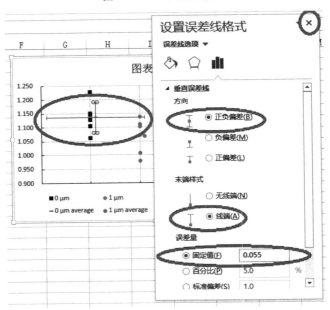

图 11-1-44　设置垂直误差

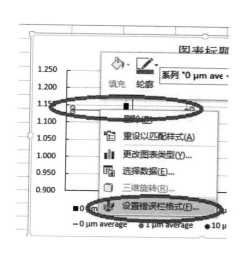

图 11-1-45　设置水平误差

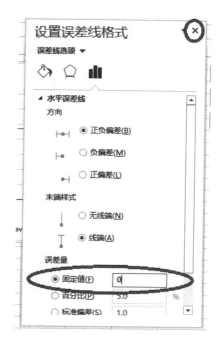

图 11-1-46　去除水平误差线

（12）设置各系列格式及误差线后的图表见图 11-1-47。

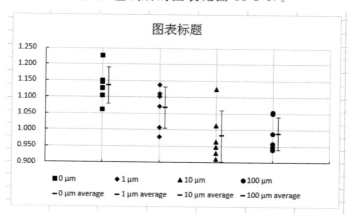

图 11-1-47　设置各系列格式和误差线后的图表

（13）右键单击各个平均值系列，依次选择"添加数据标签"—"添加数据标签"（见图 11-1-48），各平均值可标记在右侧。

（14）右键单击各平均值（见图 11-1-49）和 Y 轴（见图 11-1-50）的数据标签，选择"字体"，可对字体进行修改，本例中仅对字体大小进行修改（"9"号增大到"12"号），这是因为期刊上的图表一般很小，需要增大字体以便阅读。

（15）左键单击图表，在其右上方的"图表元素"中，去除"图表标题""网格线"和"图例"的勾选（见图 11-1-51），这是为了后续可在 PowerPoint 中进行更加个性化的编辑（也可以在 Excel 中修改直到符合要求）。

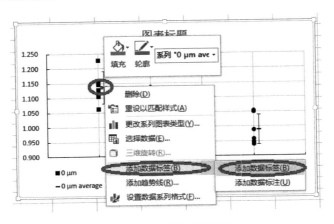

图 11-1-48　添加数据标签

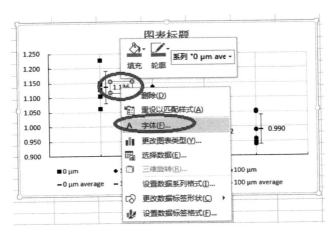

图 11-1-49　设置数据标签的字体

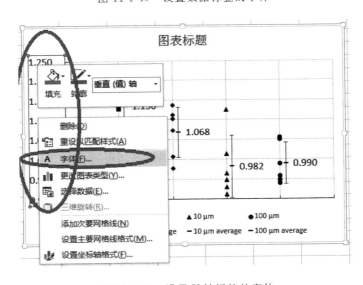

图 11-1-50　设置 Y 轴标签的字体

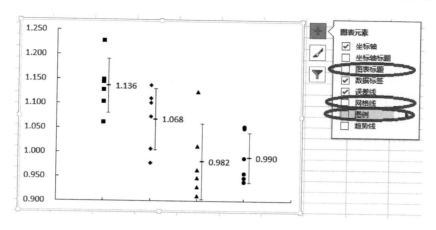

图 11-1-51　去除多余的图表元素

(16)在 PowerPoint 2013 中打开文件(可从本书网盘资料本节下下载"显示所有数据的自定义散点图.pptx"文件),用文本框的形式加入图表标题、Y 轴标签和 X 轴标签(注意:可能需要移动文本框和 Excel 图表的层次以便能更好地显示,将 Excel 图表置于最底层)(见图 11-1-52),此时数据标签的字体还可以修改,具体方法见下节"利用 PowerPoint 组合和编辑图片"。

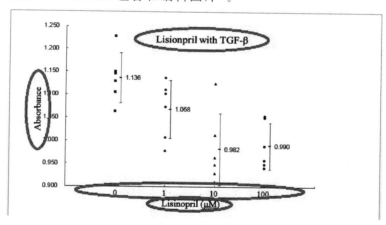

图 11-1-52　在 PowerPoint 中添加图表元素

(17)在 PowerPoint 2013 中,点击任一文本框,然后同时按 Ctrl＋A 全选,点右键选择"另存为图片"(见图 11-1-53)。

(18)最终图片见图 11-1-54,图片可在 Photoshop 中进行裁剪,以去除图片的空白区域。

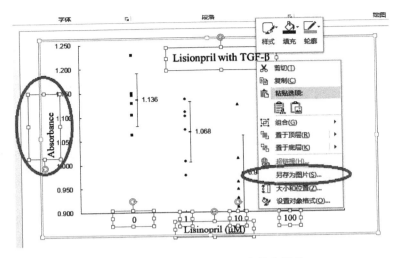

图 11-1-53　在 PowerPoint 中另存图片

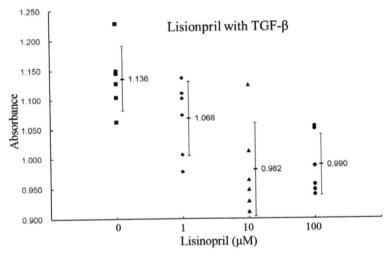

图 11-1-54　最终图片

第二节　利用 PowerPoint 组合和编辑图片

在上一节中,我们将 Excel 生成的图表复制到 PowerPoint 并做了进一步的编辑,下面详细叙述如何利用 PowerPoint 2013 进行图片的组合和编辑(文件"利用 PowerPoint 组合和编辑图片.pptx"位于本书网盘资料本节目录下)。

(1)新建 PowerPoint 文件。打开工具栏,点击"开始",选择"新建幻灯片",一般选择空白(见图 11-2-1)。

(2)新建空白幻灯片后,如果需要调整幻灯片大小,那么可在工具栏"设计"选

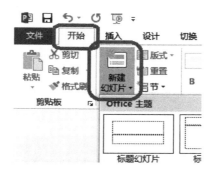

图 11-2-1　新建 PowerPoint 文件

项下点击"幻灯片大小",即可出现如图 11-2-2 所示窗口,根据相应条目自行选择,幻灯片的方向也可自行设置。这里选择"宽屏"和"横向"作为演示,然后点击"确定"即可。

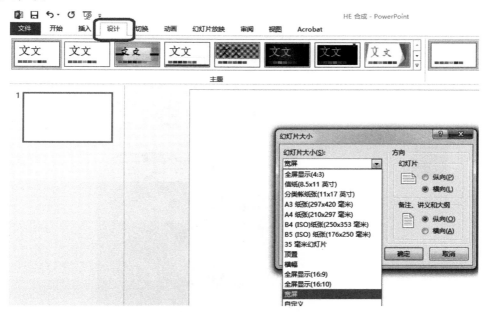

图 11-2-2　调整幻灯片大小

　　(3)图片导入。在工具栏中选择"插入"—"图片"(见图 11-2-3),在显示的对话框中选择需要合成的图片的文件夹(事先选择并标记好后放入同一文件夹,这样方便操作),这里选择 HE 染色图片作为演示。选择需要导入的图片,点击"插入"即可导入。我们既可以选择全部导入(见图 11-2-4),也可以选择部分导入,为便于演示,这里采用分批导入,即先导入 1A 和 1B 两幅图。图片导入后可适当调整大小,鼠标选中图片并拖动改变位置,将其排列整齐(见图 11-2-5)。需要注意的是,在鼠标拖动改变图像大小的过程中,可能导致原始图片发生改变,这就要求我们在处理图片前备份图片,必须保留原始图片,并在最初图片上即时添加图片备注信息,如示例中所显示的图片上均已标记"200 μm"的比例尺,这样有助于防止图片失真。

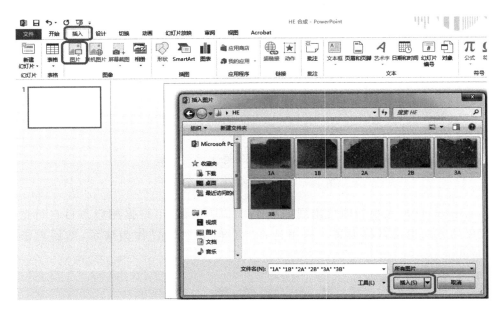

图 11-2-3　插入图片

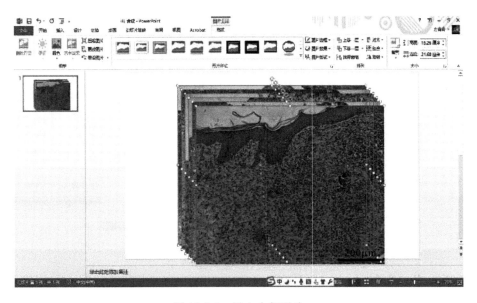

图 11-2-4　导入全部图片

（4）采用同样的方法导入、缩放和移动图片。处理 2A,2B,3A,3B 图片,每张图片之间可适当保留间隙（见图 11-2-6）。PowerPoint 自带自动对齐功能,有助于在编辑时对齐图片。

（5）插入文字信息。在工具栏选择"插入"—"文本框"—"横排文本框",选中后即可在所需位置拖动插入文本框（见图 11-2-7）。在文本框内添加文字,如"A 组"（见图 11-2-8）。

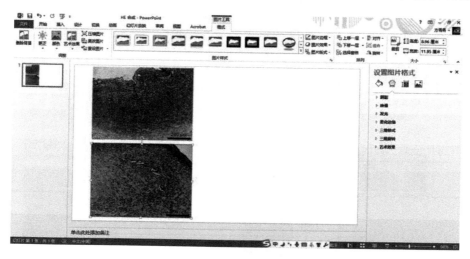

图 11-2-5　分批导入图片后排列整齐

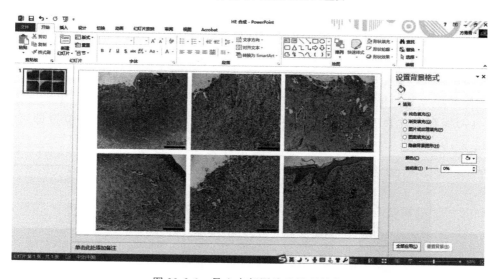

图 11-2-6　导入全部图片后排列整齐

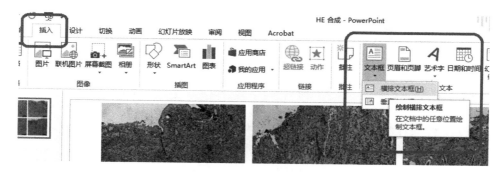

图 11-2-7　插入文本框

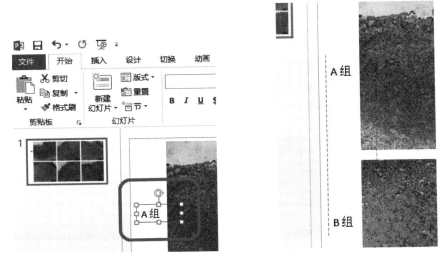

图 11-2-8　添加"A 组"　　　　图 11-2-9　添加"B 组"

（6）采用同样的方法添加"B组"标志（见图11-2-9）。此外，也可以采用直接选中 A 组文本框进行复制、粘贴，再以编辑标签的方法插入 B 组文本框。在添加文字后，将两个文本框对齐，如图中虚线是 PowerPoint 自带的辅助线，有利于对齐操作。若需添加其他标注，则以同样方法插入即可。

（7）保存图片。工具栏选择"文件"—"另存为"，然后选择保存的位置即可（见图 11-2-10）。

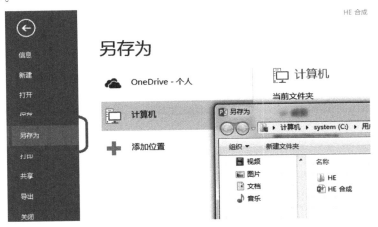

图 11-2-10　保存图片

（8）文件保存类型一般选择 tiff 图片格式，也可根据期刊要求自行选择图片格式（见图 11-2-11）。

（9）点击"保存"后可能出现如图 11-2-12 所示对话框，只要选择"仅当前幻灯片"即可（见图 11-2-12）。

（10）最后在保存的位置点击打开图片，示例图片如图 11-2-13 所示。

另存为

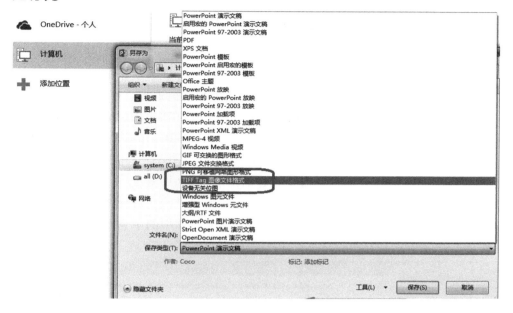

图 11-2-11　图片格式的选择

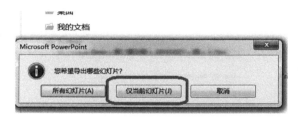

图 11-2-12　保存当前幻灯片

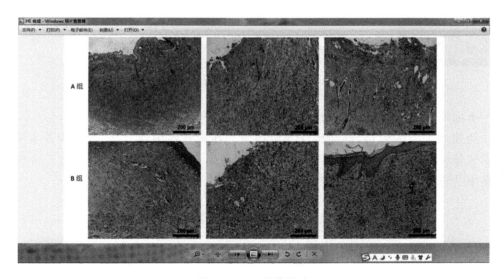

图 11-2-13　最终图片

第三节　使用 GraphPad Prism 制图

　　论文中的图表要能准确、直观地反映实验数据,而日常使用的 Excel 软件并不具备这样的"素质",因此使用 Excel 作图的论文经常被退稿。GraphPad Prism 是一款在科研工作中常用的制图软件。熟练使用 GraphPad Prism 可以很好地完成绝大多数论文图表的制作。下面我们使用 GraphPad Prism V6.01 来讲解如何利用这款软件来完成科研论文中图表的制作。

　　打开软件,在欢迎界面选择需要创建的图表类型(见图 11-3-1),从上到下依次是散点图、柱状图、分组的柱状图、列联表、生存表和饼图。每种图都有各自所适用的研究范围,我们可根据研究数据的类型,并参考软件中的示意图选择合适的表格类型。

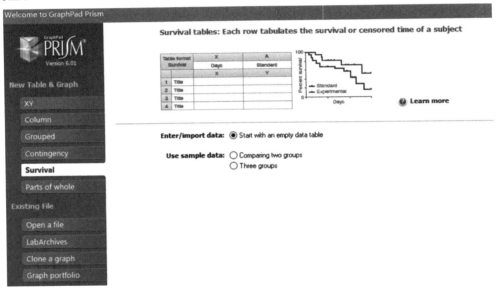

图 11-3-1　GraphPad Prism 的欢迎界面

　　下面以 Grouped Table(分组的柱状图)为例进行说明。

　　新建该类型的表格,即会出现编辑视图。在该软件中,制作图表的步骤主要有以下三步:①输入数据;②编辑图表;③输出图表。点击图 11-3-2 中左边三个椭圆形圈中的选项,即可在这三个步骤间进行切换。

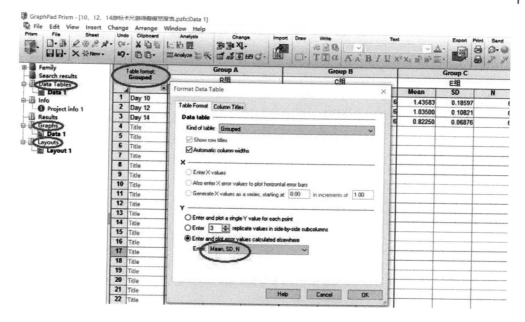

图 11-3-2　制作图表的三个步骤

（1）在"Data Tables"（数据表格）界面中，点击图 11-3-2 中间的椭圆形框，可弹出一个小菜单。在该菜单中，可以选择数据输入的方式，本例采用"Mean，SD，N"（算数平均值，标准差，样本含量）的形式输入数据，此时数据首先必须使用统计学软件进行预处理；此外，也可采用其他的数据输入方式输入数据，如直接输入原始数据。而 GraphPad Prism"Info"菜单下的"Results"提供了这项简单、实用的统计功能。在大多数情况下，只要在"Data Tables"（数据表格）界面输入原始数据，该软件就能自动完成统计。

（2）数据输入完成后（文件"10、12、14 游标卡尺测得瘢痕宽度表. pzfx"位于本书网盘资料本节目录下），在"Graphs"（图表）界面可见到对应的分组的柱状图已经生成，只要在"Change"菜单（见图 11-3-3）中稍加探索，即可发现诸如"Graph Type"（表格类型）、"Choose Color Scheme"（选择颜色模板）、"Frame and Origin"（框架和起点）、"X Axis"（X 轴）、"Y Axis"（Y 轴）和"Bar Appearance"（柱形图外观）等选项。尤其需要注意的是，在"Choose Color Scheme"（选择颜色模板）中，可以选择既有的外观模板来美化图表（见图 11-3-4）；在"Bar Appearance"（柱形图外观）菜单中，可以在"Data Sets on Graph"中编辑各组的名称（见图 11-3-5），而在"Appearance"中，则可以设置柱形的花纹类型。

（3）点击图 11-3-2 左下方框中的"Layouts"，进入"Layouts"（布局设计）界面。在图像输出前，可在此界面对其进行布局设计。如图 11-3-6 所示，在界面上方框内，从左到右分别是"Arrange""Draw"和"Write"。"Arrange"用于页面布局。"Draw"和"Write"则可以为柱形图添加"存在统计学差异"的组间连线以及表示"统计学差异强度"的星号（见图 11-3-6）。具体方法如下：如图 11-3-6 所示，在下方

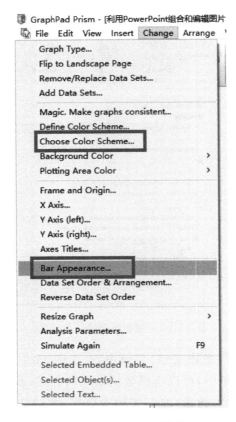

图 11-3-3 "Change"菜单

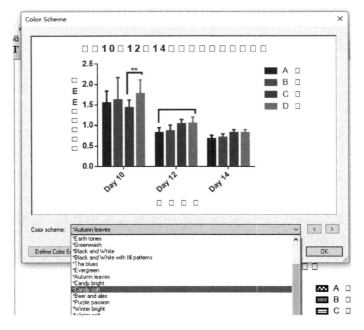

图 11-3-4 "Color Scheme"菜单

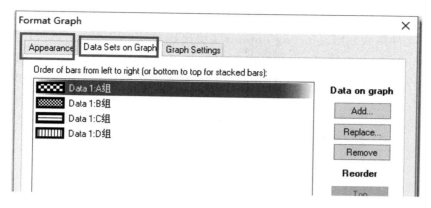

图 11-3-5　通过唤出"Format Graph"来更改柱形的相关设置

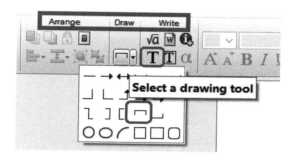

图 11-3-6　在"Draw"和"Write"中找到连线工具和文本添加工具

的方框内，用"Draw"中的开口向下的中括号（中括号的任意部位都可以拉长）连接有统计学差异的组，用"Write"中的"T"在连线上添加"＊"，即可为设计的柱形图添加上如图 11-3-9 所示的效果。

（4）当用"Write"输入文字后，我们可以使用"Text"菜单对输入的文字进行设置。如图 11-3-7 所示，使用旋转文本对随机输入的一串数字进行旋转。通过这个功能，我们可以为 Y 轴加上一个"瘢痕宽度（mm）"的垂直标题（见图 11-3-9）。

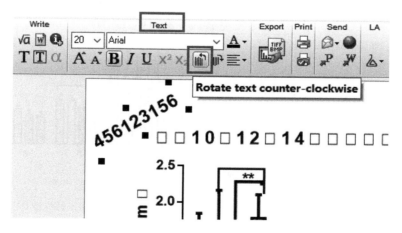

图 11-3-7　在"Text"菜单中对文本进行旋转操作

（5）通过"Export"（输出）将图片导出（见图 11-3-8），从上到下依次是"File format"（文件格式）、"Exporting options"（输出选项）、"Where to export"（文件位置）、"Defaults"（默认设置）。可根据期刊对文稿的要求来选择不同的输出方式。一般图表类图片的精度要求在 1200dpi 以上，压缩方式可选择默认的"LZW"。

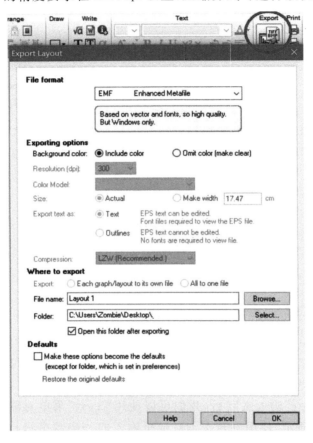

图 11-3-8 "Export Layonts"（输出图表）界面

（6）如图 11-3-9 所示，一幅比较完善的分组柱形图就制作完成了。

注意事项：

（1）"Data Tables"（数据表格）界面的数据可直接从 Excle 表格中复制、粘贴。

（2）由于软件的兼容问题，因此在"图表"界面输入的中文将以乱码显示，但在输出为图片后，仍可得到正常的结果。

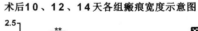

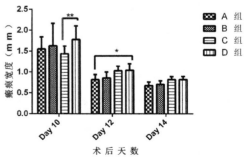

图 11-3-9 最终图片

第四节 用 Diagram Designer 制作技术路线图和通路图

技术路线图和通路图在论文、标书、会议幻灯片中经常用到，我们推荐使用专用的流程图制作软件，如 Diagram Designer、Pathway Builder（参见本章第五节）等。

Diagram Designer 是一款简单的向量图形绘制软件，可以绘制一般流程图、"Flowchart"UML 类别图与简易插图、电路图等图形。整个软件的使用方法十分简单，这里使用的 Diagram Designer 版本是"1.28.4"。

（1）软件的下载。搜索该软件或直接打开网址（https://www.fosshub.com/Diagram-Designer.html）进行下载，需要下载安装程序和语言包两个部分。

（2）软件的安装。首先运行安装程序；然后运行语言包安装程序，安装完成后弹出语言选择，选择"中文（简体，中国）"即可；最后在"开始"—"所有程序"中运行"Diagram Designer"。

（3）软件的一般使用方法。从右边的"Flowchart"（选单）将我们需要画的物件拉到中间的画布（单纯需要文字时可拖拉"YES""NO""Connectors"），然后调整位置、尺寸、内容和其他细节即可（见图 11-4-1）。任意线框都支持直接用鼠标拖放修改大小，双击可修改文字（见图 11-4-2），右键菜单可提供旋转、图层等更多的编辑选项。所有添加的项目会自动以目录的方式显示在左侧，并根据显示在线框内的

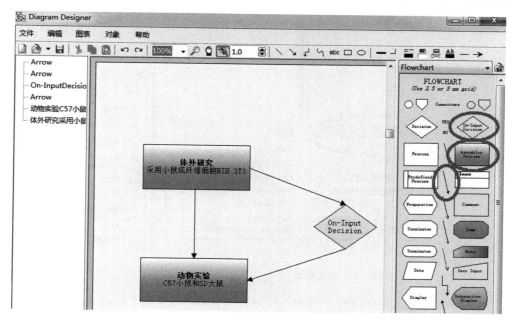

图 11-4-1　Diagram Designer 的使用方法

（拖拽右侧的长方形、棱形和箭头后加入文字并修改即可）

文字命名，方便我们直接选取（文件"用 Diagram Designer 制作技术路线图和通路图.ddd"位于本书网盘资料本节目录下）。

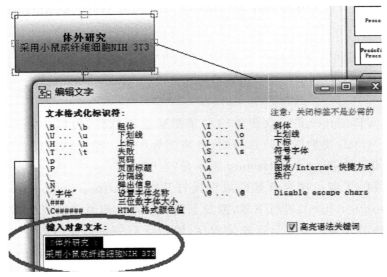

图 11-4-2　Diagram Designer 的使用方法
（双击左上长方形框后可修改文字，对话框中的格式化标识符也可输入使用）

（4）模板的使用。在右边"Flowchart"（选单）的空白处单击鼠标右键，再点击"读入模板"（见图 11-4-3），可以从选单中点选已经安装的多种模板；另外，也可从 Diagram Designer 网站下载其他各行各业的专用模板使用。

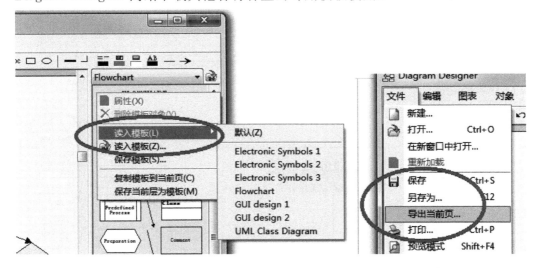

图 11-4-3　读入模板　　　　　　　　图 11-4-4　文件和图片的保存

（5）文件和图片的保存。"保存"和"另存为"均为"文件"下的菜单功能（见图 11-4-4），可保存流程图文件"＊.ddd"，以待以后修改；"导出当前页"可导出各种类型的图片文件，建议使用"＊.emf"（矢量图）和"＊.jpg"（位图）两种图片文件类型

（见图 11-4-5），并勾选"按内容尺寸剪切"（此时输出的图片四周的空白区域最小，如不勾选，则需要在 Photoshop 或"画图"等软件中裁剪图片去除空白区域）。

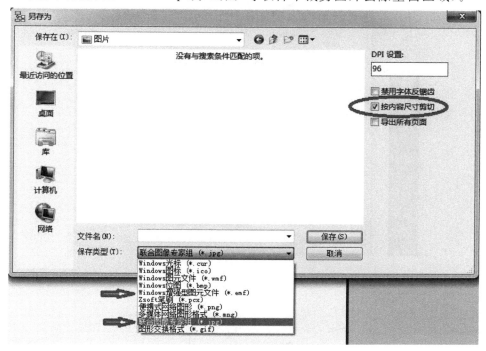

图 11-4-5　导出当前页

（6）"＊.jpg"和"＊.emf"这两种格式的图片都不美观，图片中的斜线会有断开，故常规的做法是：在不需要向量图的情况下，采用"打印"功能把流程图打印为"＊.pdf"（打印时将打印机选为"Adobe PDF"，这需要预先安装专业版的"Adobe Acrobat Pro"且同时安装其中的虚拟打印机"Acrobat Distiller"），然后用"Adobe Acrobat Pro"等软件打开 PDF 文件，另存为"＊.jpg"，此时图片较为美观（见图 11-4-6、图 11-4-7 和图 11-4-8）。

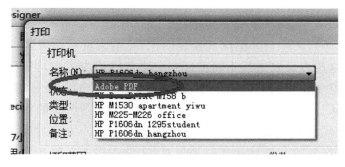

图 11-4-6　打印为 PDF 文件

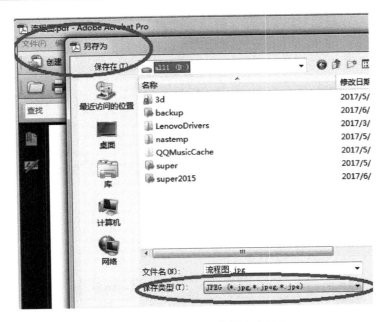

图 11-4-7　将 PDF 文件另存为图片

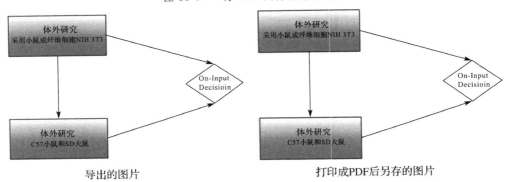

图 11-4-8　导出图片(左)和打印成 PDF 后另存图片(右)的对比

注意事项：

关于位图和矢量图,这里有必要做进一步的阐述。

位图(bitmap),又称点阵图像或绘制图像,是由大量称作像素(图片元素)的单个点组成的。这些点可以进行不同的排列和染色以构成图样,当图样放大时,可以看见赖以构成整个图像的无数单个方块;扩大位图尺寸的效果是增大单个像素,从而使线条和形状显得参差不齐,从稍远的位置观看,位图图像的颜色和形状又像是连续的;位图的优点是图像细致,层次和色彩丰富,缺点是无法制作成真正的 3D 图像,并且图像在缩放和旋转操作时易失真,文件占用内存或者硬盘的空间大。

矢量图(vector diagram,vectogram,vectorgram),又称面向对象的图像或绘图图像、向量图,在数学上定义为一系列由线连接的点。矢量文件中的图形元素称为对象,每个对象都是一个自成一体的实体,具有颜色、形状、轮廓、大小和屏幕位置等属性。矢量图形最大的优点是无论放大、缩小或旋转等不会发生失真,最大的缺点是难以表现色彩层次丰富的逼真图像的效果。

位图的常用格式有 bmp、jpg、gif、tif 等，矢量图的常用格式有 emf、wmf、ico、cur 等。"＊.cur"(cursor)文件是静态光标文件。"＊.ico"(Icon file)是 Windows 的图标文件格式。"＊.wmf"(Windows Metafile Format)是 Microsoft Windows 中一种常见的图元文件格式，它具有文件小、图案造型化的特点，整个图形常由各个独立的组成部分拼接而成，但其图形往往较粗糙，并且只能在 Microsoft Office 中调用编辑。"＊.emf"(Enhanced MetaFile)的总体设计目标是弥补"＊.wmf"文件格式的不足，使得图元文件更加易于使用。

实测在使用 Diagram Designer 的"导出当前页"功能时，"＊.cur"和"＊.ico"格式均不能保存，错误提示为"图片过大"；"＊.wmf"和"＊.emf"格式都能保存，且都能被 Windows 自带的"画图"软件打开，而均不能被 Photoshop 打开，但是"＊.wmf"被"画图"软件打开时中文文字显示为乱码，而"＊.emf"显示则正常。

很多期刊要求提供"＊.tif"和"＊.tiff"格式的文件，此时可用 Photoshop 打开"＊.jpg"文件，然后将其另存为"＊.tif"和"＊.tiff"格式；此外，也可以用"画图"软件打开"＊.emf"文件，然后将其复制到 Photoshop 中并另存为"＊.tif"和"＊.tiff"格式。

另外，"＊.eps"(encapsulated postscript)也是矢量图的一种格式。"＊.eps"文件虽然采用矢量描述的方法，但亦可容纳点阵图像，只是它并非将点阵图像转换为矢量进行描述，而是将所有像素数据整体以像素文件的描述方式予以保存。它是一种用 PostScript 语言描述的 ASCⅡ图形文件格式，在 PostScript 图形打印机上能打印得到高品质的图形图像，最高能表示 32 位图形图像。该格式分为"Photoshop eps"格式(Adobe Illustrator Eps)和标准 eps 格式，其中标准 eps 格式又可分为图形格式和图像格式。需要注意的是，Photoshop 只能打开图像格式的 eps 文件。除在 PostScript 打印机上比较可靠外，eps 格式的缺点是存储图像的效率特别低，压缩方案也较差，一般相同的图像经"＊.tiff"的"LZW"压缩后大小要小 3～4 倍。

第五节　制作技术路线图和通路图的其他方法

下面再介绍另外两种技术路线图和通路图制作的方法。

(1)通过 PowerPoint 的 SmartArt 也能制作漂亮的技术路线图和通路图，主要用到的是"插入"中的一些功能(见图 11-5-1 方框)。这些功能不需要花费太多精力学习我们就能够熟练使用。在"插入"中选择"SmartArt"即有许多现成的关系路线图，在生成路线图后就可以方便地插入文本。如果没有合适的路线图，那么可以选择"SmartArt"左边的"形状"自行绘制需要的图形。这里使用的 PowerPoint 版本为"2013"。

(2)Pathway Builder 2.0 是 Protein Lounge 提供的一款通路图制作软件。这

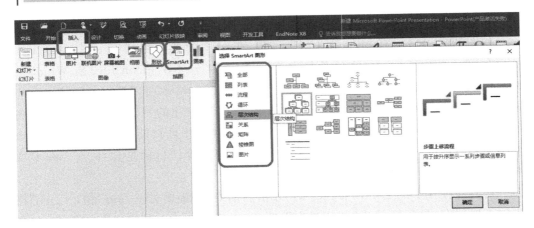

图 11-5-1 用 PowerPoint 的 SmartArt 制作流程图

款软件主要提供了各种分子生物学研究所需的素材,包括细胞、细胞器、分子、实验动物等;其特点是信号通路的作图功能非常强大,图片也十分漂亮;另外,其内附的一些经典通路可供我们直接修改,所见即所得,操作大致同前(见图 11-5-2)。目前该软件是收费的,且官网只有在线版本(网址:http://www. proteinlounge. com/PathwayBuilder. aspx),暂未见官网下载版,也未见免费版或试用版。而下载版只能通过网络搜索进行下载。

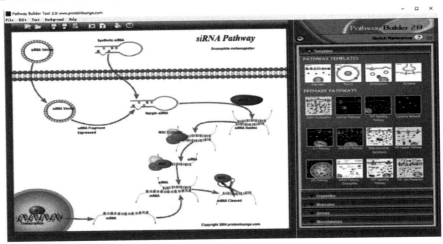

图 11-5-2 Pathway Builder 的素材选择界面

►►► **第十二章**

分析组织学切片

本章首先介绍分析组织学切片最常用的软件 Image-Pro Plus,其次介绍莱卡公司的免费软件 ImageScope。

第一节　用 Image-Pro Plus 分析组织学切片

Image-Pro Plus(IPP)是一款由 Media Cybernetics 推出的功能强大的图像分析软件。IPP 主要适用于病理显微图像分析、面积形态和光密度分析、免疫组化分析、荧光图像分析、确定凝胶 DNA 中的含量、粒子计数分析、材料检测、质量控制、表面分析、图文资料和图谱库管理等。Image-Pro Plus 可以满足我们科研工作中绝大多数图像分析的需要。下面我们以吸色和框选这两种方法来介绍这款软件的面积测量方法(所用的两张切片 40_g3bp_r_flag_g_CH1. tif 和 43wth. tif 位于网盘资料本节目录下);这里所用的 IPP 版本为"Version 6. 0. 0. 260"。

(1)吸色法选取测量区域。首先打开软件,拖入待测图片。如图 12-1-1 所示,依次点击"Measure"—"Count/Size",即可出现"Count/Size"菜单。在"Count/Size"菜单中,点击"Select Colors"可进入"Segmentation"菜单。在"Segmentation"菜单中可见四个功能按钮(见图 12-1-1 下方椭圆形框),从左至右分别为"吸管工具""返回上一步""橡皮擦""重做"。在"Segmentation"菜单中,我们把"Sensitivity"调至最高"5",可以使吸管的选色更加准确。左键点击"吸管工具",在待测图中选取待测的色块,如深染的细胞核,吸取一处颜色,所有相同颜色的像素均会被标记(默认红色),反复选取,直到所有待测区域均被红色覆盖。然后关闭"Segmentation"菜单,点击"Count/Size"菜单右上角的"Count",这时软件会计算每

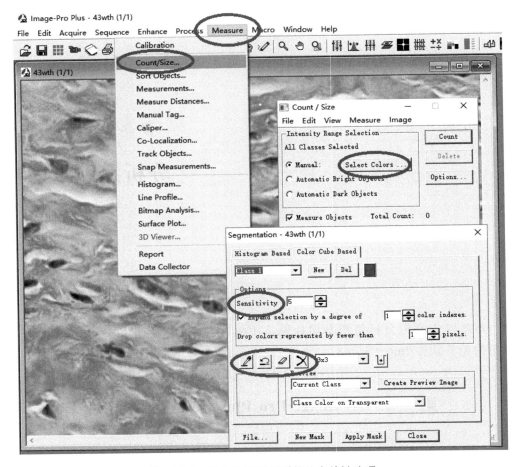

图 12-1-1　吸色法需要用到的几个关键选项

个色块的相对面积,并在图中相应的色块旁给出结果。如图 12-1-2 椭圆形框所示,点击"Count/Size"菜单中的"View"—"Measurement Data",就可以得到并导出色块的相对面积。

(2)框选法是通过选取色块的边界来计算所框选的区域的面积的。我们将需要选取的区域称为"目标区域"(AOI)。如图 12-1-3 椭圆形框所示,从左往右依次为"New AOI""矩形 AOI""圆形 AOI""不规则 AOI"和"多个 AOI"。点击"不规则 AOI"(irregular AOI),会弹出如图 12-1-3 所示长条形的菜单,点击长条形菜单中问号"?"右边的按钮,可以在"循迹工具"(trace)和"魔棒工具"(wand)之间切换。由于医学实验中的图形大多是不规则的,因此最常用的还是"不规则 AOI"。长条形菜单中的"Smooth"代表绘制的平滑度,平滑度越低,轮廓形状越不规则;平滑度越高,轮廓形状越接近圆形。其余参数可以不做调整。

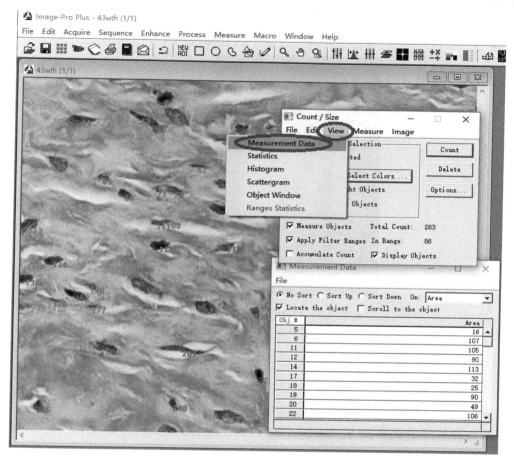

图 12-1-2　相对面积的获取

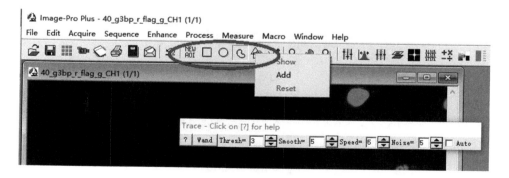

图 12-1-3　常用的 AOI 选项

　　首先,用"循迹工具"选择区域。在导入图片后点击"不规则 AOI",进入"循迹工具"菜单,可以按住鼠标左键,手动绘制轮廓,当轮廓绘制成一个封闭的图形后,点击右键确认并结束绘制;或者用鼠标左键在轮廓上不停单击,单击一下,就移动鼠标到下一个位置并再次单击,最后依靠拉出的直线标出轮廓。如图 12-1-4 所示,在用鼠标滚轮放大目标图片后,再使用鼠标左键绘制轮廓(注意:要绘制成封闭的图形才能计算相对面积）。如果勾选了"循迹工具"菜单最右边的"Auto"，那么在绘制一小段轮廓后，软件会自动完成剩下的轮廓绘制。

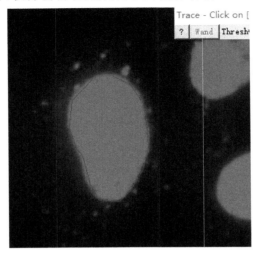

图 12-1-4　使用"循迹工具"手动绘制轮廓

（鼠标图案未显示于截图中）

其次，用"循迹工具"选择好 AOI 后，再按右键结束绘制。如果对完成的图形不满意，那么可点击"New AOI"重新绘制轮廓。如果需要选择多块 AOI，那么在选择好第一块 AOI 后，点击"多个 AOI"—"Add"（见图 12-1-3），就可以进行第二块 AOI 的绘制了。选择好所有的 AOI 后，点击主菜单中的"Measure"—"Count/Size"，进入"Count/Size"菜单（见图 12-1-15），然后在"Count/Size"菜单中选择

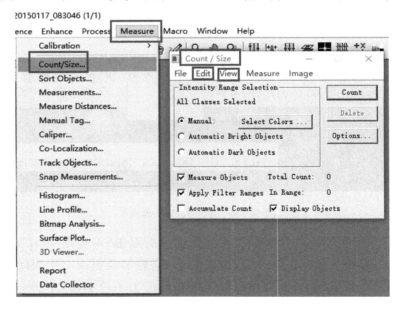

图 12-1-5　进入"Count/Size"菜单

"Edit"—"Convert AOI(s) to Object(s)"将 AOI 转化为待测目标(见图 12-1-6),再选择"Count/Size"菜单中的"View"—"Measurement Data"(见图 12-1-7),就可以在"Measurement Data"菜单中得到色块的相对面积,点击该菜单中的"File"—"Data to File"即可将结果保存为文本文档(".txt"格式)。

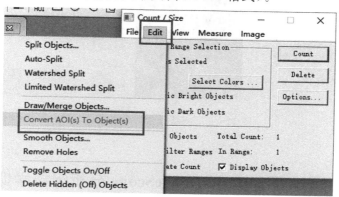

图 12-1-6　将 AOI 转化为待测目标

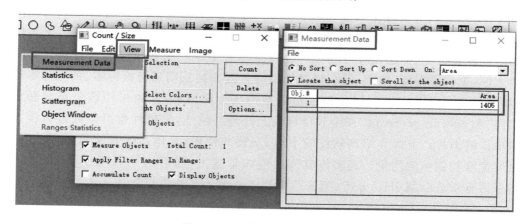

图 12-1-7　测量色块的相对面积

最后,当图形颜色与周围颜色差异比较明显时,可以使用"魔棒工具"进行自动选取。方法如下:在 AOI 内任意位置点击一下,然后选择好 AOI,再将 AOI 转化为待测目标就可以得到相对面积(转化操作同"循迹工具")。

上面介绍了两种选取测量区域/测量相对面积的方法,而有时我们还需要用到测量距离的工具。如图 12-1-8 所示,点击"Measure"—"Measurements",可出现右下角的"Measurements"菜单,其中方框标出的分别是直线测量工具和本例中的四个测量值(相对长度)。用直线测量工具在图形上拉动,即可获取相应的相对长度。

上述方法可以满足我们对大多数组织学切片影像的分析需求。同时,作为一款功能强大且齐全的图像分析软件,Image-Pro Plus 还有多种更为复杂的功能。我们在此建议有需求的读者访问 http://www.dxy.cn/bbs/topic/25687809,学习更多 Image-Pro Plus 的相关操作。

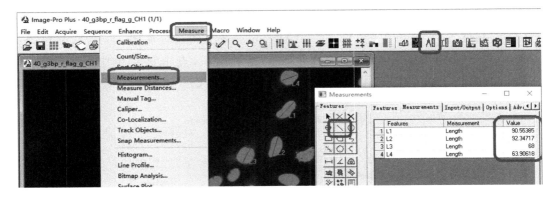

图 12-1-8　测量每个图形的直径

第二节　用 Aperio ImageScope 分析组织学切片

　　"Aperio 数字病理扫描仪与分析系统"是一款全球范围内市场占有率最高的全切片扫描仪。莱卡公司的数字切片扫描范围为整体切片，成像可以提供无与伦比的图像质量、扫描速度和可靠性。该设备结合了专利采像技术和世界领先的光学元件，重扫描率低，能够一致、精确地以高分辨率捕获明场镜检标本、荧光标本或FISH 标本的切片细节。切片扫描后可在网页上联网处理，也可用该公司配套的软件"Aperio ImageScope"在个人计算机上处理。此外，该软件也可以处理其他图像格式的图片。下面介绍该软件的下载、安装和使用，具体功能方面只介绍拍照、瘢痕宽度和面积的测量。其实该软件功能非常强大，如可用于 IHC 分析等，由于本书另有章节介绍 IHC 分析(第 8 章第 7 节)，因此此处不再赘述。本书使用的版本为"v12.1.0.5029"。

1. Aperio ImageScope 的下载和安装

　　(1)在搜索引擎中输入"Aperio ImageScope"搜索，或直接打开官网下载网页(http://www.leicabiosystems.com/digital-pathology/digital-pathology-management/imagescope/)下载，或从莱卡公司主页逐步点击进入(见图 12-2-1)。

　　(2)点击"Download the Aperio ImageScope"进入下一页面，提交个人资料(包括姓名、电子邮箱等)，点击提交后出现下载页面；此外，也可进入邮箱收取邮件，内有下载链接。

　　(3)点击"Download the Aperio ImageScope User Guide"可下载软件的使用说明。

　　(4)按照软件引导进行安装。

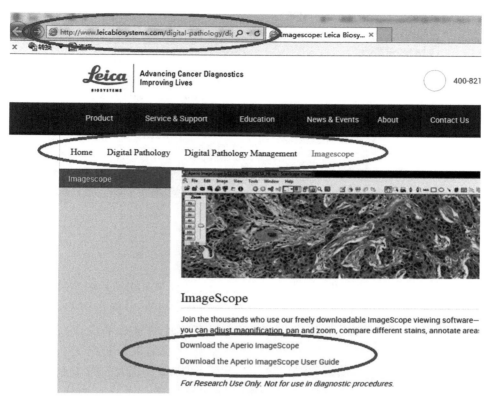

图 12-2-1　打开下载页面

2. 打开切片文件

（1）双击桌面上"ImageScope"图标打开软件，点击左上角的"File"后再点击"Open Image"（见图 12-2-2）。

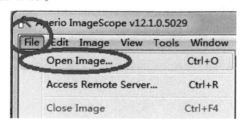

图 12-2-2　打开图片

（2）在弹出的对话框中选择图片类型后打开图片（见图 12-2-3）。注意：每次只能打开 1 张切片；可多次打开图片以实现打开多张切片的目的；不能拖拽打开文件；建议使用"Aperio Scanscope AT Turbo "（Leica，USA）在 20 倍（注意：40 倍扫描速度很慢，图片很大，一般的分析用不上）下扫描组织切片，此时文件名的后缀为".svs"；在打开".svs"类型文件时，标尺的单位为真实长度"mm"；在打开".tif"".jpg"等文件时，标尺的单位不是真实长度，而是"p"。以下操作都以打开".svs"的文件为例。在打开".tif"".jpg"等文件时，除标尺的单位变为"p"外，其余相同。

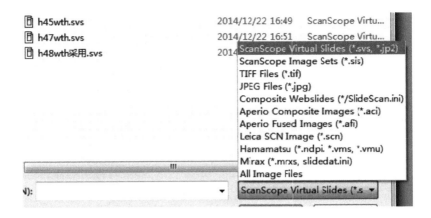

图 12-2-3　选择图片类型

3. 常用照片处理工具

(1)软件左侧一栏会列出所有打开的切片,当需要处理某张切片图像时,单击即可。

(2)如图 12-2-4 所示,6 个椭圆形框(所用切片文件位于网盘资料本节目录下"k15ko 采用. svs")从左至右依次为拍照(可保存切片的重点部位;也可拍摄多张覆盖整个切片的照片用于 IHC 分析等,参见第八章的结果分析部分)、缩放、切片标记、旋转图片、工具栏(第一个手形工具可拖动切片,"Pen Tool"为画笔,箭头可指向切片重点部位;在图片区域单击右键也可出现同样的工具)、照片位置查看和拖动。

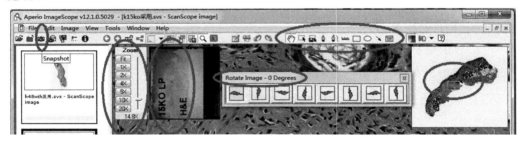

图 12-2-4　常用工具

4. 宽度的测量

(1)单击"Ruler Tool"(见图 12-2-5)。

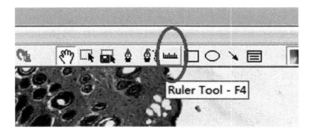

图 12-2-5　选取 Ruler 工具

（2）在需要测量的宽度处,从一端拉到另一端(这里以瘢痕宽度的测量为例,见图 12-2-6)。

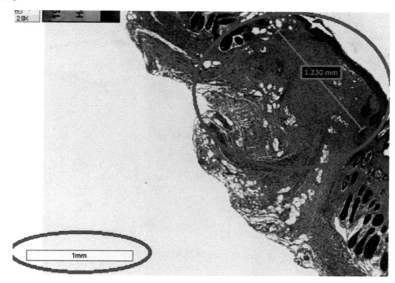

图 12-2-6　测量宽度

5. 面积的测量

（1）打开或选取切片图片(文件位于网盘资料本节目录下"b10wt. svs"),通过缩放、旋转(本例选择180°,便于观察瘢痕范围)使需要测量的区域显示在视图中间且大小合适,然后单击"Pen Tool"(见图 12-2-7)。

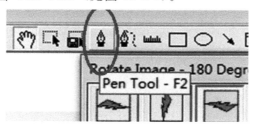

图 12-2-7　选择 Pen 工具

（2）用"Pen Tool"画出需要测量面积的区域(仍以瘢痕横截面的测量为例),然后在"View"菜单下点击"Analysis"(见图 12-2-8)。

（3）在弹出的对话框中点击"Select Algorithm",选择"Positive Pixel Count v9",然后点击"Select"(见图 12-2-9)。

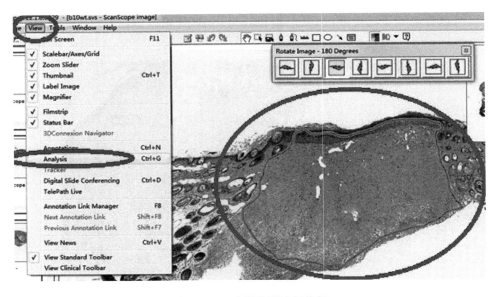

图 12-2-8　选择范围进行分析

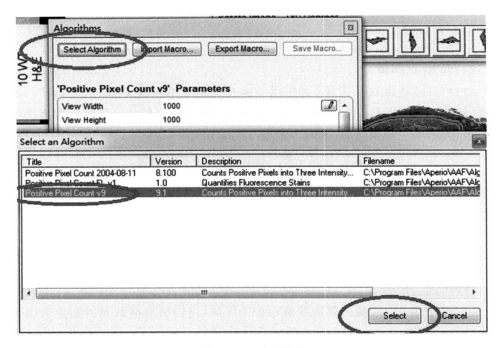

图 12-2-9　选择算法

（4）再在"Algorithms"对话框中点击"Outputs"，仅仅勾选"ATotal＝Total Area"（其他选项有的可在选择区域内选择高亮点等，从而可以分析 IHC，但是这种方法存在较大误差，故不推荐），其余选项为默认，然后点击"Run"（见图 12-2-10）；在出现图 12-2-11 的高亮变化后，关闭运行分析的对话框。

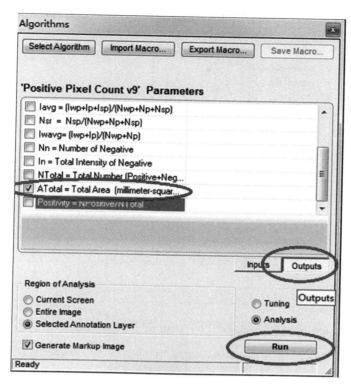

图 12-2-10　选择需要输出的结果

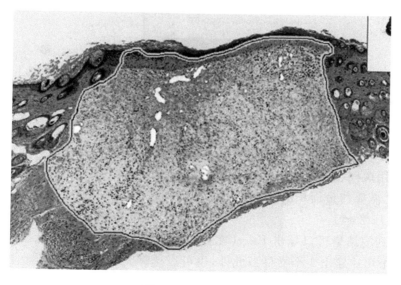

图 12-2-11　运行结果

　　(5)在"View"菜单下点击"Annotations"(见图 12-2-12),弹出的对话框即为测量结果,其中面积数值见图 12-2-13 右侧;当所用文件来自莱卡公司的"Aperio Scanscope AT Turbo"扫描仪时(文件名的后缀为".svs"),结果为真实数值(单位为"μm^2")。

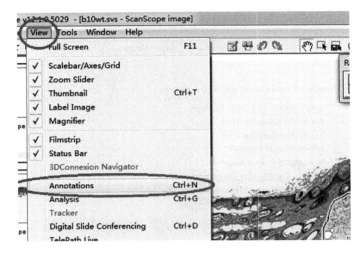

图 12-2-12　查看 Annotations

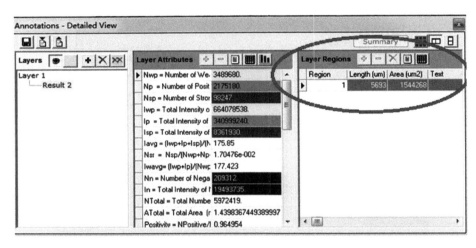

图 12-2-13　测量结果

(6)若在软件的左侧列表中打开多个切片文件,当需要测量另一切片某区域的面积时,不用关闭"Annotations"对话框,仅需单击切换切片,然后用"Pen Tool"勾画新切片上需要测量面积的区域,"Annotations"对话框中即会出现新区域的面积数值(见图 12-2-14)。

(7)得到的结果可以导出 Excel 文件(点击图 12-2-14 中下方椭圆形框右上角的按钮;1 张切片导出 1 个文件);此外,也可以选择文件复制并粘贴。建议采用后者,这样打开一个 Excel 文件后能逐个粘贴。然后将得到的结果列表进行统计分析和作图。

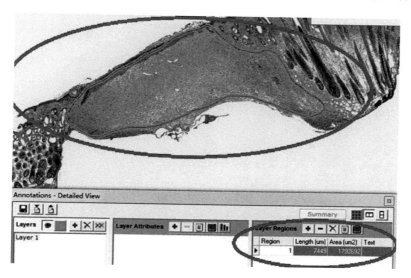

图 12-2-14　切换切片直接测量

►►►► **第十三章**

论文写作

第一节 文献查询方法

文献查询和全文下载是论文写作和实验研究的基础。掌握文献查询方法对论文撰写、实验研究具有重要的意义。下面分别阐述英文文献和中文文献的查询方法。

1. 中文文献的获取

中文文献数据库主要有万方、维普和中国知网(CNKI),推荐使用万方数据库。如果读者所在机构已购买这3个数据库的使用权限,那么按照机构的方法就可以进入数据库(如万方 http://g.wanfangdata.com.cn/);主要采用"题名(篇名)"进行查询(见图 13-1-1),在查询结果中查看文章题目、摘要,合适的文章可以下载全文,需要引用的文章可以以"参考文献"格式导出(见图 13-1-2)。

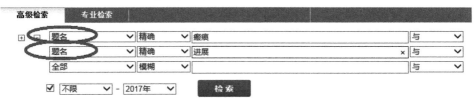

图 13-1-1 查询文献(以万方数据库为例)

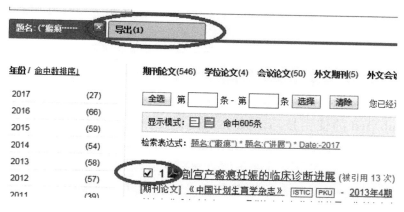

图 13-1-2　导出文献(以万方数据库为例)

2. 英文文献的获取

对于医学研究人员而言，只要采用 PubMed(https://www.ncbi.nlm.nih.gov/pubmed/)和 Web of Knowledge(http://webofknowledge.com/WOS,IP 控制访问)这两个数据库即可。前者全部是医学期刊，但是部分期刊 SCI 未收录；后者包含所有学科，且级别较高(都为 SCI 收录)，但是很多期刊不是医学领域的。此外，也可以使用 EndNote 软件的"Online Search"(在线搜索)，选中上述两个数据库后即可查询，其优点是可以将目标文献保存在该软件中，方便归类、阅读和引用。

英文文献的查询策略与中文文献类似，主要采用"题名(篇名)"进行查询，在查询结果中查看文章题目、摘要，合适的文章可以下载全文，需要引用的文章可以以"参考文献"格式导出。PubMed、Web of Knowledge 和 EndNote 都可以采用以上策略完成上述步骤。需要注意的是，下载全文需要有相应的权限。

获取英文文献全文有以下几种方法，建议优先使用前面的方法。

(1)PubMed 和 Web of Knowledge 的大多数文章在索引页面通常有全文数据库的链接，大多进入即可获取全文(具体视机构权限而定)。PubMed 的文章索引页面的右上角有"Full text links"，点击即可获取全文的链接(注意：其下方的"LinkOut-more resources"下有"Full Text Sources"，进入可能获取更多全文的数据库链接)。EndNote 则有获取全文的操作按钮，但是能否下载全文也要视机构的权限而定。

(2)通过索引查到文章所在的期刊，然后查找期刊所在的数据库(浙江大学、北京协和医学院等大学的图书馆大多有电子英文期刊的导航搜索系统，在其中输入期刊名称，即可查到期刊所在的数据库，但是浙江大学等需要校内权限才能查询期刊的数据库信息)；在机构的权限下(如登录校内网)，进入图书馆的相应数据库，然后输入文章题目或者按照文章所在期刊的卷、期查找，找到全文并下载。

(3)1995 年前出版的很多期刊没有电子版，读者可通过图书馆的全文传递功能获取，按照图书馆的说明即可获取全文的扫描版。例如，浙江大学图书馆的主页(http://libweb.zju.edu.cn/libweb/)上即有"文献传递"链接；北京协和医学院图书馆的主页（http://www.imicams.ac.cn/）上有"原文服务"，打开后有"全文传递服务"的使用方法。

（4）其他方法。通过访问"谷歌学术"或其镜像站点获取外文文献；通过网络渠道购买"文献代查"服务；此外，还可在文章索引或摘要页面找到通讯作者的电子邮箱，向作者发送信件索要全文。

3. PubMed 的使用技巧

PubMed 是目前世界上最大、最全、最及时的开放的生物医学信息检索系统，是查阅生物医学类英文文献的首选门户站点。虽然 PubMed 直接、有效的检索给我们的研究提供了很大的便利，但仍无法满足我们某些情况下的使用需求。掌握 PubMed 的高级检索功能可满足生物医学研究者在科研查新、论文撰写时对文献检索的进一步需求。

A）PubMed 的检索机制及常用运算符

（1）PubMed 的自动转换匹配功能：生物医学中常有对同一概念的不同称谓或缩写。例如，5-羟色胺（5-hydroxytryptamine，5-HT）又称血清素（serotonin），在 PubMed 中进行检索时，输入 5-hydroxytryptamine 将会出现包含血清素或 5-HT 等不同称谓的搜索结果。因此，即使有时候检索词的描述不够规范，也能检索到需要的结果，这是因为 PubMed 对检索词进行了转换、匹配和扩检。

（2）Boolean 运算：Boolean 运算存在于 PubMed 的高级检索中，包括"AND""OR""NOT"（与、或、非）三个逻辑运算符。如果两个检索词"A"与"B"之间的逻辑关系为"AND"，那么将得到同时包含"A"与"B"的搜索结果。如果两个检索词"A"与"B"之间的逻辑关系为"OR"，那么将得到至少包含 A、B 其中一个检索词的搜索结果。如果两个检索词"A"（如糖尿病）与"B"（如青少年）之间的逻辑关系为"NOT"，那么系统将在所有"糖尿病"的检索结果中剔除所有包含"青少年"的文献。如果一个检索表达式中同时包含这三个运算符，那么可通过括号"（）"使系统优先进行括号内的运算（与数学算式中的括号作用相同），否则系统将从左至右进行检索运算。

（3）双引号：在检索词上加上双引号，如"5-HT"，系统将不对检索词进行转换匹配和扩大检索。

（4）通配符：星号"＊"通配符用于代替零到多个未知字符，如在检索框内输入"cardio＊"，那么将得到包括"cardiolipins""cardiomyopathy""cardiomyocytes"等检索词在内的所有检索结果。

B）PubMed 的高级检索功能

如图 13-1-3 所示，在 PubMed 的基本检索界面，输入关键词、词组或短语，将默认在文献的"题目、摘要、作者、期刊"字段中为使用者匹配相关文献；在输入框体下方点击"Advanced"即可进入 PubMed 的高级检索界面。

进入高级检索界面后，图 13-1-4 中方框从上到下、从左到右依次为"检索表达式""逻辑运算符""检索范围""Search or Add to history"（检索或添加到检索历史）、"History"（检索历史）、"Add to builder"（添加到编辑器）、"Items found"（检索结果）。

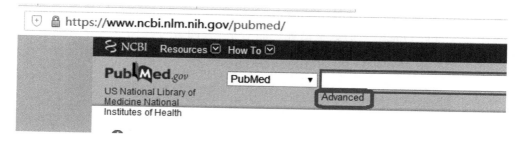

图 13-1-3　PubMed 的高级检索

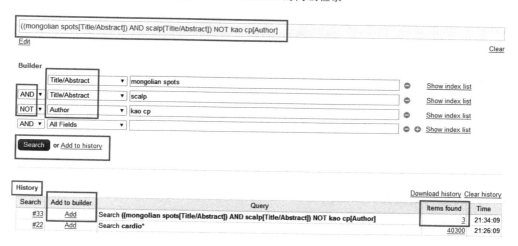

图 13-1-4　高级检索界面

以查阅"头皮上的蒙古斑的相关研究"为例，我们将"mongolian spots"和"scalp"用逻辑运算符"AND"连接，检索范围选择在"Title/Abstract"（题目和摘要）。如果此时我们已经读过并且不需要"Kao CP"这位作者在这方面的所有文献，那么可在检索范围中选择"Author"（作者），输入"Kao CP"，并与前面的检索设置用逻辑运算符"NOT"进行连接（见图 13-1-4）。设置完成后，点击"Search"直接进入检索结果显示界面。如果我们预计检索结果比较多，如存在成百上千个检索结果，那么也可以点击"Add to history"将检索结果添加到下方的"History"（检索历史）框体，以做进一步的筛选。

本次检索的"Items found"（检索结果）显示为"3"（见图 13-1-5），提示存在 3 个检索结果。点击图中的数字"3"，进入检索结果浏览界面。

以"cardio ＊"的检索结果为例，有 40300 个检索结果，我们可以通过检索结果界面左边的一系列限制条件对检索结果进行筛选。如图

Download history	Clear history
Items found	**Time**
3	21:34:09
40300	21:26:09

图 13-1-5　检索结果

13-1-6 所示,根据图中左边的限制条件对"Article types"(文献类型)、"Text availability"(可获取的文本)、"PubMed Commons"(PubMed 常用项)、"Publication dates"(出版时间)、"Species"(研究对象)进行限定后,检索结果减少至 229 个。此时检索结果的数量已经比较合适,查阅者可在阅读文章标题及摘要后进行取舍。

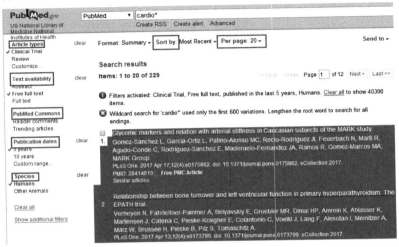

图 13-1-6　检索结果筛选

C)浏览大量英文文献的技巧

对于英文阅读能力较为有限的研究者,浏览全部 229 个检索结果仍是一件比较耗时的事情。此时我们可以将所有研究结果框选复制后(见图 13-1-6),粘贴至"谷歌翻译"(translate. google. cn)(见图 13-1-7),在中文翻译结果中浏览关键词汇,并选取符合的文献。由于 PubMed 默认显示 20 条检索结果,因此我们还需要

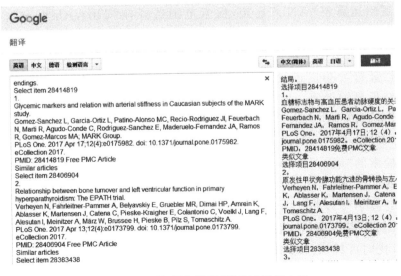

图 13-1-7　利用"谷歌翻译"快速了解文献

在图 13-1-6 方框"Per Page:"中将每页显示结果调整为 100 条,这样仅需 3 次复制、粘贴就能完成 229 条检索结果的翻译。

第二节 医学 SCI 论文的写作

论文能否成功发表在很大程度上取决于论文的内容质量和学术意义,而这主要受限于起初的研究设计。如果论文质量平平、学术意义较弱,那么此时出色的写作水平和合理的论证分析也可以为实验的研究价值添彩。

在开始真正撰写论文之前,我们需要做好以下几项前期工作。一是根据实验数据确定实验的结果。二是阅读相关文献(如果有),其目的主要是:①参考相关研究论文发表的期刊的影响因子,确定自身实验成果的价值水平;②比较他人的实验,查看自身实验是否严密,是否需要补充实验;③重点阅读相关论文的讨论部分,查看自身实验的数据材料是否还有继续深挖的潜力;④阅读时留意日后写作中需要引用的内容,并做好备注。经过反复辨证,明确实验材料的价值后,就可以选择目标期刊。三是提前选择期刊(可以选多个),下载、阅读该期刊最近的稿约和近期的文章,可以明确该期刊要求的篇幅字数、图片排布以及一些内容上的特殊要求,以减少写作时不必要的人力浪费。

每个期刊选稿是有一定的风格偏好的,如有些期刊只发表临床研究的文章,有些期刊只发表基础研究的文章。我们可以通过以下方法找到适合自己论文发表的期刊:①参考同类型文章发表的期刊;②阅读期刊最近几期的文章,总结规律;③利用"丁香通"(journal. biomart. cn)或者"梅斯"(medsci. cn/sci/ssci. asp)等期刊评价网站,这类网站能提供期刊近些年的影响因子及趋势、投稿难度、投稿建议、录用偏好、审稿时间等。一般情况下,我们应避免选择近些年影响因子下降过快的期刊。

在筛选出合适的目标期刊后,可按影响因子从高到低排序,依次投稿,但不可一稿多投。首次投稿可以选择投给平均水平高于自己论文水平的期刊,这样即使投稿不被接受,一般也能得到较好的修改意见。而且,这类期刊通常审稿速度较快,不会耽误研究者太多时间。在确定投稿期刊后,我们需要登录该期刊的官方网站并下载最新版本的稿约。稿约中有规定各版块字数、全文格式、图片要求、表格要求等,阅读时应将注意事项做成笔记。最后我们按照稿约要求撰写论文并准备相关材料。

论文内容的基本要求是表意清晰、语句简洁、数据正确。下面具体说明论文各个部分的写作思路。

(1)文章标题(article title)。文章标题需要准确表达研究内容,要想提高文章被引用的次数,仅靠关键词是远远不够的。一个准确反映研究内容的标题可以明显提高文章被引用的概率。此外,可以使用能引起他人兴趣的标题,这类题目往往比较简洁，有时可以是发问式的。通常表意既明确又有趣的题目是非常难得的。总之，我们可以根据写作重心事先拟定文章题目。

（2）引言（introduction）。这部分基本上可以视为一个小综述。其基本思路是先叙述近些年的研究发展；然后介绍本研究中他人不太熟悉的且与实验密切相关的内容，如通路、药物、蛋白等；最后融会贯通，交代已进行的相关工作（如果有）及本研究的大体设计思路。

（3）材料和方法（materials/patients and methods）以及结果（results）。这部分没有太大难度，但要注意实验材料（原理、条件、仪器、试剂）和实验方法（分组、待测指标、记录计算方法）的缩写是否符合规范。如果其中一部分繁琐的操作流程借鉴了他人已发表的实验方法，那么可以直接引用该文章并省去这一部分步骤，同时说明"按照某某的方法制备了……"，以使文章更加可靠、更加简洁。如果涉及动物实验或者临床试验，那么伦理声明（ethical approval）的内容是必不可少的。此外，这两个部分还会涉及很多图片。而图例（figure legends）部分的写作要求是"阅读者单看图例，就能明白图片的意思"。我们建议图例不要完全照抄正文中的表达语句。

（4）讨论（discussion）。这部分是全文的重中之重，首先可以回顾前人的研究成果，然后总结实验结果，得出本研究结论并一一论证其合理性，设法解释不合理的结果，再比较前人的研究，赋予本研究以意义（主要是创新性、优势、应用前景等），并提出自身的不足之处和可进一步研究的地方。

（5）摘要（abstract）。摘要的书写一般是在全文完成之后。摘要主要体现论点，概括论证过程，给出结论。摘要使读者对全文有一个大致了解，然后决定是否阅读全文。每个期刊对摘要的要求大同小异，我们在书写时可以以目标期刊近期发表的文章的摘要作为参考。

（6）参考文献（reference）。所有引用部分（论点、数据、方法）必须正确注明出处。此外，应避免页码标注错误甚至文献标注错误。修改参考文献格式是一项枯燥且无意义的工作，尤其是当论文被拒再投时。我们建议在书写论文时养成使用文献管理软件的习惯。常用的文献管理软件有 EndNote、Mendeley、NoteExpress 等。

另外，论文中图片（figures）的分辨率一般要求在 300dpi 以上。图片可以使用 Photoshop 制作，并注意保存原始图片和备份文件（psd 文件可输出为任何格式）。显微镜下图片除图例中标注放大倍数外，图片中还应有用做尺寸参考的标度（scale bar）。

在语言表达方面，我们主要注意以下几点：①仔细辨析词汇的意思，可以将词汇放入句子中去理解。遇到比较生疏的词汇，必须参考例句的用法，避免出现中国式英语。这里推荐"有道词典"，其中很多例句是文献中的原句。②时态问题。一般描述本文的研究工作通常采用过去式，如"材料和方法"以及"结果"部分；而描述他人的研究工作通常采用现在时或现在完成时。③在论文写作完成后，还应通篇反复检查,注意全文的通顺性、连贯性,并且前后要统一。

注意事项：

(1)图片要精美。精美的图片不仅能瞬间吸引人的注意力,而且可以提高文章的质量,还能给审稿专家留下深刻的印象。通常 SCI 论文对图片质量有具体的要求,这些要求在"读者须知"(author instruction)中有详细的叙述。例如,图片格式通常要求 tiff 格式,色彩通常要求 CMYK 模式;此外,对图片大小和分辨率也有要求,图片分辨率一般至少 300dpi,线图则要求 1000dpi。上述要求是比较常见的,具体情况不同期刊会有差异。另外,图片一定要保留原图,切勿反复截图、复制、粘贴而损失分辨率。如果用 PowerPoint 编辑图片,那么可将图片以插入形式导入,这样也能有效避免分辨率的损失。关于常用图表的制作,本书相关章节已做阐述。

(2)参考文献的质量要高。首先,我们应尽量引用最具权威性和可信度的文章,最简单的方法就是尽量引用高影响因子文章,这样可以使我们的逻辑和文章基础显得更加扎实,还能避免引起争议。其次,除一些经久不衰的理论外,还应尽量引用该领域内较新的文献,最好是近 5 年的文章,这样能够体现研究是紧跟时代发展脚步的、不过时的。最后,引用的文章最好是原始文献。例如,A 文章提出了一个观点,B 文章引用了 A 文章的观点,即使我们在写作时阅读的是 B 文章,引用时最好采用 A 文章,这能体现作者的严谨态度;如果 A 文章很陈旧,如发表于 20 世纪 50 年代,那时还没有电子期刊,故能被阅读到机会很少,此时引用 A 文章十分不妥,除非它是一篇划时代的非常重要的文章。

(3)注重语言细节。语言细节能够体现作者的书写态度是否严谨、是否认真。语言细节包括单词拼写、时态运用、字母大小写、表达方式(如 qPCR 和 qRT-PCR 等,文章中如果出现多种写法,就会显得混乱)等。在文章完成后我们要反复仔细检查校对,最大限度地避免出现这些问题。

(4)专业词汇的统一和普通语言的多样性。例如,上例中的 PCR 是一个专业词汇,其表达方式必须统一;而对于普通语言,如果在短短一段文字中,同个词或同个词组重复出现,就会使文章读起来啰嗦、乏味。对于这些普通词汇,在写作中需要尽量保持语言的多样性,一个意思可以用不同的词来表达,这样会使文章更加具有可读性。我们在阅读文献时,可以将精妙的句子摘录下来,特别是与自己写作相关的内容,以便在写作时借鉴,即在原句式的基础上修改。下面是我们积累的一些资料:将 many 换成 an army of, an ocean of, a sea of, a multitude of, a host of;将 more and more 换成 increasing, growing, accumulating;将 some, a few 换成 a slice of, quite a few;将 very 换成 overwhelmingly, exceedingly, extremely, intensely;将 think, indicate 换成 harbor the idea that, take the attitude that, hold the view that, it is widely shared that, it is universally acknowledged that;将 study 换成 examine, work;将 show 换成 demonstrate, manifest, illustrate;将 people, persons 换成 individuals, characters, folks。此外,还有各种连接词的应用,如 however, also, as well as, in addition, consequently, afterwards, moreover，furthermore，further，although，unlike，in contrast，similarly，unfortunately，alternatively，in order to，according to，despite，compared with，other results，thus，therefore，based on，等等。

（5）注意字体。在写作英文论文时，字体一般为"Times New Roman"，如果写作时字体没有统一，那么全选后选择"Times New Roman"字体即可。在写作中文论文时（下面所述的方法也适用于基金申请书写作，而且在申请基金时的应用更为普遍），一般字体设置为：中文字体"宋体"，西文字体"Times New Roman"；但这样在写作时切换字体非常麻烦，而且也很容易遗漏。我们认为正确的做法是：写作时只需要设置字体的大小，而不用设置字体的类型，字体类型可在写作完成后用以下方法来调整。①全选，然后设置为"宋体"，这时所有中文都为"宋体"，但是如果中文需要有多种字体，那么应该在写作时就注意调整，而不能忽略该步骤。②全选后再设置成"Times New Roman"，这时所有中文字体不变，所有西文字体为"Times New Roman"，所有的引号（""和''）也变成了"Times New Roman"字体。下面以 Word 2013 为例介绍一下如何将文档中的所有引号恢复成"宋体"，而又不影响其他西文字符：点击"查找"—"高级查找"，跳出新的对话框；在输入框中输入引号，可以输入英文引号（""，建议使用），也可以输入中文引号（""或''）；然后点击"在以下项目中查找"，再点击"主文档"，这时能看到所有的引号都被选中了（如果查找时输入的是英文引号，那么所有的引号都会被选中；如果输入的是中文引号，那么选中的是对应的半边引号）；然后更改成"宋体"，则所有引号都变成了中文引号。如果少量引号需要设置为英文引号，那么选中引号所在段落（不要选中需要中文引号的区域），更改该区域字体为"Times New Roman"字体即可。

第三节　EndNote 的应用

1. 文献管理软件的重要性

EndNote 是 Thomson Corporation 下属的 Thomson ResearchSoft 开发的一款付费文献管理软件。同类软件主要有 Elsevier 旗下的免费软件 Mendeley，两者各有利弊，国内以 EndNote 使用较多。本书使用的是 EndNote X7 的早期版本，其他版本的操作方法大同小异。

文献管理软件相对于手动管理文献的优势（即它的功能）主要有以下几点。

（1）EndNote 最主要的功能是将数据库内检索到的文件添加到论文中及文末的参考文献中，以代替手动输入的引文序号和文献信息。

（2）建立文献库和图片库，用于收藏、管理、搜索个人文献、图片、表格。

（3）在投稿时，可以方便地修改成符合不同期刊要求的文献引用格式。

（4）自动编排参考文献的顺序。在新增和改动段落时，引文序号和参考文献的排序能自动作出相应的改变。

我们建议需要撰写论文的研究人员掌握文献管理软件的使用，这样可以节省大量的时间和精力。

2. EndNote X7 的使用

（1）正确安装 EndNote。安装 EndNote，然后打开软件，设置"EndNote Library"（EndNote 库）的位置（使用默认位置即可）。然后打开 Word，即可出现相应的 EndNote 选项（见图 13-3-1）。

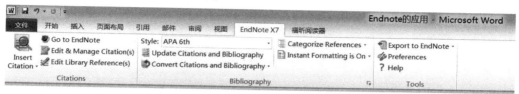

图 13-3-1　正确安装 EndNote 后，Word 中出现的插件

（2）组（group）的建立。当我们围绕某个主题阅读文献时，需要养成分组的习惯，即将同一主题的文献归在一个组（见图 13-3-2）。

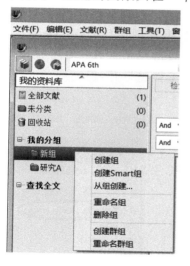

图 13-3-2　创建组

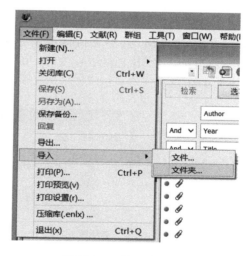

图 13-3-3　导入本地文献

（3）导入本地文献。我们可以直接导入计算机中的文献（主要支持 PDF 格式和".enw"结尾的 EndNote 专用文件格式）或其所在的"文件夹"（见图 13-3-3）。使用该方法导入文献后，文献会默认被添加到"全部文献"的目录下，我们从该目录下将所需的文献移动（用鼠标直接拖动）到目标组即可。

（4）通过在线数据库导入文献。首先切换到"本地 & 在线模式"，就会出现"在线检索"，选择一个数据库并填写检索信息，然后点击"检索"，即可找到文献（见图 13-3-4）。

（5）通过".enw"格式的文件来获取引文信息。当需要引用某文献但又不需要（或者无法）获取全文时，我们可以仅通过该文献的".enw"文件来获取引文信息并

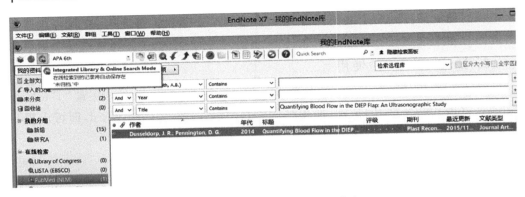

图 13-3-4　在线检索并导入文献信息

用于引用。在网页中浏览文献时,尝试点击页面中的"citation"(引用)或者
"export"(导出)即可获取现成的文献信息。但是,目前国内外各大数据库以及学
术搜索网站均缺少对".enw"格式的支持。针对这种情况,对于部分数据库网站
(如万方数据库)仅能导出".txt"格式的 EndNote 引文信息,只要在计算机控制面
板中取消"隐藏已知类型文件的扩展名"(见图 13-3-5),将扩展名由".txt"改为
".enw",即可通过 EndNote 打开。而另一部分数据库网站(如 PubMed)仅支持
".ris"等格式的导出,且不支持修改扩展名,此时右键点击".ris"结尾的文件,在
"打开方式"中选择"用 EndNote X7 打开",一般均可强制打开,但需要核对文献信
息是否匹配正确。

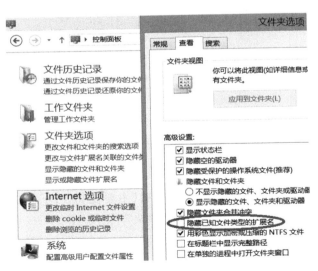

图 13-3-5　在"文件夹视图"中设置扩展名的修改

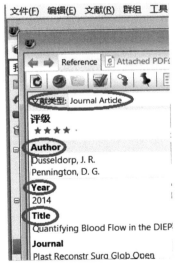

图 13-3-6　修改文献信息

　　(6)修改文献信息。导入的文献有时会因年代久远、语种不同、强行导入等而
出现文献信息错误的情况,以致无法在引用后生成正确的文献信息,如期号、卷号、
页码等。此时只要右键点击目标文献,在菜单中选择"编辑文献"或者"新建文献"

（手动输入全部信息以新建文献用于引用），然后修改相关信息即可，注意选择正确的"文献类型"（见图 13-3-6）。

（7）在 Word 文档中插入引文。打开 Word 文档—点击"Go to EndNote"打开软件（见图 13-3-7），并在"组"（group）中选中要插入的引文—回到 Word，点击"Insert Selected Citation"的子选项插入所选文献（见图 13-3-7）。

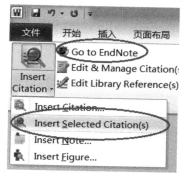

图 13-3-7　插入引用文献

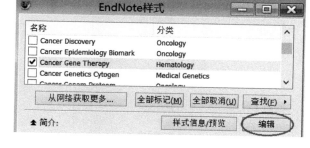

图 13-3-8　编辑输出样式

（8）修改输出样式（output style）。应尽量将论文稿件的引文格式修改至与投稿期刊所用的格式一致，一般可以事先下载一篇该期刊的最新文章以作参考。少数期刊网站会提供该期刊现成的输出样式文件（如以".ens"结尾），下载后打开并保存即可。如果未找到可用的输出样式，或者网站提供的输出样式版本太陈旧，就需要自行新建针对该期刊的输出样式。新建输出样式费时费力，我们只要在软件提供的众多模板中找到相似的输出样式稍作修改，并另存为其他名称即可。步骤如下：在 EndNote X7 中点击"编辑"—"输出样式"—"Cancer Gene Therapy"（以此为例，见图 13-3-8），然后点击"编辑"，即可进入输出样式的编辑模式（见图 13-3-9）。

在编辑输出样式时，重点在于"引用"（citation）和"参考文献"（bibliography）的修改，它们分别对应"正文中的引文序号"和"正文末尾的参考文献排序"的样式。这里我们介绍两个重点：一是图 13-3-9 右上圈中的"A^1"，点击后可使对应的内容变为上标，如"6"变为"[6]"。二是"参考文献"中模板的编辑。仅以"Journal Article"为例，图 13-3-10 椭圆形框内的意义为"作者. 标题. 斜体的期刊名　年份；黑体的卷号（期号）：页码"。注意：在该字段中，每个标点后面均有空格。如果论文使用这种输出样式，那么论文中所有引用的"Journal Article"类型的文章的相关信息就会以上述格式体现在正文的后面。

将经过编辑的输出样式另存为所需的名称，即可在以后的工作中反复使用。

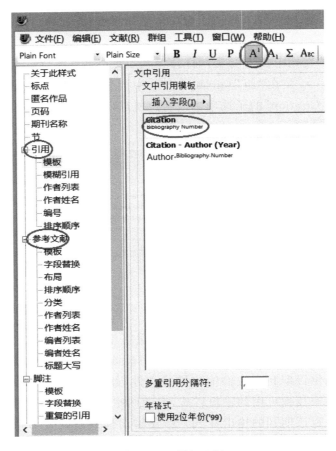

图 13-3-9　添加上标

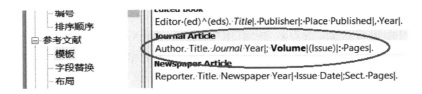

图 13-3-10　参考文献中格式的编辑

（9）使用输出样式。经过编辑的输出样式可以在 Word 的 EndNote 模块中找到（见图 13-3-11），然后点击"Update Citations and Bibliography"即可。

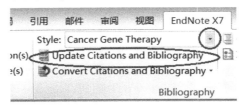

图 13-3-11　刷新输出样式

（10）删除引用文献。右键点击要删除的引用文献，出现"Edit Citation(s)"（见图 13-3-12），点击"More"，在弹窗中找到"Edit Reference"—"Remove Citation"。

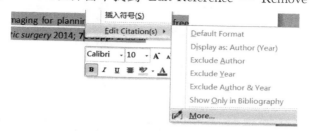

图 13-3-12　删除引用文献

3. 注意事项

（1）如果不是向期刊社投稿，而是一般的写作（如撰写申请国家自然科学基金的报告书），那么引文的输出样式（output style，即参考文献的格式）修改至没有错误、完整即可，并不需要一定采用某种样式。

（2）如果是向期刊社投稿，那么务必严格使用该期刊的参考文献格式。尽管审稿人大多不会拘泥于参考文献格式的偏差（在参考文献内容正确、项目完整且格式统一的前提下），且修改由 EndNote 生成的参考文献格式也是举手之劳（期刊社通常有自己期刊最新的格式要求，只要是使用 EndNote 生成的参考文献，格式修改一般非常容易），但是参考文献不符合期刊要求会降低审稿人和期刊编辑对文章的印象分，最终可能影响文章的录用。原因如下：有部分审稿人会提出参考文献格式的问题；编辑会审阅参考文献格式，这是因为并非所有文章中的参考文献都是使用 EndNote 生成的，编辑必须按要求检查格式问题。投稿时，文章格式符合期刊要求是投稿的一个基本要求，否则就会影响评分；同时，这既可体现对期刊的尊重，也可反映作者严谨的写作及工作态度。

（3）手写的引用文献务必保持内容正确、项目完整、格式符合要求，避免出现疏漏、差错。

第四节　使用 Photoshop 快速统一色调

在编辑论文图片时，我们经常发现拍摄于不同时期的图片其色调亦会不同，从而影响拼图的效果。这些差异是每次拍摄时的光源类型、光照强度及拍摄器材等不同造成的。因此，在拍摄实验照片时，需要避免使用会随时间发生改变的自然光源，而应使用单一的室内光源，并且避免更改拍摄器材及其参数。对于已经形成色调差异的照片，我们可以使用 Photoshop 进行快速、高效的调整。下面举例说明，其中所用的软件是"Adobe Photoshop CS6"（以下简称"PS"）。

如图 13-4-1 所示两张图，我们可以发现，左侧图片色调偏冷，而右侧图片色调适中。下面我们将两张图片色调调整一致。

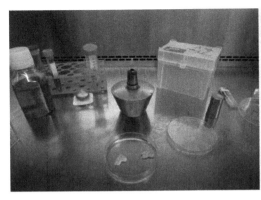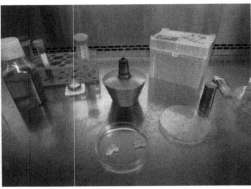

图 13-4-1　色调不同的图片

（1）用 PS 分别打开两张图片（见图 13-4-2）。

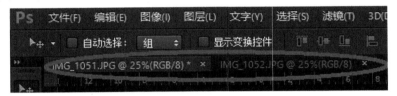

图 13-4-2　分别打开两张图片

（2）选中需要修改的图片"IMG_1051.jpg"（该文件存放在本书网盘资料本节目录下），然后依次点击 PS 软件界面上的"图像"—"调整"—"匹配颜色"（见图 13-4-3）。

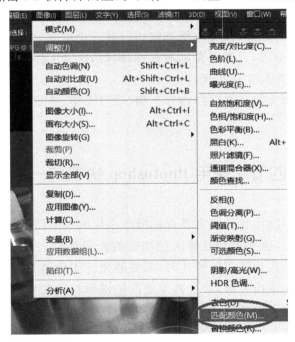

图 13-4-3　在"图像"菜单中找到"匹配颜色"

（3）在子菜单的"源"中选择我们作为范本的文件"IMG_1052.jpg"（该文件存放在本书网盘资料本节目录下）（见图 13-4-4 椭圆形框），然后点击"确定"。

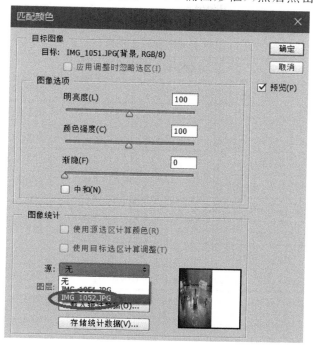

图 13-4-4　选择"源"文件

（4）完成两幅图的色调统一，如图 13-4-5 所示三幅图从左往右依次为修改前的左图、修改后的左图、右图。

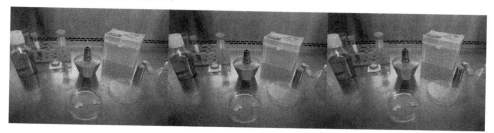

图 13-4-5　从左向右依次为修改前的左图、修改后的左图、右图

缩写词列表

（按英文字母顺序排列）

缩写词	英文全称	中文全称
ACE	angiotensin converting enzyme	血管紧张素转换酶
AFP	α-fetoprotein	甲胎蛋白
ANOVA	analysis of variance	方差分析
AOI	area of interest	目标区域
CCK	cell counting kit	细胞计数试剂盒
cDNA	complementary DNA	互补脱氧核糖核酸
CK	cytokeratin	细胞角蛋白
CMV	cytomegalovirus	巨细胞病毒
CNKI	China National Knowledge Infrastructure	中国知网
ddH$_2$O	distillation-distillation H$_2$O	双蒸水
DEPC	diethyl pyrocarbonate	焦碳酸二乙酯
dNTP	deoxy-ribonucleoside triphosphate	脱氧核糖核苷三磷酸
DTT	dithiothreitol	二硫苏糖醇
ECL	enhanced chemiluminescence	增强化学发光
EDTA	ethylene diamine tetraacetic acid	乙二胺四乙酸
EGFP	enhanced green fluorescent protein	增强型绿色荧光蛋白
ELISA	enzyme-linked immunosorbent assay	酶联免疫吸附试验
FACS	fluorescence activated cell sorter	流式细胞荧光分选技术
FBS	fetal bovine serum	胎牛血清
FISH	fluorescence in situ hybridization	荧光原位杂交
FITC	fluorescein isothiocyanate	异硫氰酸荧光素
HEPES	4-(2-hydroxyerhyl)piperazine-1-erhaesulfonic acid	4-羟乙基哌嗪乙磺酸
HIV	human immunodeficiency virus	人类免疫缺陷病毒
HRP	horseradish peroxidase	辣根过氧化物酶
IHC	immunohistochemistry	免疫组织化学
LCA	leukocyte common antigen	白细胞共同抗原
MOPS	3-morpholinopropanesulfonic acid	3-吗啉丙磺酸
mRNA	messenger RNA	信使核糖核酸

缩写词	英文全称	中文全称
MTT	methyl thiazolyl tetrazolium	甲基噻唑基四唑
NCBI	National Center for Biotechnology Information	美国国家生物技术信息中心
OD	optical density	光密度
PBS	phosphate buffer saline	磷酸盐缓冲液
PCNA	proliferating cell nuclear antigen	增殖细胞核抗原
PCR	polymerase chain reaction	聚合酶链反应
p-TAK1	phosphorylated transforming growth factor activated kinase-1	磷酸化的转化生长因子活化激酶-1
PVDF	polyvinylidene fluoride	聚偏二氟乙烯
SCI	science citation index	科学引文索引
SD	stand deviation	标准差
SDS-PAGE	sodium dodecyl sulfate polyacrylamide gel electrophoresis	十二烷基硫酸钠聚丙烯酰胺凝胶电泳
SE	standard error	标准误
shRNA	short hairpin RNA	短发夹核糖核酸
TGF	transforming growth factor	转化生长因子
Tris	trihydroxymethyl aminomethane	三羟甲基氨基甲烷
WB	Western blot	蛋白质印迹法